实用检验新技术

SHIYONG JIANYAN XIN JISHU

朱光泽　主编

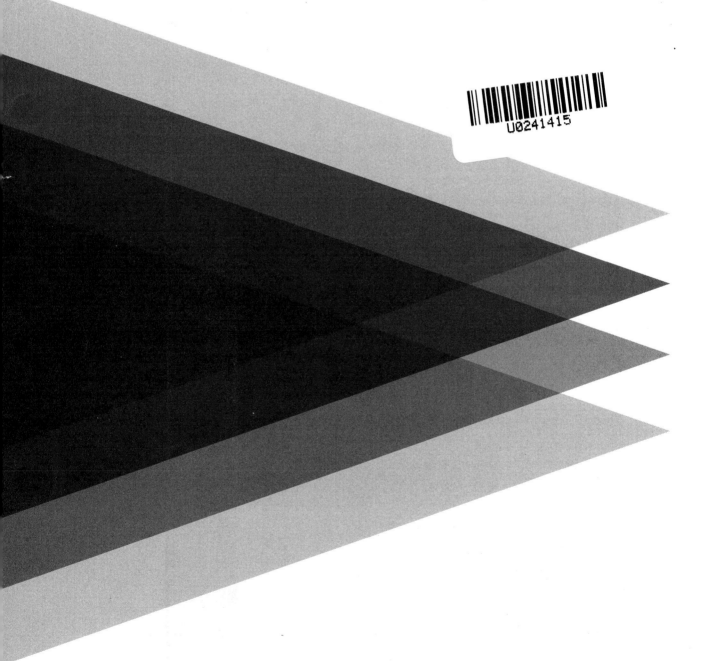

中国纺织出版社有限公司

图书在版编目（CIP）数据

实用检验新技术 / 朱光泽主编. -- 北京 : 中国纺
织出版社有限公司, 2021.3
　　ISBN 978 7 5180 8381 7

Ⅰ．①实… Ⅱ．①朱… Ⅲ．①医学检验 Ⅳ.
①R446

中国版本图书馆CIP数据核字（2021）第033055号

责任编辑：樊雅莉　　　责任校对：高　涵　　　责任印制：王艳丽

中国纺织出版社有限公司出版发行

地址：北京市朝阳区百子湾东里A407号楼　邮政编码：100124

销售电话：010 — 67004422　传真：010 — 87155801

http://www.c-textilep.com

中国纺织出版社天猫旗舰店

官方微博 http://weibo.com/2119887771

唐山玺诚印务有限公司印刷　　各地新华书店经销

2021年3月第1版第1次印刷

开本：889×1194　1 / 16　印张：9.75

字数：261千字　定价：88.00元

编 委 会

前　言

　　近年来，由于应用化学、分子生物学、免疫技术、微电子技术、电子计算机技术及仪器分析等学科的发展，医学检验也得到了快速发展，各种检测仪器、检验方法日新月异，让人应接不暇。检验技术的发展为临床疾病的诊断治疗及检验医学的普及创造了良好的条件，在临床医疗中的作用也日益突出。

　　本书分为4篇，第一篇介绍临床血液学检验，涉及临床血液一般检验、贫血的检验、出血与血栓性疾病的检验；第二篇介绍临床体液和分泌物检验；第三篇为临床免疫学检验，涉及酶免疫技术、流式细胞术、荧光免疫技术；第四篇介绍临床微生物学检验，涉及细菌检验的基本技术和抗菌药物敏感试验。本书论述详尽，内容新颖，科学性与实用性强，适合广大医学检验工作者、临床医生、医学实验科研人员参考使用。

　　由于编写内容较多，时间紧促，尽管在编写中我们是认真、努力的，但书中难免有不足之处，望各位读者不吝赐教，提出宝贵意见。

编　者

2021 年 1 月

目　　录

第一篇　临床血液学检验

第二篇　临床体液和分泌物检验

第三篇 临床免疫学检验

第四篇 临床微生物学检验

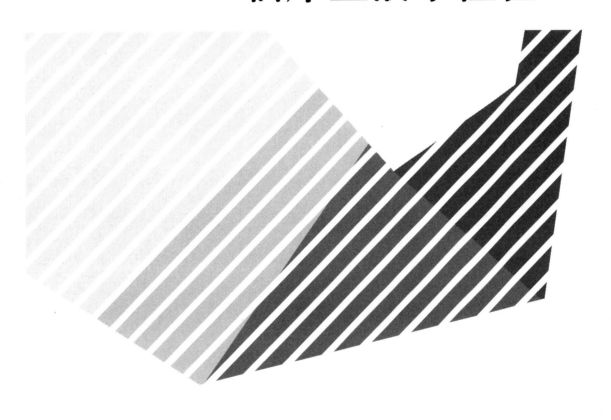

第一篇

临床血液学检验

第一章

临床血液一般检验

第一节　血液标本的采集与处理

一、静脉采血法

（一）普通采血法

1. 试剂与器材

（1）30 g/L 碘酊。

（2）75% 酒精（乙醇）。

（3）其他：一次性注射器、压脉带、垫枕、试管、消毒棉签。

2. 操作

（1）取试管 1 支（需抗凝者应加相应抗凝剂）。

（2）打开一次性注射器包装，取下针头无菌帽，将针头与针筒连接，针头斜面对准针筒刻度，抽拉针栓检查有无阻塞和漏气，排尽注射器内的空气，套上针头无菌帽，备用。

（3）受检者取坐位，前臂水平伸直置于桌面枕垫上，选择容易固定、明显可见的肘前静脉或手背静脉，幼儿可从颈外静脉采血。

（4）用 30 g/L 碘酊自所选静脉穿刺处从内向外、顺时针方向消毒皮肤，待碘酊挥发后，再用 75% 酒精以同样方式脱碘，待干。

（5）在穿刺点上方约 6 cm 处系紧压脉带，嘱受检者紧握拳头，使静脉充盈显露。

（6）取下针头无菌帽，以左手拇指固定静脉穿刺部位下端，右手拇指和中指持注射器针筒，示指固定针头下座，针头斜面和针筒刻度向上，沿静脉走向使针头与皮肤成 30°角，快速刺入皮肤，然后成 5°角向前刺破静脉壁进入静脉腔。见回血后，将针头顺势深入少许。穿刺成功后右手固定注射器，左手松压脉带后，再缓缓抽动注射器针栓至所需血量。受检者松拳，消毒干棉球压住穿刺孔，拔出针头。嘱受检者继续按压针孔数分钟。

（7）取下注射器针头，将血液沿试管壁缓缓注入试管中。抗凝血需立即轻轻混匀，盖紧试管塞，及时送检。

3. 注意事项

（1）采血部位通常选择肘前静脉，如此处静脉不明显，可采用手背、手腕、腘窝和外踝部静脉。幼儿可采用颈外静脉。

（2）采血一般取坐位或卧位，体位影响水分在血管内外的分布，从而影响被测血液成分浓度。

（3）压脉带捆扎时间不应超过 1 分钟，否则会使血液成分浓度发生改变。

（4）血液注入试管前应先取下注射器针头，然后将血液沿试管壁缓缓注入试管中，防止溶血和泡沫产生。需要抗凝时应与抗凝剂轻轻颠倒混匀，切忌用力振荡试管。

（5）如遇受检者发生晕针，应立即拔出针头，让其平卧。必要时可用拇指压掐或针刺人中、合谷等穴位，或嗅吸芳香酊等药物。

（二）真空采血管采血法

1. 原理　将有头盖胶塞的采血试管预先抽成不同的真空度，利用其负压自动定量采集静脉血样。

2. 试剂与器材　目前真空采血器有软接式双向采血针系统（头皮静脉双向采血式）和硬接式双向采血针系统（套筒双向采血式）两种，都是一端为穿刺针，另一端为刺塞针。另附不同用途的一次性真空采血管，有的加有抗凝剂或其他添加剂，均用不同颜色头盖标记，便于识别。真空采血法符合生物安全要求。

3. 操作

（1）消毒：为受检者选静脉与消毒。

（2）采血：方法如下。①软接式双向采血针系统采血：拔除采血穿刺针的护套，以左手固定受检者前臂，右手拇指和示指持穿刺针，沿静脉走向使针头与皮肤成30°角，快速刺入皮肤，然后成5°角向前刺破静脉壁进入静脉腔，见回血后将刺塞针端（用橡胶管套上的）直接刺穿真空采血管盖中央的胶塞中，血液自动流入试管内。如需多管血样，将刺塞端拔出，刺入另一真空采血管即可。达到采血量后，松压脉带，嘱受检者松拳，拔下刺塞端的采血试管。将消毒干棉球压住穿刺孔，立即拔除穿刺针，嘱受检者继续按压针孔数分钟。②硬连接式双向采血针系统采血：静脉穿刺如上，采血时将真空采血试管拧入硬连接式双向采血针的刺塞针端中，静脉血就会自动流入采血试管中。拔下采血试管后，再拔出穿刺针头。

（3）抗凝血：需立即轻轻颠倒混匀。

4. 注意事项

（1）使用真空采血器前应仔细阅读厂家说明书，严格按说明书要求操作。

（2）尽量选粗大的静脉进行穿刺。

（3）刺塞针端的乳胶套能防止拔除采血试管后继续出血污染周围，达到封闭采血防止污染环境的作用，因此不可取下乳胶套。

（4）带乳胶套的刺塞端须从真空采血试管的胶塞中心垂直穿刺。

（5）采血完毕后，先拔下刺塞端的采血试管，后拔穿刺针端。

（6）使用前勿松动一次性真空采血试管盖塞，以防采血量不准。

（7）如果一次采血要求采取几个标本时，应按以下顺序采血：血培养管→无抗凝剂及添加剂管→凝血象管→有抗凝剂（添加剂）管。

二、毛细血管采血法

1. 试剂与器材

（1）一次性采血针。

（2）消毒干棉球。

（3）75%酒精棉球。

（4）经过校正的20 μL吸管。

2. 操作

（1）采血部位：成人以左手环指为宜，1岁以下婴幼儿通常用拇指或足跟两侧采血。

（2）轻轻按摩采血部位，使其自然充血，用75%酒精棉球消毒局部皮肤，待干。

（3）操作者用左手拇指和示指紧捏刺血部位两侧；右手持无菌采血针，自指尖内侧迅速穿刺。

（4）用消毒干棉球擦去第一滴血，按需要依次采血。

（5）采血完毕，用消毒干棉球压住伤口止血。

3. 注意事项

（1）除特殊情况外，不要在耳垂采血。应避免在冻疮、炎症、水肿等部位采血。

（2）皮肤消毒后一定要待乙醇挥发，干燥后采血，否则血液会四处扩散而不成滴。

（3）穿刺深度一般以 2.0 ~ 2.5 mm 为宜，稍加挤压血液就能流出。

（4）进行多项检验时，采集标本次序为：血小板计数→红细胞计数→血红蛋白测定→白细胞计数及涂血片等。

三、抗凝剂的选用

临床血液学检验中常用的抗凝剂有以下 3 种。

1. 枸橼酸钠（柠檬酸钠）　枸橼酸能与血液中的钙离子结合形成螯合物，阻止血液凝固。市售枸橼酸钠多含 2 分子结晶水，相对分子质量为 294.12，常用浓度为 109 mmol/L（32 g/L）。枸橼酸钠与血液的比例多采用 1：9（V：V），常用于凝血象和红细胞沉降率测定（魏氏法红细胞沉降率测定时抗凝剂为 1：4，即抗凝剂 0.4 mL 加血 1.6 mL）。

2. 乙二胺四乙酸二钾（EDTA-K_2）　抗凝机制与枸橼酸钠相同。全血细胞分析用 EDTA-K_2（1.5 ~ 2.2）mg 可阻止 1 mL 血液凝固。适用于全血细胞分析，尤其适用于血小板计数。但由于其影响血小板聚集及凝血因子检测，故不适合做凝血象和血小板功能检查。

3. 肝素　是一种含有硫酸基团的黏多糖，相对分子质量为 15 000，与抗凝血酶Ⅲ（AT-Ⅲ）结合，促进其对凝血因子Ⅺ、Ⅻ、Ⅸ、Ⅹ 和凝血酶活性的抑制，抑制血小板聚集从而达到抗凝作用。通常用肝素钠盐或锂盐粉剂（125 U = 1 mg）配成 1 g/L 肝素水溶液，即每毫升含肝素 1 mg。取 0.5 mL 置小瓶中，37 ~ 50 ℃烘干后，能抗凝 5 mL 血液。适用于红细胞比容测定，因其可使白细胞聚集，并使血涂片染色后产生蓝色背景，故不适合做凝血象和血液学一般检查。

四、血涂片制备

1. 器材　清洁、干燥、无尘、无油脂的载玻片（25 mm × 75 mm，厚度为 0.8 ~ 12 mm）。

2. 操作　血涂片制备方法很多，目前临床实验室普遍采用的是手工推片法，在玻片近一端 1/3 处，加一滴（约 0.05 mL）充分混匀的血液，握住另一张边缘光滑的推片，以 30°~45°角使血滴沿推片迅速散开，快速、平稳地推动推片至载玻片的另一端。

3. 注意事项

（1）血涂片通常呈舌状或楔形，分头、体、尾三部分。

（2）推好的血涂片应在空气中晃动，使其尽快干燥。天气寒冷或潮湿时，应于 37 ℃恒温箱中保温促干，以免细胞变形缩小。

（3）涂片的厚薄、长度与血滴的大小、推片与载玻片之间的角度、推片时的速度及红细胞比容有关。一般认为血滴大、角度大、速度快则血膜厚，反之则血膜薄。红细胞比容高于正常时，血液黏度较高，保持较小的角度，可获得满意结果；相反，红细胞比容低于正常时，血液较稀，则应用较大角度、推片速度应较快。

（4）血涂片应在 1 小时内染色或在 1 小时内用无水甲醇（含水量 <3%）固定后染色。

（5）新购置的载玻片常带有游离碱质，必须用浓度约 1 mol/L 的 HCl 浸泡 24 小时后，再用清水彻底冲洗，擦干后备用。用过的载玻片可放入含适量肥皂或其他洗涤剂的清水中煮沸 20 分钟，洗净，再用清水反复冲洗，最后用蒸馏水浸洗，擦干备用。使用时，切勿用手触及玻片表面。

（6）血液涂片既可直接用非抗凝的静脉血或毛细血管血，也可用 EDTA-K_2 抗凝血制备。由于 EDTA-K_2 能阻止血小板聚集，故在显微镜下观察血小板形态时非常合适。

（7）使用 EDTA-K_2 抗凝血液样本时，应充分混匀后再涂片。抗凝血样本应在采集后 4 小时内制备血涂片，时间过长可引起中性粒细胞和单核细胞的形态改变。注意制片前，样本不宜冷藏。

五、血涂片染色

（一）瑞氏染色法

1. 原理　瑞氏（Wright）染色法使细胞着色既有化学亲和反应，又有物理吸附作用。各种细胞由于其所含化学成分不同，对染料的亲和力也不一样，因此，染色后各种细胞呈现出各自的染色特点。

2. 试剂

（1）瑞氏染液。

瑞氏染料   0.1 g

甲醇（AR）   60.0 mL

瑞氏染料由酸性染料伊红和碱性染料亚甲蓝的氧化物（天青）组成。将瑞氏染料放入清洁干燥的研钵里，先加少量甲醇，充分研磨使染料溶解，将已溶解的染料倒入棕色试剂瓶中，未溶解的再加少量甲醇研磨，直至染料完全溶解，甲醇全部用完为止。染料配好后放于室温下，1 周后即可使用。新配染液效果较差，放置时间越长，染色效果越好。久置应密封，以免甲醇挥发或氧化成甲酸。染液中也可加中性甘油 2 ~ 3 mL，除可防止甲醇过早挥发外，还可使细胞着色清晰。

（2）pH 6.8 磷酸盐缓冲液。

磷酸二氢钾（KH_2PO_4）   0.3 g

磷酸氢二钠（Na_2HPO_4）   0.2 g

加少量蒸馏水溶解，再加至 1 000 mL。

3. 操作

（1）采血后推制厚薄适宜的血涂片（见血涂片制备相关内容）。

（2）用蜡笔在血膜两头画线，然后将血涂片平放在染色架上。

（3）加瑞氏染液数滴，以覆盖整个血膜为宜，固定血膜约 1 分钟。

（4）滴加约等量的缓冲液与染液混合，室温下染色 5 ~ 10 分钟。

（5）用流水冲去染液，待干燥后镜检。

4. 注意事项

（1）pH 对细胞染色有影响：由于细胞中各种蛋白质均为两性电解质，所带电荷由溶液 pH 决定。对某一蛋白质而言，如环境 pH < pI（蛋白质的等电点），则该蛋白质带正电荷，即在酸性环境中正电荷增多，易与酸性伊红结合，染色偏红；相反，则易与美蓝天青结合，染色偏蓝。为此，应使用清洁中性的载玻片，稀释染液必须用 pH 6.8 缓冲液。冲洗玻片必须用流水。

（2）未干透的血膜不能染色，否则染色时血膜易脱落。

（3）染色时间与染液浓度、染色时的温度成反比；与细胞数量成正比。

（4）冲洗时不能先倒掉染液，应用流水冲去，以防染料沉淀在血膜上。

（5）如血膜上有染料颗粒沉积，可加少许甲醇溶解，但需立即用水冲掉甲醇，以免脱色。

（6）染色过淡，可以复染。复染时应先加缓冲液，创造良好的染色环境，而后加染液，或加染液与缓冲液的混合液，不可先加染液。

（7）染色过深可用水冲洗血涂片或将其浸泡在水中一定时间，也可用甲醇脱色。

（8）染色偏酸或偏碱时，均应更换缓冲液再重染。

（9）瑞氏染液的质量好坏除用血涂片实际染色效果评价外，还可采用吸光度比值（RA）评价。瑞氏染液的成熟指数以 RA（A650 nm／A525 nm）= 1.3 ± 0.1 为宜。

（10）目前已有商品化瑞氏染液及缓冲液供应。

（二）瑞氏—姬姆萨复合染色法

姬姆萨染色原理与瑞氏染色相同，但提高了噻嗪染料的质量，加强了天青的作用，对细胞核着色效果较好，但对中性颗粒着色较瑞氏染色差。因此，瑞氏—姬姆萨（Wright-Giemsa）复合染色法可取长补短，使血细胞的颗粒及细胞核均能获得满意的染色效果。

1. 试剂   瑞氏—姬姆萨复合染色液。

Ⅰ 液：取瑞氏染料 1 g、姬姆萨染料 0.3 g，置洁净研钵中，加少量甲醇（分析纯），研磨片刻，吸出上层染液。再加少量甲醇继续研磨，再吸出上层染液。如此连续几次，共用甲醇 500 mL。收集于棕色玻璃瓶中，每天早、晚各振摇 3 分钟，共 5 天，以后存放 1 周即能使用。

Ⅱ液：pH 6.4~6.8 磷酸盐缓冲液

磷酸二氢钾（无水）　6.64 g

磷酸氢二钠（无水）　2.56 g

加少量蒸馏水溶解，用磷酸盐调整 pH，加水至 1 000 mL。

2. 操作　瑞氏—姬姆萨染色法与瑞氏染色法相同。

第二节　血红蛋白的测定

一、氰化高铁血红蛋白测定法

1. 原理　血红蛋白（除硫化血红蛋白外）中的亚铁离子（Fe^{2+}）被高铁氰化钾氧化成高铁离子（Fe^{3+}），血红蛋白转化成高铁血红蛋白。高铁血红蛋白与氰离子（CN^-）结合，生成稳定的氰化高铁血红蛋白（HiCN）。氰化高铁血红蛋白在波长 540 nm 处有一个较宽的吸收峰，它在 540 nm 处的吸光度同它在溶液中的浓度成正比。常规测定可从 HiCN 参考液制作的标准曲线上读取结果。

2. HiCN 试剂

氰化钾（KCN）　0.050 g

高铁氰化钾［$K_3Fe(CN)_6$］　0.200 g

无水磷酸二氢钾（KH_2PO_4）　0.140 g

非离子表面活性剂［Triton X-100，Saponic218 等］　0.5~1.0 mL

上述成分分别溶于蒸馏水中，混合，再加蒸馏水至 1 000 mL，混匀。试剂为淡黄色透明溶液，pH 为 7.0~7.4。血红蛋白应在 5 分钟内完全转化为高铁血红蛋白。

3. 操作

（1）标准曲线制备：将市售氰化高铁血红蛋白参考液稀释为 4 种浓度（200 g/L，100 g/L，50 g/L，25 g/L），然后以 HiCN 试剂调零，分别测定各自在 540 nm 处的吸光度。以血红蛋白浓度（g/L）为横坐标，其对应的吸光度为纵坐标，在坐标纸上描点，绘制标准曲线。

（2）常规检测血红蛋白：先将 20 μL 血用 5.0 mL HiCN 试剂稀释，混匀，静置 5 分钟后，测定待检标本在 540 nm 下的吸光度，查标准曲线求得血红蛋白含量。

4. 注意事项

（1）血红蛋白测定方法很多，但无论采用何种方法，都必须溯源至 HiCN 的结果。

（2）试剂应贮存在棕色硼硅有塞玻璃瓶中，不能贮存于塑料瓶中，否则会使 CN^- 丢失，造成测定结果偏低。

（3）试剂应置于 4~10 ℃保存，不能放在 0 ℃以下保存，因为结冰可引起试剂失效。

（4）试剂应保持新鲜，至少 1 个月配制一次。

（5）氰化钾是剧毒品，配试剂时要严格按剧毒品管理程序操作。

（6）高脂血症或标本中存在大量脂质可产生浑浊，引起血红蛋白假性升高。白细胞计数 >20 × 10^9/L、血小板计数 >700 × 10^9/L 及异常球蛋白增高也可出现浑浊，均可使血红蛋白假性升高。煤气中毒或大量吸烟引起血液内碳氧血红蛋白增多，也可使测定值增高。若因白细胞数过多引起的浑浊，可离心后取上清液比色；若因球蛋白异常增高（如肝硬化患者）引起的浑浊，可向比色液中加入少许固体氯化钠（约 0.25 g）或碳酸钾（约 0.1 g），混匀后可使溶液澄清。

（7）测定后的 HiCN 比色液不能与酸性溶液混合（目前大都用流动比色，共用 1 个废液瓶，尤须注意），因为氰化钾遇酸可产生剧毒的氢氰酸气体。

（8）为防止氰化钾污染环境，比色测定后的废液集中于广口瓶中处理：①首先以水稀释废液（1∶1），再按每升上述稀释废液加次氯酸钠（安替福民）35 mL，充分混匀后敞开容器口放置 15 小时以上，使 CN^- 氧化成 CO_2 和 N_2 挥发，或水解成 CO_3^{2-} 和 NH_4^+，再排入下水道。②如果没有安替福民，可用 84 消毒液 40 mL 代替,除毒效果基本相同。③碱性硫酸亚铁除毒:硫酸亚铁和氰化钾在碱性溶液中反应,生成无毒的亚铁氰化钾,取硫酸亚铁($FeSO_4 \cdot 7H_2O$)50 g,氢氧化钠 50 g,加水至1 000 mL,搅匀制成悬液。每升 HiCN 废液,加上述碱性硫酸亚铁悬液 40 mL,不时搅匀,放置 3 小时后排入下水道。但除毒效果不如前两种方法好。

(9)HiCN 参考液的纯度检查:①波长 450~750 nm 的吸收光谱曲线形态应符合文献所述,即峰值在 540 nm,谷值在 504 nm。②A 540 nm/A 504 nm 的吸光度比值应为 1.59~1.63。③用 HiCN 试剂作空白,波长 710~800 nm 处,比色杯光径为 1.000 cm 时,吸光度应小于 0.002。

二、十二烷基硫酸钠血红蛋白测定法

由于 HiCN 试剂所含剧毒的氰化钾会污染环境,对环境保护不利。为此,各国均相继研发不含氰化钾的测定血红蛋白方法,如 SLS-Hb 现已应用于血细胞分析仪上,但其标准应溯源到 HiCN 量值。

1. 原理 除硫化血红蛋白外,血液中各种血红蛋白均可与十二烷基硫酸钠(sodium lauryl sulfate,SLS)作用,生成十二烷基硫酸钠血红蛋白(SLS-Hb)棕色化合物,SLS-Hb 波峰在 538 nm,波谷在500 nm。本法可用 HiCN 法标定的新鲜血,再制备本法的标准曲线。

2. 试剂

(1)60 g/L 十二烷基硫酸钠的磷酸盐缓冲液:称取 60 g 十二烷基硫酸钠溶解于 33.3 mmol/L 磷酸盐缓冲液(pH 7.2)中,加 TritonX-100 70 mL 于溶液中混匀,再加磷酸盐缓冲液至 1 000 mL,混匀。

(2)SLS 应用液:将上述 60 g/L SLS 原液用蒸馏水稀释 100 倍,SLS 最终浓度为 2.08 mmol/L。

3. 操作

(1)准确吸取 SLS 应用液:5.0 mL 置于试管中,加入待测血 20 μL,充分混匀。5 分钟后置540 nm 下以蒸馏水调零,读取待测管吸光度,查标准曲线即得 SLS-Hb 结果。

(2)标准曲线绘制:取不同浓度血红蛋白的全血标本,分别用 HiCN 法定值。再以这批已定值的全血标本,用 SLS-Hb 测定,获得相应的吸光度,绘制出标准曲线。

4. 参考区间

成人:男 131~172 g/L;

女 113~151 g/L;

新生儿:180~190 g/L;

婴儿:110~120 g/L;

儿童:120~140 g/L。

5. 注意事项

(1)注意选用化学纯(CP)级以上的优质十二烷基硫酸钠〔$CH_3(CH_2)_3SO_4Na$,MW 288.38〕。本法配方溶血力很强,因此不能用同一管测定液同时测定血红蛋白和进行白细胞计数。

(2)如无 TritonX-100 可用国产乳化剂 OP 或其他非离子表面活性剂替代。

(3)其他环保的血红蛋白测定方法还有很多,如间羟血红蛋白等。

6. 临床意义

(1)生理性增加:主要见于新生儿、主要见于高原地区居住者。

(2)生理性减少:主要见于婴幼儿、老年人及妊娠中晚期等。

(3)病理性增加:主要见于真性红细胞增多症、代偿性红细胞增多症,如青紫型先天性心脏病、慢性肺部疾病、脱水。

(4)病理性减少:主要见于各种贫血、白血病、产后、手术后、大量失血。

在各种贫血时,由于红细胞内血红蛋白含量不同,红细胞和血红蛋白减少程度可不一致。血红蛋白测定可以用于了解贫血的程度。如需要了解贫血的类型,还需做红细胞计数和红细胞形态学检查及红细胞其他相关的指标测定。

第三节 红细胞的检验

一、红细胞计数

1. 原理　用等渗稀释液将血液按一定倍数稀释，充入计数池后显微镜下计数一定体积内的红细胞数，换算求出每升血液中红细胞的数量。

2. 试剂与器材

（1）红细胞稀释液。

枸橼酸钠　1.0 g

36%甲醛液　1.0 mL

氯化钠　0.6 g

加蒸馏水至100 mL，混匀，过滤2次后备用。

（2）其他：显微镜、改良 Neubauer 血细胞计数板等。

3. 操作

（1）取中号试管1支，加红细胞稀释液2.0 mL。

（2）用清洁干燥微量吸管取末梢血或抗凝血10 μL，擦去管外余血后加至红细胞稀释液底部，再轻吸上层清液清洗吸管2~3次，立即混匀。

（3）混匀后，用干净微量吸管将红细胞悬液充入计数池，不得有空泡或外溢，充池后静置2~3分钟后计数。

（4）高倍镜下依次计数中央大方格内四角和正中共5个中方格内的红细胞。对压线细胞按"数上不数下、数左不数右"的原则进行计数。

4. 参考区间

成人：男（4.09~5.74）×10^{12}/L；

女（3.68~5.13）×10^{12}/L；

新生儿：（5.2~6.4）×10^{12}/L；

婴儿：（4.0~4.3）×10^{12}/L；

儿童：（4.0~4.5）×10^{12}/L。

5. 注意事项

（1）采血时不能挤压过甚，因此针刺深度必须适当。

（2）稀释液要过滤，试管、计数板均须清洁，以免杂质、微粒等被误认为红细胞。

（3）参考范围数值内，两次红细胞计数相差不得超过5%。

（4）不允许以血红蛋白浓度来折算红细胞数。

6. 临床意义　红细胞增加或减少的临床意义与血红蛋白测定相似。一般情况下，红细胞数与血红蛋白浓度之间有一定的比例关系。但在病理情况下，此比例关系会打破，因此同时测定二者，对贫血诊断和鉴别诊断有帮助。

二、红细胞形态学检查

各种贫血患者红细胞形态和着色有不同程度的改变，观察外周血红细胞形态有助于贫血的诊断和鉴别诊断。外周血红细胞变化有以下几种类型。

（一）大小异常

正常红细胞大小较为一致，直径为6~9 μm。贫血患者红细胞可表现大小不一。凡直径>10 μm者称大红细胞，直径>15 μm者称巨红细胞，常见于巨幼细胞性贫血、肝脏疾病等；直径<6 μm者称为小红细

胞，多见于缺铁性贫血等疾病。

（二）形态异常

1. 球形红细胞　通常红细胞直径 <6 μm，厚度增加通常 >2.6 μm，因而红细胞呈小圆球形，细胞中心区血红蛋白含量较正常红细胞多，常见于下列疾病。

（1）遗传性球形细胞增多症。

（2）自身免疫性溶血性贫血。

（3）异常血红蛋白病。

2. 椭圆形红细胞　红细胞呈椭圆形，横径缩短，长径增大，有时可呈畸形。正常人血液中也可见到，但不超过 15%。这种红细胞增多见于以下疾病。

（1）遗传性椭圆形细胞增多症，一般要高到 25%~50% 才有诊断价值。

（2）其他各类贫血椭圆形红细胞都可有不同程度的增多。

3. 靶形红细胞　比正常红细胞扁薄，中心有少许血红蛋白，部分可与周围的血红蛋白连接，边缘部染色较中央深，故呈靶状。主要见于以下疾病。

（1）珠蛋白生成障碍性贫血。

（2）严重缺铁性贫血。

（3）一些血红蛋白病。

（4）肝病、脾切除后及阻塞性黄疸等。

4. 镰形红细胞　细胞狭长似镰刀，也可呈麦粒状或冬青叶样，主要见于遗传性镰形红细胞增多症。

5. 口形红细胞　红细胞淡染区呈裂口状狭孔，正常值 <4%。增高见于以下疾病。

（1）口形细胞增多症。

（2）急性酒精中毒。

6. 棘形红细胞　棘形红细胞是一种带刺状的红细胞，刺呈针刺状或尖刺状，见于以下疾病。

（1）棘细胞增多症（遗传性血浆 β 脂蛋白缺乏症）时，棘形红细胞比例可高达 70%~80%。

（2）严重肝病或制片不当。

7. 锯齿细胞　锯齿细胞也称短棘形细胞，细胞突起较棘细胞短，但分布较均匀。主要见于尿毒症、微血管病性溶血性贫血、丙酮酸激酶缺乏症、阵发性睡眠性血红蛋白尿等。

8. 裂红细胞　裂红细胞指红细胞碎片，包括盔形红细胞等，多见于弥漫性血管内凝血（DIC）和心源性溶血性贫血等。其他也见于化学中毒、肾功能不全、血栓性血小板减少性紫癜等。

（三）染色异常

1. 着色过浅　红细胞中心淡染区扩大，多见于缺铁性贫血、地中海贫血及其他血红蛋白病。

2. 着色过深　中心淡染区不见，着色较深，多见于溶血性贫血及大细胞性贫血。

3. 嗜多色性红细胞　红细胞经瑞氏染色染成灰蓝色、灰红色、淡灰色，细胞体积较正常红细胞稍大，这是一种尚未完全成熟的网织红细胞，多染性物质是核糖体，随着细胞的成熟而逐渐消失，主要见于各种增生性贫血。

（四）结构异常

1. 嗜碱性点彩红细胞　用亚甲基蓝染色（或瑞氏染色），成熟红细胞内有散在的深蓝色嗜碱性颗粒，外周血中点彩红细胞增多，表示贫血时骨髓再生旺盛或有紊乱现象，某些重金属中毒时可大量出现。

2. 卡波环　成熟红细胞内有染成紫红色的细线状环，呈圆形或 8 字形，可能是残留核膜所致，见于恶性贫血、溶血性贫血、铅中毒等。

3. 染色质小体　成熟红细胞中含有紫红色圆形小体，大小不等，数量不一，可能是残留的核染色质微粒。见于增生性贫血、脾切除后、巨幼细胞性贫血、恶性贫血等。

4. 有核红细胞　正常成人血片中不会出现，新生儿出生 1 周内可能有少量有核红细胞出现。溶血性贫血，急、慢性白血病，红白血病，髓外造血及严重缺氧等在外周血片中常见到有核红细胞。

第四节　白细胞的检验

一、白细胞计数

1. 原理　血液经白细胞稀释液稀释，成熟红细胞全部被溶解，充入计数池后，在显微镜下计数一定体积内的白细胞数，换算得出每升血液中的白细胞数量。

2. 试剂

白细胞稀释液：

冰乙酸　2 mL

蒸馏水　98 mL

10 g/L 亚甲蓝溶液　3 滴

混匀过滤后备用。

3. 操作

（1）取小试管 1 支，加白细胞稀释液 0.38 mL。

（2）用微量吸管准确吸取末梢血 20 μL，擦去管外余血，将吸管插入小试管中稀释液的底部，轻轻将血放出，并吸取上清液清洗吸管 2 次，混匀。

（3）待红细胞完全破坏，液体变为棕褐色后，再次混匀后充池，静置 2~3 分钟，待白细胞下沉。

（4）用低倍镜计数四角 4 个大方格内的白细胞数，对压线细胞按"数上不数下、数左不数右"的原则进行计数。

4. 参考区间

成人：男（3.97~9.15）×10^9/L；

　　　女（3.69~9.16）×10^9/L；

儿童：（8~10）×10^9/L；

婴儿：（11~12）×10^9/L；

新生儿：20×10^9/L。

5. 注意事项

（1）采血时不能挤压过甚，因此针刺深度必须适当。

（2）小试管、计数板均须清洁，以免杂质、微粒等被误认为细胞。

（3）白细胞总数在参考范围内，大方格间的细胞数不得相差 8 个以上，两次重复计数误差不得超过 10%。

（4）白细胞数量过高时，可加大稀释倍数；白细胞数量过低时，可计数 8 个大方格的白细胞数或加大取血量。

（5）一些贫血患者血液中有核红细胞增多，会当作白细胞计数，应做校正除去。

6. 临床意义

（1）生理性增加：多见于新生儿、妊娠晚期、分娩期、月经期、饭后、剧烈运动后、冷水浴后及极度恐惧与疼痛等。

（2）病理性增加：大部分化脓性细菌所引起的炎症、尿毒症、严重烧伤、传染性单核细胞增多症、急性出血、组织损伤、手术创伤后、白血病等。

（3）病理性减少：病毒感染、伤寒、副伤寒、黑热病、疟疾、再生障碍性贫血、极度严重感染、X线照射、肿瘤化疗后和非白血性白血病等。

二、白细胞分类计数

1. 原理　把血液制成细胞分布均匀的薄膜涂片，用瑞氏或瑞氏—姬姆萨复合染料染色，根据各类白细胞形态特征予以分类计数，得出各类白细胞相对比值（百分数），同时应观察白细胞的形态变化。

2. 试剂　见血涂片染色相关内容。

3. 操作

（1）见本章第一节血涂片染色，操作步骤（1）～（5）。

（2）先在低倍镜下浏览全片，了解染色好坏和细胞分布情况，观察有无异常细胞。

（3）选择涂片体尾交界处染色良好的区域，在油镜下计数100个白细胞，按其形态特征进行分类计数。求出各类细胞所占百分数和绝对数。

4. 参考区间

见表1-1及表1-2。

表1-1　成人白细胞分类计数参考范围

细胞类别	百分数（%）	绝对数（$\times 10^9$/L）
中性粒细胞		
杆状核	1～36	0.04～0.6
分叶核	50～70	2～7
嗜酸性粒细胞	0.5～5	0.02～0.5
嗜碱性粒细胞	0～1	0～1
淋巴细胞	20～40	0.8～4
单核细胞	3～10	0.12～1

表1-2　儿童白细胞分类计数参考范围

细胞类别	百分数（%）
中性粒细胞	50～70（新生儿至婴儿为31～40）
嗜酸性粒细胞	5～50
嗜碱性粒细胞	0～7
淋巴细胞	20～40（新生儿至婴儿为40～60）
大单核细胞	1～8（出生后2～7天为12）
未成熟细胞	0～8（出生后2～7天为12）

5. 注意事项

（1）分类时应从血膜体尾交界处边缘向中央依次上下呈城垛状迂回移动，计数时不能重复和遗漏。

（2）白细胞数明显减少的血片，应检查多张血片。

（3）分类见有核红细胞，不计入100个白细胞内，以分类100个白细胞过程中见到多少有核红细胞报告，并注明所属阶段。

（4）除某些病理情况（如慢性淋巴细胞白血病）外，破碎细胞或不能识别细胞的数量不超过白细胞总数的2%。若破碎细胞仍能明确鉴别，如破碎的嗜酸性粒细胞，应包括在分类计数中。在结果报告中应对破碎细胞或不能识别细胞进行适当描述。

（5）分类中应注意观察成熟红细胞、血小板的形态、染色及分布情况，注意有无寄生虫和其他异常所见。

（6）白细胞形态变化较大，遇有疑问应请示上级主管或主任进行核实，以减少错误。

6. 临床意义

（1）病理性增多。

1）中性粒细胞增多：多见于急性化脓感染、粒细胞白血病、急性出血、溶血、尿毒症、急性汞中毒、急性铅中毒等。

2）嗜酸性粒细胞增多：多见于过敏性疾病如支气管哮喘、寄生虫病，某些传染病如猩红热，某些皮肤病如湿疹，某些血液病如嗜酸性粒细胞性白血病及慢性粒细胞白血病等。

3）嗜碱性粒细胞增多：多见于慢性粒细胞白血病、转移癌及骨髓纤维化等。

4）淋巴细胞增多：多见于百日咳、传染性单核细胞增多症、慢性淋巴细胞白血病、麻疹、腮腺炎、结核、传染性肝炎等。

5）单核细胞增多：多见于结核、伤寒、亚急性感染性心内膜炎、疟疾、黑热病、单核细胞白血病、急性传染病的恢复期等。

（2）病理性减少。

1）中性粒细胞减少：多见于伤寒、副伤寒、疟疾、流感、化学药物中毒、X 线和镭照射、抗癌药物化疗、极度严重感染、再生障碍性贫血、粒细胞缺乏等。

2）嗜酸性粒细胞减少：多见于伤寒、副伤寒以及应用肾上腺皮质激素后。

3）淋巴细胞减少：多见于传染病急性期、放射病、细胞免疫缺陷等。

第五节 血小板计数

一、原理

将血液用适当的稀释液作一定量稀释，混匀后充入计数池内，在显微镜下计数一定体积内的血小板数量，经过换算得出每升血液中的血小板数。

二、试剂

1% 草酸铵稀释液，分别用少量蒸馏水溶解草酸铵 1.0 g 及乙二胺四乙酸二钠盐（EDTA-Na$_2$）0.012 g，合并后加蒸馏水至 100 mL，混匀，过滤后备用。

三、操作

（1）取清洁小试管 1 支加入血小板稀释液 0.38 mL。

（2）准确吸取毛细血管血 20 μL，擦去管外余血，置于血小板稀释液内，吸取上清液洗 3 次，立即充分混匀。待完全溶血后再次混匀 1 分钟。

（3）取上述均匀的血小板悬液 1 滴，充入计数池内，静置 10~15 分钟，使血小板下沉。

（4）用高倍镜计数中央大方格内四角和中央共 5 个中方格内血小板数。

四、参考区间

成人：男（85~303）×10^9/L；
　　　女（101~320）×10^9/L；
新生儿：（100~300）×10^9/L；
儿童：（100~300）×10^9/L。

五、注意事项

（1）血小板稀释液应防止微粒和细菌污染，配成后应过滤。试管及吸管也应清洁、干净。

（2）针刺应稍深，使血流通畅。拭去第一滴血后，首先采血进行血小板计数。操作应迅速，防止血小板聚集。采取标本后应在 1 小时内计数完毕，以免影响结果。

（3）血液加入稀释液内要充分混匀，充入计数池后一定要静置 10~15 分钟。室温高时注意保持计数池周围的湿度，以免水分蒸发而影响计数结果。

（4）计数时光线要适中，不可太强，应注意有折光性的血小板和杂质、灰尘相区别。附在血细胞旁边的血小板也要注意，不要漏数。

（5）用位相显微镜计数效果更佳，计数更准确。

六、临床意义

1. 血小板减少（计数 $< 100 \times 10^9/L$）　①血小板生成障碍：再生障碍性贫血、急性白血病、急性放射病等。②血小板破坏增多：原发性血小板减少性紫癜（ITP）、脾功能亢进。③血小板消耗过多：如 DIC 等。

2. 血小板增多（计数 $> 400 \times 10^9/L$）　①骨髓增生综合征、慢性粒细胞性白血病、真性红细胞增多症等。②急性感染、急性失血、急性溶血等。③其他，脾切除术后。

第二章

贫血的检验

第一节 缺铁性贫血

缺铁性贫血（IDA）是由于多种原因造成人体铁的缺乏，发展到一定程度时就会影响血红蛋白的合成，使红细胞生成障碍而导致的一种小细胞低色素性贫血。贫血早期可以没有症状或症状很轻，当缺铁严重或病情进展很快时，可出现一般的慢性贫血症状，如皮肤和黏膜苍白、头晕、乏力等。另外，由于组织缺铁，含铁酶缺乏，临床上可出现消化系统症状如食欲缺乏、舌乳头萎缩、胃酸缺乏及神经系统症状，严重者可出现反甲。缺铁性贫血是贫血疾病中最常见的一种，可发生于各年龄组，女性患者多于男性，在婴幼儿、孕妇及育龄妇女中尤为多见。

一、检验项目

1. 血常规　患者贫血的程度不一，轻者为正细胞正色素性贫血，即平均红细胞体积（MCV）、平均红细胞血红蛋白（MCH）、平均红细胞血红蛋白浓度（MCHC）正常；重者呈典型的小细胞低色素性贫血，MCV、MCH、MCHC 均下降，且血红蛋白浓度的减少较之红细胞计数的减少更为明显。血涂片染色检查，红细胞体积偏小，大小不均，着色较浅，中心浅染区扩大，贫血严重者仅见红细胞胞质边缘一圈红色，呈环形；可以见到椭圆形红细胞、靶形红细胞及形状不规则的红细胞。引起小细胞低色素性贫血的机制有人认为是血红蛋白合成减少和幼红细胞的异常额外分裂所致，而红细胞大小不均及形态异常在缺铁性贫血早期正细胞正色素性贫血时即可出现。需要注意的是所用玻片不清洁或制片技术或染色原因等可能造成人为的中心浅染区扩大，其特点是中心浅染区或空白区与边缘粉红色之间有明显的界线，像刀切一般；而缺铁性贫血中心浅染区扩大是从细胞中央向边缘逐渐加深，无明显界线。网织红细胞值正常或减低，急性失血造成的缺铁性贫血可轻度升高；铁剂治疗有效，网织红细胞计数可迅速升高，常于 1 周左右达高峰，平均升高 6% ~ 8%，这种反应只见于 IDA 患者。

红细胞容积分布宽度（RDW）是反映红细胞大小不均一的指标，可以用于缺铁性贫血的诊断、鉴别诊断及疗效观察。绝大多数缺铁性贫血患者的 RDW 结果异常。一般认为，小细胞低色素性贫血而RDW 正常的患者，缺铁性贫血诊断成立的可能性很小，发病率较低的小珠蛋白生成障碍性贫血也表现为小细胞低色素性，但 RDW 基本正常，有人认为这可以作为与缺铁性贫血相鉴别的指标。在对缺铁性贫血患者进行铁剂治疗过程中，RDW 先增高，而后逐渐下降至正常水平，并且增高早于 MCV、MCH、MCHC 的变化，下降至正常则晚于 MCV、MCH 和 MCHC，与储存铁恢复正常的时间基本一致。所以RDW 对缺铁性贫血患者诊断和疗效观察均敏感于 MCV、MCH、MCHC。RDW 可以较客观、定量地反映红细胞大小不均的程度，可以排除肉眼观察的主观性，但也应注意到 RDW 是一项非特异性的指标。另外红细胞分布直方图可以直观显示红细胞大小分布情况，与 MCV 临床意义相似。可根据 RDW 结合MCV 诊断缺铁性贫血。

患者白细胞和血小板一般无特殊改变，少数患者可略有降低。钩虫病引起的缺铁性贫血嗜酸性粒细胞增高。在缺铁性贫血铁剂治疗过程中，白细胞和血小板可发生一过性减少。

2. 骨髓检查　缺铁性贫血患者呈增生性贫血骨髓象，红细胞系统增生活跃，幼红细胞体积偏小，边缘不整，核浆发育不平行，呈核老质幼型，以中晚幼阶段为主。白细胞系统、巨核细胞系统形态及各阶段比例大致正常。

3. 骨髓铁染色　缺铁性贫血患者骨髓单核—吞噬系统细胞的含铁血黄素多少可表明储存铁的状况，骨髓穿刺后的骨髓渣（骨髓小粒）经普鲁士蓝染色染成蓝色颗粒，为细胞外铁，一般认为它是判断铁缺乏症的重要标准。绝大多数缺铁性贫血患者细胞外铁表现为阴性，有核红细胞内蓝色铁颗粒为细胞内铁，缺铁性贫血患者细胞内铁明显减少或缺如，这种含铁颗粒的铁粒幼红细胞内铁颗粒数目甚少，体积较小。骨髓铁染色是诊断缺铁性贫血直接而可靠的实验室检查方法。

研究认为铁染色用未经脱钙处理的骨髓活检切片标本比涂片更客观地反映患者缺铁情况，因为有少部分缺铁性贫血患者涂片显示铁染色正常，而切片则显示缺铁。

（1）原理：细胞外含铁血黄素和幼红细胞内的铁与酸性亚铁氰化钾发生普鲁士蓝反应，形成蓝色的亚铁氰化铁沉淀，定位于含铁的部位。①细胞外铁：细胞外铁呈蓝色的颗粒状、小珠状或团块状，主要存于巨噬细胞的胞质内，有时也见于巨噬细胞外。②细胞内铁：胞质内出现蓝色颗粒的幼红细胞称为铁粒幼红细胞；当幼红细胞质内的蓝色铁颗粒6个以上，并围绕于核周排列成环形者称为环铁粒幼红细胞。③铁粒红细胞：含有蓝色铁颗粒的成熟红细胞称为铁粒红细胞。

（2）参考值：具体如下。①细胞外铁：（＋）～（＋＋），大多为（＋＋）。②细胞内铁：铁粒幼红细胞19%～44%。

由于各实验室的实验条件不同，参考值也可有差异，应明确本实验室的正常值。

（3）临床意义：①缺铁性贫血时，骨髓细胞外铁明显减低，甚至消失；铁粒幼红细胞的百分数减低。经有效铁剂治疗后，细胞外铁增多。因此铁染色可作为诊断缺铁性贫血及指导铁剂治疗的重要方法，有人认为骨髓铁染色是缺铁性贫血诊断的金标准。②铁粒幼细胞性贫血时，出现较多环铁粒幼红细胞，铁粒幼红细胞也增多，其所含铁颗粒的数目也较多，颗粒也粗大，有时还可见铁粒红细胞。因此铁染色可作为诊断铁粒幼细胞性贫血的重要方法。③骨髓增生异常综合征时，铁粒幼红细胞的百分比可增高，其所含铁颗粒的数目可增多，环铁粒幼红细胞常见。在铁粒幼细胞难治性贫血，环铁粒幼红细胞占比在15%以上。④非缺铁性贫血如溶血性贫血、营养性巨幼细胞性贫血、再生障碍性贫血和白血病，细胞外铁正常或增高，细胞内铁正常或增高。⑤感染、肝硬化、慢性肾炎或尿毒症、血色病及多次输血后，骨髓细胞外铁增加。

4. 血清铁蛋白（SF）　SF含量也能准确反映体内储存铁情况，与骨髓细胞外铁染色具有良好的相关性，甚至SF反映体内储存铁可能比后者更准确。SF减少只发生于铁缺乏症，单纯缺铁性贫血患者的SF一般在10～20 pg/mL或以下，而伴有慢性感染、活动性肝病、恶性肿瘤、组织破坏、甲状腺功能亢进或铁剂治疗后SF可正常或增高。SF的测定是诊断缺铁性贫血最敏感、最可靠的方法。临床测定SF常用的方法是竞争的放射免疫法，SF商品试剂盒的质量是测定结果准确性的关键。

（1）原理：铁蛋白的检测常采用固相放射免疫法，利用兔抗人铁蛋白抗体与铁蛋白相结合，再用^{125}I标记兔抗人铁蛋白抗体与固相上结合的铁蛋白相结合，除去未结合的过多的放免标记物，洗脱结合放免标记的铁蛋白，用γ计数器与标准曲线比较。

（2）参考值：正常成人为14～300 μg/L，小儿低于成人，青春期至中年，男性高于女性。

（3）临床意义：①SF降低见于缺铁性贫血早期、失血、营养缺乏和慢性贫血等。②SF增高见于肝脏疾病、血色病、急性感染和恶性肿瘤等。

5. 红细胞碱性铁蛋白（EF）　EF是幼红细胞合成血红蛋白后残留的微量铁蛋白，与铁粒幼红细胞数量呈正相关。EF对缺铁性贫血敏感性低于血清铁蛋白，但EF较少受某些疾病因素的影响。缺铁性贫血患者伴发慢性感染时血清铁蛋白正常或增高，而EF则明显降低。EF测定方法与血清铁蛋白类似，但测定影响因素相对较多，临床应用受到限制。

6. 血清铁测定

(1) 原理：ICSH 推荐的血清铁检测方法是在三氯醋酸存在的条件下，加少量硫脲，通过抗坏血酸的还原作用，与转铁蛋白结合的 Fe^{3+} 变为 Fe^{2+}，并与显色剂如菲咯嗪生成红色化合物，同时作标准对照，于 562 nm 比色，计算出血清铁量。

(2) 参考值：成年男性为 11 ~ 30 μmol/L，女性为 9 ~ 27 μmol/L。

(3) 临床意义：①血清铁均值为 20 μmol/L，上限为 32 μmol/L；出生 1 个月为 22 μmol/L，比成人略高；1 岁后小儿时期约为 12 μmol/L；血清铁经常在变化，单项测定意义不大。②血清铁降低见于缺铁性贫血、失血、营养缺乏、感染和慢性病。③血清铁增高见于肝脏疾病、造血不良、无效性增生、慢性溶血、反复输血和铁负荷过重。

7. 血清总铁结合力检测

(1) 原理：总铁结合力（TIBC）需先测血清铁，再于血清内加入已知过量铁溶液，使其与未饱和的转铁蛋白结合，再加入吸附剂如轻质碳酸镁除去多余的铁。按此法检测总铁结合力，再减血清铁，则为未饱和铁结合力（UIBC）。

(2) 参考值：血清总铁结合力 48.3 ~ 68.0 μmol/L。

(3) 临床意义：①增高见于缺铁性贫血、红细胞增多症。②降低或正常见于肝脏疾病、恶性肿瘤、感染性贫血、血色病和溶血性贫血，显著降低见于肾病综合征。

8. 转铁蛋白饱和度检测

(1) 原理：转铁蛋白饱和度简称铁饱和度，可由计算得出。

(2) 计算：转铁蛋白饱和度（TS）（%）=（血清铁/总铁结合力）×100。

(3) 参考值：20% ~ 55%（均值：男性 34%，女性 33%）。

(4) 临床意义：①降低见于缺铁性贫血（TS < 15%）感染等。②增高见于铁利用障碍，如铁粒幼细胞贫血、再生障碍性贫血；铁负荷过重，如血色病早期，储存铁增加不显著，但血清铁已增加。

9. 转铁蛋白检测

(1) 原理：转铁蛋白检测可采用多种方法，如免疫散射比浊测定法、放射免疫测定法和电泳免疫扩散法。免疫散射比浊测定法利用抗人转铁蛋白血清与待检测的转铁蛋白结合形成抗原抗体复合物，其光吸收和散射浊度增加，与标准曲线比较，可计算出转铁蛋白值。

(2) 参考值：免疫比浊法所测值为 28.6 ~ 51 μmol/L。

(3) 临床意义：①增高见于缺铁性贫血、妊娠。②降低见于肾病综合征、肝硬化、恶性肿瘤、炎症等。

10. 红细胞游离原卟啉（FEP） 缺铁性贫血患者由于铁缺乏，血红蛋白合成减少，造成红细胞内 FEP 的蓄积，所以 FEP 可以间接反映铁的缺乏。FEP 对缺铁性贫血敏感性仅次于血清铁蛋白和 EF，但是铅中毒、红细胞生成性卟啉病、骨髓增生异常综合征（MDS）等可见 FEP 增高，而红细胞游离原卟啉/血红蛋白（FEP/Hb）的比值变化对诊断缺铁性贫血的敏感性比红细胞游离原卟啉高。

红细胞游离原卟啉与锌离子结合生成锌原卟啉（ZPP），缺铁性贫血患者锌原卟啉增高。

(1) 原理：红细胞内的原卟啉络合铁形成血红素，选用抗凝血分离红细胞，用酸提取原卟啉。利用荧光光度计检测其所发荧光峰值，与标准品比较，计算出红细胞内游离原卟啉（FEP）含量。红细胞内绝大部分原卟啉与锌离子络合成锌原卟啉（ZPP），测定时 ZPP 可变成 FEP，两者意义相同。

(2) 参考值：①男性为（0.78 ± 0.22）μmol/L 红细胞。②女性为（1.0 ± 0.32）μmol/L 红细胞。

(3) 临床意义：①FEP 或 ZPP 增高见于缺铁性贫血、铁粒幼细胞性贫血，特别是铅中毒时增高显著，可能与铁络合酶被抑制、阻滞了铁的转运有关。另外见于先天性铁络合酶缺陷症、无效造血和吡多醇缺乏症。②FEP/Hb 比值更敏感，可作为鉴别参考。缺铁性贫血时 FEP/Hb 大于 4.5 μg/g Hb；铅中毒时 FEP/Hb 更高。

11. 红细胞寿命测定 本实验测定较为烦琐，且影响因素较多，故实际应用较少。缺铁性贫血患者的红细胞寿命缩短。

二、诊断标准

缺铁性贫血的诊断应包括确定贫血是否因缺铁引起，查找缺铁的原因。根据病史、临床症状、体征及相关的检验，缺铁性贫血诊断并不困难。但除小儿缺铁性贫血患者外，目前国内还没有完全统一的诊断标准。在临床工作中形成的一系列比较完备的诊断方法，总的一条原则是，患者为小细胞低色素性贫血，又有铁缺乏的证据，即可诊断缺铁性贫血。

1. 国内诊断标准　以患者存在缺铁因素和临床以小细胞低色素贫血为主。

（1）小细胞低色素性贫血：男性 Hb < 120 g/L，女性 Hb < 110 g/L，妊娠女性 Hb < 100 g/L；MCV < 80fL，MCH < 26pg，MCHC < 0.31；红细胞形态可有明显小细胞低色素性的表现。

（2）铁缺乏因素：患者铁摄入量不足，主要是乳制品、动物蛋白和蛋类食品的缺乏；铁需要量增加，主要发生在学龄前儿童、孕妇、哺乳期妇女；铁吸收障碍，消化道慢性炎症和转铁蛋白异常；铁丢失过多，常发生于消化道慢性失血患者和月经量过多的妇女。

（3）临床表现：患者一般仅有乏力、食欲缺乏、吞咽困难、舌萎缩；较严重的患者可出现反甲、头晕，儿童患者则可能出现精神症状或智力发育迟缓。

（4）铁代谢检查异常：患者主要呈现骨髓细胞外铁阴性，细胞内铁明显减少；血清铁蛋白 < 14 μg/L（女性 < 10 g/L）；血清铁 < 10 μmol/L（女性 < 8 μmol/L）；血清总铁结合力 > 70 μmol/L（女性 > 80 μmol/L）；转铁蛋白饱和度 < 15%；游离原卟啉 > 0.9 μmol/L。

（5）铁剂治疗有效：临床上对怀疑为缺铁性贫血的患者可用硫酸亚铁诊断性治疗，一般为每次 0.2 ~ 0.3 g，每日 3 次口服，3 天后网织红细胞计数百分比即可上升，治疗 5 ~ 10 天时，网织红细胞百分比最高，平均为 6% ~ 8%，但很快网织红细胞计数又可降至正常水平。这是缺铁性贫血的特异性反应，对缺铁性贫血的诊断是可靠且简便的方法。

符合上述（1）和（2）~（5）中任 2 条以上者可诊断为缺铁性贫血。临床工作中常采用血常规、骨髓、两种以上铁指标联合检查，以提高诊断的准确率。

2. 国外诊断标准　患者为低色素性贫血，且伴有缺铁因素和符合下述铁代谢指标中的任何 3 项者即可诊断为缺铁性贫血：①血清铁 < 8.95 μmol/L。②转铁蛋白饱和度 < 0.15。③血清铁蛋白 < 12 U/L。④红细胞游离原卟啉 > 1.26 μmol/L。⑤RDW ≥ 0.14，MCV < 80fL。

三、鉴别诊断

缺铁性贫血需与下列疾病相鉴别。

1. 慢性感染性贫血　患者多为小细胞正色素性贫血，骨髓或血涂片粒细胞有感染中毒改变，骨髓铁染色增高，血清铁蛋白正常或增高，血清铁、转铁蛋白饱和度降低，总铁结合力正常或降低。

2. 铁粒幼细胞性贫血　因患者不能正常合成血红素导致铁利用障碍，血涂片中可见特征性的双形红细胞，骨髓内见多量环铁粒幼红细胞。血清铁蛋白升高，血清铁升高，总铁结合力降低。

3. 珠蛋白生成障碍性贫血　患者血红蛋白电泳异常，血涂片中可见多量靶形红细胞，RDW 多在正常水平，骨髓铁染色增高。

4. 巨幼细胞性贫血　缺铁性贫血患者同时有叶酸或维生素 B_{12} 缺乏，可并发巨幼细胞贫血，此时具有两种贫血的特点，可掩盖缺铁性贫血的血涂片和骨髓片细胞典型形态，可借助骨髓铁染色和血清铁蛋白鉴别。

第二节　巨幼细胞性贫血

巨幼细胞性贫血是指叶酸、维生素 B_{12} 缺乏或其他原因引起 DNA 合成障碍所致的一类贫血。该病以患者骨髓中出现巨幼细胞为共同特点，外周血表现为大细胞性贫血，平均红细胞体积（MCV）及平均红细胞血红蛋白（MCH）均高于正常。国内以叶酸缺乏的巨幼细胞性贫血为多见。

一、检查项目

1. 血常规 患者贫血程度不等，多较严重。属大细胞正色素型贫血，平均红细胞体积（MCV）增大，平均红细胞血红蛋白（MCH）升高，而平均红细胞血红蛋白浓度（MCHC）可正常；血涂片红细胞大小明显不均，且形态不规则，以椭圆形大细胞居多，着色较深，嗜多色性、嗜碱点彩红细胞增多，可见少量有核红细胞及 Howell-Jolly 小体。网织红细胞绝对值减少，百分率偏低，但也可正常或略偏高。白细胞及血小板常有轻度减少。中性分叶核粒细胞胞体偏大，分叶过多，5叶以上者占3%以上，多者可达 6~9 叶及以上，偶见中、晚幼粒细胞。血小板也可轻度减少，可见巨大血小板。

2. 骨髓象 骨髓增生明显活跃，幼红细胞大小不等，以大为主，核浆发育不平行，呈老浆幼核现象，细胞形态呈典型的巨幼改变，粒细胞系统、巨核细胞系统形态呈巨幼性改变。成熟红细胞、粒细胞、血小板形态变化与血常规相同。

3. 叶酸测定 对巨幼细胞性贫血患者的叶酸测定方法有生物学法和放射免疫法，后者操作简便，时间短，影响因素少，更适合临床应用。有专门的叶酸测定试剂盒，其原理为用 ^{125}I 标记的叶酸及叶酸抗体与标本中叶酸共同作用，即用竞争法测定叶酸含量。标本溶血对血清叶酸的结果影响较大。

必须注意的是要同时测定血清和红细胞的叶酸，因为红细胞叶酸不受当时叶酸摄入情况的影响，能反映机体叶酸的总体水平及组织的叶酸水平。

（1）原理：放射免疫法用核素与叶酸结合，产生 γ 放射碘叶酸化合物，放射活性与受检血清（红细胞）叶酸含量成反比，与已知标准管对照，换算出叶酸含量。

（2）参考值：血清叶酸 6~21 ng/mL，红细胞叶酸 100~600 ng/mL。

（3）临床意义：①患者血清和红细胞的叶酸水平下降，红细胞与血清的叶酸浓度相差几十倍。身体组织内叶酸已缺乏但尚未发生巨幼细胞性贫血时，红细胞叶酸测定对于判断叶酸缺乏与否尤其有价值。②在维生素 B_{12} 缺乏时，红细胞叶酸也降低。

4. 维生素 B_{12} 测定 维生素 B_{12} 测定方法与叶酸相似，常用竞争放射免疫法。血清维生素 B_{12} 测定影响因素较多，其特异性不及叶酸测定，应结合临床及其他检查综合分析判断是否为巨幼细胞性贫血。

（1）原理：放射免疫法用已知量有放射活性的维生素 B_{12}，加受检者无放射活性 B_{12} 血清稀释，与结合蛋白结合，检测其放射活性，其量与受检血清 B_{12} 含量成反比，与标准管作对照，换算出维生素血清 B_{12} 的含量。

（2）参考值：100~1 000pg/mL。

（3）临床意义：血清维生素 B_{12} 小于 140pg/mL，见于巨幼细胞性贫血、脊髓侧束变性、髓鞘障碍症。

5. 诊断性治疗试验 本法简单易行，准确性较高，对不具备进行叶酸、维生素 B_{12} 测定的单位可用以判断叶酸或维生素 B_{12} 的缺乏情况，从而达到诊断巨幼细胞性贫血的目的。方法是给患者小剂量叶酸或维生素 B_{12} 使用 7~10 天，观察疗效反应，若 4~6 天后网织红细胞上升，应考虑为相应的物质缺乏。本试验须注意饮食的影响。

小剂量叶酸对维生素 B_{12} 缺乏的巨幼细胞性贫血无效，而用药理剂量的叶酸有效，但同时可加重患者神经系统症状，因为此时增加了造血系统对维生素 B_{12} 的利用，使维生素 B_{12} 缺乏加重。因此本试验不仅可用于诊断叶酸缺乏，还可与维生素 B_{12} 缺乏作鉴别。

6. 叶酸或维生素 B_{12} 吸收试验 用于检测患者对叶酸或维生素 B_{12} 的吸收功能。

（1）原理：本试验目的是测定叶酸、维生素 B_{12} 吸收是否正常。用核素 ^3H 标记的叶酸 40 μg/kg，一次口服后肌内注射无标记叶酸 15 mg，测定尿、粪的放射性反映叶酸的吸收；给患者口服核素 ^{57}Co 标记的维生素 B_{12} 0.5 μg，2 小时后肌内注射 1 mg 未标记的维生素 B_{12}，收集 24 小时尿测定 ^{57}Co 排出量反映维生素 B_{12} 的吸收情况。

（2）参考值：正常人从尿中排出口服叶酸剂量的 32%~41%；排出维生素 B_{12} 大于 7%。

（3）临床意义：叶酸吸收障碍者从尿中排出小于 26%，粪中排出大于 60%。巨幼细胞性贫血维生

素 B_{12} 排出小于7%，恶性贫血排出小于5%。

7. 甲基丙二酸测定　维生素 B_{12} 缺乏患者，血清和尿内该物质水平增高。

（1）原理：D-甲基丙二酰辅酶 A 转变为琥珀酰辅酶 A 的异构化过程中需要辅酶维生素 B_{12}，当维生素 B_{12} 缺乏时，D-甲基丙二酰辅酶 A 增高，水解后成为甲基丙二酸。口服缬氨酸 10 g，收集 24 小时尿测定甲基丙二酸盐的排出量。

（2）参考值：正常人为 0~3.4 mg/24 h。

（3）临床意义：在维生素 B_{12} 缺乏早期，骨髓细胞出现巨幼变之前，本试验可呈阳性，甲基丙二酸盐的排出量增高，可达 300 mg/24 h。

8. 组氨酸负荷试验

（1）原理：叶酸缺乏时，组氨酸转变为谷氨酸的过程受阻，代谢中间产物亚氨甲基谷氨酸（FIGlu）产生增加，大量从尿中排出。受检者口服组氨酸 20 g，测定 24 小时尿中 FIGlu。

（2）参考值：正常人约 5 mg/24 h。

（3）临床意义：叶酸缺乏的巨幼细胞性贫血患者尿中有大量 FIGlu 排出，大于 1 g/24 h。

9. 胆红素测定　巨幼细胞性贫血可因无效造血伴发溶血，血清间接胆红素可轻度增高。

其他还有胃液分析，胃液量减少，游离酸减少，组氨酸负荷试验、血清半脱氨酸测定水平升高，血清内因子阻断抗体试验呈阳性，内因子测定水平下降等。

二、诊断标准

巨幼细胞性贫血的诊断一般并不困难，根据典型的血常规和发现骨髓中有巨幼细胞，诊断即可成立。然后要明确其原因，是叶酸缺乏还是维生素 B_{12} 缺乏所致，是单纯的营养缺乏还是继发于其他基础疾病，这些都与治疗及预后有关。单纯用形态学检验是无从区分的，若根据病史、体征及某些实验室检查及小剂量诊断性治疗试验的结果，加以综合分析，两者是可以鉴别的。其中叶酸、维生素 B_{12} 测定有重要鉴别价值，而小剂量诊断性治疗试验因其方便实用，即便对具有叶酸、维生素 B_{12} 测定条件的单位，也是一种常用方法。

1. 国内诊断标准

（1）临床表现：①一般有慢性贫血症状。②有消化道症状，食欲缺乏或消化不良，舌痛、舌红、舌乳头萎缩较常见。③神经系统症状，多见于维生素 B_{12} 缺乏者，恶性贫血者本症状典型。

（2）实验室检查：具体如下。①大细胞性贫血：平均红细胞体积（MCV）>100 fL，多数红细胞为大的椭圆形。②白细胞和血小板可减少，中性分叶核分叶过多。③骨髓呈巨幼细胞贫血形态改变。④叶酸测定：血清叶酸 <6.91 nmol/L，红细胞叶酸 <227 nmol/L。⑤血清维生素 B_{12} 测定 <103 pmol/L，红细胞叶酸 <227 nmol/L。⑥血清维生素 B_{12} 测定 <19.6pmol/L。⑦血清内因子阻断抗体阳性。⑧放射性维生素 B_{12} 吸收试验：24 小时尿中排出量 <4%，加内因子后可恢复正常（>7%）；用放射性核素双标记维生素 B_{12} 进行吸收试验，24 小时维生素 B_{12} 排出量 <10%。

具备上述（1）的①或②，和（2）的①、③或②、④者诊断为叶酸缺乏的巨幼细胞性贫血；具备上述（1）的①或②，和（2）的①、③或②、⑤者诊断为维生素 B_{12} 缺乏的巨幼细胞性贫血；具备上述（1）的①、②、③，和（2）的①、③、⑥、⑦者怀疑有恶性贫血，（2）的⑧为确诊试验。

2. 国外诊断标准　国外标准与国内标准基本相同，另外增加一些特殊试验。

（1）叶酸缺乏的巨幼细胞性贫血：①红细胞叶酸测定 <317.8~363.2 nmol/L。②血清半胱氨酸增高。③脱氧尿嘧啶核苷抑制试验异常，可被叶酸纠正。④叶酸诊断性治疗有效。

（2）维生素 B_{12} 缺乏的巨幼细胞性贫血：①血清维生素 B_{12} 测定 <148pmol/L。②血清甲基丙二酸增高。③脱氧尿嘧啶核苷抑制试验异常，可被维生素 B_{12} 纠正。④维生素 B_{12} 诊断性治疗有效。

（3）恶性贫血：胃液内因子测定 <200 U/h。

三、鉴别诊断

由于巨幼细胞性贫血是 DNA 合成障碍所致，骨髓可有两系统血细胞或三系统血细胞受累，全身其他系统也可出现相应临床症状，所以本病常需与下列有相似特征的疾病相鉴别。

1. 全血细胞减少性疾病　部分巨幼细胞性贫血患者可表现有明显的全血细胞减少，应与再生障碍性贫血等疾病相鉴别，骨髓常规检查两者有明显区别。

2. 消化系统疾病　消化道症状明显或继发于消化系统疾病的巨幼细胞性贫血应与消化系统疾病相鉴别，如胃及十二指肠溃疡、胃癌、肝脾疾病等，鉴别方法主要是骨髓检查。

3. 神经系统疾病　维生素 B_{12} 缺乏的巨幼细胞性贫血因有明显的神经症状，易误诊为神经系统疾病，可用血清维生素 B_{12} 水平测定进行鉴别。

4. 骨髓增生异常综合征（MDS）及急性红白血病（AML-M_6）　这两种疾病患者细胞也可出现巨幼样变、分叶核细胞分叶过多等特征，但其红细胞巨幼样改变一般没有巨幼细胞性贫血明显；骨髓增生异常综合征和急性红白血病还有髓系原始细胞增多、细胞形态畸形等改变，对叶酸、维生素 B_{12} 治疗无效等特征。

5. 无巨幼细胞增多的大细胞性贫血　如网织红细胞增多症、部分肝脏疾病、酒精中毒、骨髓增殖性疾病、部分骨髓增生异常综合征等，这些疾病除有其自身特点外，大红细胞一般不如巨幼细胞贫血明显，且呈圆形而非卵圆形，中性粒细胞无分叶过多现象，也不累及其他血细胞。

6. 溶血性贫血　巨幼细胞性贫血因无效造血出现溶血性黄疸等症状，但溶血性贫血患者一般黄疸较重，网织红细胞升高明显，利用骨髓检查及其他溶血试验可与巨幼细胞性贫血相鉴别。

第三节　再生障碍性贫血

再生障碍性贫血（AA），简称再障，是由多种原因引起的骨髓造血干细胞及造血微环境的损伤，以致骨髓造血组织被脂肪代替引起造血功能衰竭的一类贫血。其特征是全血细胞减少，进行性贫血、出血和继发感染，患者以青壮年居多，男性多于女性。

一、检验项目

1. 血常规　再生障碍性贫血以全血细胞减少为最主要特点，但早期红细胞、血细胞、血小板三者不一定同时减少，并且减少的程度也不一定呈平行关系。急性再生障碍性贫血属正色素正细胞性贫血，血红蛋白、网织红细胞明显减低，白细胞减少，主要为中性粒细胞减少，而淋巴细胞比例相对增高。血小板减少，体积偏小，突起和颗粒减少，形态可不规则。慢性再生障碍性贫血各指标均要好于急性再生障碍性贫血。全血细胞减少程度较轻，血红蛋白多在 50 g/L 左右，白细胞多在 2×10^9/L 左右，中性粒细胞多在 25% 左右，血小板降至（10~20）$\times 10^9$/L，网织红细胞多大于 1%。

2. 骨髓象　再生障碍性贫血患者的骨髓象特点为增生低下，造血细胞减少，脂肪多，穿刺涂片时见较多量的油滴，以致片膜不易干燥。必要时需结合骨髓活检考虑。急性型绝大多数病例多部位骨髓穿刺显示增生不良，分类计数显示粒、红系细胞减少，淋巴细胞、浆细胞、组织嗜碱性细胞及网状细胞增多，骨髓涂片中不易找到巨核细胞。可见非造血细胞团。慢性型胸骨和棘突增生活跃，髂骨多增生减低。分类计数：增生活跃的部位红细胞系增多，且晚幼红细胞增多，巨核细胞减少；增生减低部位粒、红系都减少，多找不到巨核细胞，淋巴细胞百分率增多，片尾有较多脂肪细胞，骨髓小粒造血细胞所占的面积比率少于 50%。肉眼观察骨髓液有较多油滴，如病程中病情恶化，临床、血常规及骨髓象与急性型相似，称重型再生障碍性贫血Ⅱ型（SAA-Ⅱ）。

3. 细胞化学染色　常用于再生障碍性贫血检验的化学染色是中性粒细胞碱性磷酸酶（NAP），再生障碍性贫血患者 NAP 值升高，随病情改善而下降。另外过碘酸—雪夫（PAS）反应、骨髓铁染色也可用于再生障碍性贫血的检验，再生障碍性贫血患者中性粒细胞 PAS 反应比正常人显著增强，骨髓铁染色显示铁储存量偏高，常在（++）~（+++）及以上。

（1）原理：显示碱性磷酸酶的方法有钙—钴法和偶氮偶联法两种。血细胞的碱性磷酸酶（ALP）在 pH 9.6 左右的碱性条件下将基质液中的 β 甘油磷酸钠水解，产生磷酸钠，磷酸钠与硝酸钙发生反应，形成不溶性磷酸钙。磷酸钙与硝酸钴发生反应，形成磷酸钴，磷酸钴与硫化氨发生反应，形成不溶性棕黑色的硫化钴沉淀，定位于酶活性之处。

（2）参考值：正常情况下碱性磷酸酶主要存在于成熟中性粒细胞，除巨噬细胞可呈阳性反应外，其他血细胞均呈阴性反应。成熟中性粒细胞碱性磷酸酶（NAP）的积分值为 7 ~ 51 分。

（3）临床意义：NAP 有年龄、性别及月经周期、妊娠期、应激状态等生理变化引发的差异。在临床中 NAP 染色主要用于：细菌性感染升高，而病毒性感染一般无明显改变，因而可有助于鉴别感染；慢性粒细胞白血病的诊断与鉴别诊断，慢性粒细胞白血病（CML）的 NAP 明显降低，甚至为 0；再生障碍性贫血的 NAP 积分值增高。

4. 造血髓总容量　用放射性核素扫描技术，放射性核素进入患者体内，被骨髓单核—吞噬系统细胞吞噬而成像，证实再生障碍性贫血患者的造血髓总容量减少。

5. 骨髓细胞培养　再生障碍性贫血属于造血干细胞异常疾病，通过粒细胞—巨噬细胞集落形成单位（CFU-GM）、红细胞集落形成单位（CFU-E）、T 淋巴细胞集落形成单位（CFU-TL）等培养来观察干细胞的异常。

（1）再生障碍性贫血患者的 CFU-GM 集落数明显减少甚至为零，丛形成也减少，但丛/集落明显高于正常。红细胞集落形成单位 BFU-E 培养集落形成减少甚至为零。所以细胞培养可作为诊断再生障碍性贫血的重要方法。

（2）再生障碍性贫血集落数减少的程度与病情严重性较一致，病情好转时集落数上升，因此细胞培养可作为病情判断和疗效观察的重要方法。

（3）CFU-TL 的培养有助于研究再生障碍性贫血发病的免疫机制。上述培养生长为正常的再生障碍性贫血患者理论上应属造血诱导微环境（HIM）缺陷，可通过成纤维细胞培养 CFU-F 来证实。再生障碍性贫血的发病机制不同，细胞培养的结果也不同，因此细胞培养对研究再生障碍性贫血的发病机制和指导临床治疗有重要价值。

6. 免疫功能检验

（1）T 细胞检验：对再生障碍性贫血患者的免疫功能检验有 E 玫瑰花环形成试验、淋巴细胞转化试验、T 细胞亚群测定，淋巴因子 γ-IFN、IL-2 可增高，IL-1 减少等。

（2）B 细胞检验：患者 B 细胞膜表面免疫球蛋白（SmIg）标记明显减低，血清免疫球蛋白可减低，循环免疫复合物（CIC）可增高等。

随着流式细胞仪的广泛应用，利用单克隆抗体直接分析再生障碍性贫血患者血液或骨髓淋巴细胞各亚群的数量和功能。

（3）单核细胞减少：再生障碍性贫血患者外周血单核细胞比例减低或仍维持在正常范围，但绝对数一定减少。

7. 其他检验

（1）染色体：再生障碍性贫血患者淋巴细胞姐妹染色单体互换（SCE）率可用于了解细胞 DNA 的损伤和修复。正常人 SCE 率较低，而再生障碍性贫血患者 SCE 率增高，提示染色体 DNA 的损伤。

（2）红细胞生成素（EPO）：慢性再生障碍性贫血患者红细胞生成素显著升高，但多数贫血患者红细胞生成素也升高。

（3）血小板平均容积（MPV）：正常人血小板数与 MPV 呈非线性负相关，血小板计数越低，MPV 越大，而再生障碍性贫血患者血小板数越低，MPV 越小。在再生障碍性贫血患者治疗过程中 MPV 明显增大，待病情稳定后 MPV 又逐渐变小，并且 MPV 增大的出现比骨髓及血常规恢复早。所以 MPV 是预示骨髓恢复的指标，MPV 大小还可以预示有无出血倾向。

（4）血红蛋白 F 测定：慢性再生障碍性贫血患者血红蛋白 F 升高，一般认为血红蛋白 F 升高的再生障碍性贫血患者预后较好。

二、诊断标准

当患者血液表现为全血细胞减少，特别是伴有出血、发热、感染，而脾不肿大时，均应考虑再生障碍性贫血的可能。再生障碍性贫血的诊断要考虑：①全血细胞减少，有一些不典型的再生障碍性贫血有一个至两个系统血细胞先后或同时减少，最后发展为全血细胞减少。②骨髓多增生低下，慢性再生障碍性贫血或不典型再生障碍性贫血的增生灶处可呈骨髓增生活跃。疑为再生障碍性贫血患者，应做骨髓活检，有条件的可以做全身放射性核素扫描。③确诊再生障碍性贫血后，通过全面实验室检查可进一步确定其类型，并尽可能查明原因。

1. 国内标准　第四届全国再生障碍性贫血学术会议修订再生障碍性贫血诊断标准为：①全血细胞减少，网织红细胞绝对值减少。②一般无肝脾肿大。③骨髓至少有一个部位增生减少或不良，非造血细胞增多。④排除其他伴有全血细胞减少的疾病。⑤一般抗贫血治疗无效。

2. 急性再生障碍性贫血诊断标准　综合国内外文献，作如下总结。

（1）有急性再生障碍性贫血临床表现：发病急，贫血进行性加剧，常伴有严重感染、内脏出血。

（2）血常规：血红蛋白下降较快，并具备下述中的两条：①网织红细胞 <0.01，绝对值 $<15 \times 10^9/L$。②白细胞数明显减少，中性粒细胞绝对值 $<0.5 \times 10^9/L$。③血小板 $<20 \times 10^9/L$。

（3）有急性再生障碍性贫血骨髓象表现：①多部位增生减低，三系造血细胞明显减少。②非造血细胞增多，淋巴细胞比例明显增高。

3. 慢性再生障碍性贫血诊断标准　须符合下述 3 项标准。

（1）有慢性再生障碍性贫血临床表现：发病慢，贫血、感染、出血较轻，可出现病情恶化。

（2）血常规：慢性再生障碍性贫血患者血红蛋白下降较慢，网织红细胞、白细胞及血小板比急性再生障碍性贫血高。

（3）骨髓象：慢性再生障碍性贫血患者骨髓有三系或两系血细胞减少，至少一个部位增生不良，可见有核红细胞，巨核细胞明显减少，非造血细胞增加。

4. 国外标准　参照美国标准，并结合近年的国外文献作如下综述。

（1）标准型再生障碍性贫血：①粒细胞 $<0.5 \times 10^9/L$。②血小板计数 $<20 \times 10^9/L$。③网织红细胞占比 <0.01（以上 3 项中符合 2 项）。④骨髓增生中至重度减低，非造血细胞占比 >0.70。⑤除外其他全血细胞减少性疾病。

（2）轻型再生障碍性贫血：①骨髓增生减低。②全血细胞减少。

三、鉴别诊断

多种疾病具有与再生障碍性贫血相似的全血细胞减少，故需与再生障碍性贫血相鉴别。

1. 阵发性睡眠性血红蛋白尿症（PNH）　该病是再生障碍性贫血患者首先需要鉴别的疾病。此症伴全血细胞减少，且再生障碍性贫血患者中偶尔也可出现对补体敏感的红细胞，因此这两种病可混淆。但 PNH 是溶血性贫血，患者有黄疸，网织红细胞轻度增高，酸溶血试验阳性，发作时有血红蛋白尿，骨髓红系增生活跃等，再生障碍性贫血患者多没有这些特点。

再生障碍性贫血与 PNH 均属于造血干细胞发育异常疾病，少数病例可相互转化，即先表现为再生障碍性贫血后出现 PNH 的实验室检查特征，或先表现为 PNH 后出现慢性骨髓造血功能低下，称为 AA-PNH 综合征。有人认为一部分再生障碍性贫血的本质是 PNH 前期状态，而 AA-PNH 综合征只是这些病例的发展过程。

2. 骨髓增生异常综合征（MDS）　MDS 的血常规和临床症状，有时与再生障碍性贫血相似。临床工作中常遇到的情况是增生度较活跃的患者，需判断是 MDS 无效造血，还是再生障碍性贫血增生灶或再生障碍性贫血对治疗的反应；还有低增生的 MDS 也要与再生障碍性贫血相鉴别。MDS 患者除可有原始细胞不同程度的增多，主要是其细胞形态的畸形，巨核细胞多不减少，可有小巨核细胞，骨髓病理检查有助于鉴别。此外 NAP 也有助于鉴别。

有人认为某些再生障碍性贫血病程中可出现细胞的异常克隆，因此可以向 MDS 或急性白血病转化。

3. 急性白血病　低增生性白血病可表现为全血细胞减少，尤其外周血中原始细胞很少时，容易与再生障碍性贫血混淆，骨髓检查即可鉴别。但有些低增生性白血病与再生障碍性贫血鉴别就较为困难，此时应多部位复查或做骨髓活检。

4. 肝炎后再生障碍性贫血　肝炎患者可有一过性血细胞减少，一般可恢复；少数患者可发生严重的再生障碍性贫血，预后较差。

5. 其他　还要与营养性巨幼细胞贫血、原发性血小板减少性紫癜（ITP）、脾功能亢进、粒细胞缺乏症、骨髓病性贫血等相鉴别。

第四节　阵发性睡眠性血红蛋白尿症

阵发性睡眠性血红蛋白尿症（PNH），又称阵发性夜间血红蛋白尿症。该症的特殊表现为慢性溶血性贫血，可有大量血管内溶血的发作，引起血红蛋白尿，常于睡眠时加重。PNH 的发病特点为：患者男性多于女性，常有轻中度出血；腹痛者较少，腹痛多与血红蛋白尿有关，而非因栓塞引起；全血细胞减少者多见，白细胞及血小板减少较显著；血管栓塞发生率并不很低，但发生较晚，主要表现在浅表静脉，较少累及内脏；主要死因为感染而非栓塞所致。

该症在欧美比较少见，亚洲报道的病例较多。在中国华北、东北 PNH 是较多见的溶血性贫血，北方多于南方。

一、检验项目

1. 血常规　患者血红蛋白尿每发作一次，血红蛋白可下降 20～40 g/L。白细胞（中性粒细胞减少较明显）减少。不发作 PNH 者血小板减少最少见，偶发 PNH 者次之，频发 PNH 者最高。网织红细胞计数大多轻度增高，少数正常或减低，与患者骨髓增生程度及溶血程度有关。

PNH 患者红细胞在扫描电镜下显示正常的光滑双凹圆盘形红细胞明显减少，口型及中心浅染等红细胞显著增多。

2. 骨髓象　大多数 PNH 患者骨髓增生活跃或明显活跃，多呈溶血性贫血骨髓象。

3. 血液生化检查　PNH 患者血浆游离血红蛋白可增高；血浆结合珠蛋白（HP）减低，血红蛋白减低与 HP 值呈正相关。

4. 血管内溶血试验

（1）尿隐血：尿隐血试验阳性是血红蛋白尿的直接证据，但需与血尿或尿中有红细胞溶解而使尿隐血阳性者相鉴别，并排除假阳性结果。

（2）尿含铁血黄素（Rous）试验：试验呈阳性反映患者近期内曾有血红蛋白尿。

5. 酸化血清溶血试验

（1）原理：酸化血清溶血试验又称 Ham 试验，是诊断 PNH 的最基本试验。可采用去纤维蛋白、肝素、草酸盐、枸橼酸盐或 EDTA 血，患者红细胞在 37 ℃与正常或自身酸化后的血清（pH 6.5～7.0）作用，发生溶血，血清中补体致敏的患者红细胞能被酸化后血清所溶解，特异性强。

（2）结果：正常人呈阴性。

（3）临床意义：具体如下。

1）只有酸化血清溶血试验阳性 PNH 的诊断才能成立，具有特异性，是国内外公认的 PNH 的确诊试验。但会产生假阴性，应强调方法标准化，要与阴性对照。用光电比色法，一般 PNH 患者的溶血度在 10%以上，阳性率为 78%～80%。本试验加入氯化镁后，更加激活补体，使试验的敏感度增加。

2）红细胞生成障碍性贫血（CDA 型）可有酸化血清溶血试验阳性。溶血的原因是因为酸化血清情况下，多数红细胞膜上有与抗原和补体相结合的 IgM 抗体。

3）球形红细胞在酸化血清内可呈假阳性。

6. 蔗糖溶血试验

（1）原理：蔗糖溶血试验为简易重要的筛查试验，选用等渗的蔗糖溶液，加入与 PNH 患者同血型的新鲜血清和患者的红细胞混悬液，经孵育后，患者红细胞膜存在缺陷，容易被补体激活，蔗糖溶液加强补体与红细胞结合，发生程度不同的溶血（溶血率10%~80%）。

（2）结果：正常人呈阴性。

（3）临床意义：PNH患者试验为阳性。本试验对PNH的敏感性最高，但特异性稍差，白血病、骨髓硬化者也可出现假阳性。溶血度>10%才肯定属阳性。

7. 热溶血试验

（1）原理：同酸化血清溶血试验，利用患者自身血清中的补体和葡萄糖，经孵育使糖分解酸化，使补体敏感细胞溶解。

（2）正常结果：阴性。

（3）临床意义：阳性见于PNH。但本试验敏感性较差，且缺乏特异性，除PNH患者外，酶缺乏性溶血性贫血和遗传性球形红细胞增多症患者也可为阳性，故该试验可作为PNH的初筛试验。

8. 蛇毒溶血试验

（1）原理：蛇毒因子通过某种血清因子可在液相激活中经替代途径激活补体。蛇毒溶血试验多采用纯化眼镜蛇毒。阵发性睡眠性血红蛋白尿患者的红细胞补体系统经蛇毒激活后，促使溶血发生，出现阳性结果。可作为筛检试验。

（2）结果：正常人呈阴性。

（3）临床意义：本试验的阳性率与酸化血清溶血试验结果近似，在一定程度上更能反映PNHⅢ型细胞的多少。本试验阳性率与Ham试验相似，为78%~80%。

9. 造血祖细胞培养　部分PNH患者的骨髓红细胞爆式集落形成单位（BFU-E）、红细胞集落形成单位（CFU-E）及粒细胞—巨噬细胞集落形成单位（CFU-GM）减少，不同患者可有较大差异。细胞丛与集落均明显低于正常值，但丛与集落的比值高于正常。同时患者粒细胞绝对值也低于正常。PNH患者溶血（血红蛋白尿）发作频率与CFU-GM和外周血粒细胞绝对值的关系为：不发组和偶发组的结果均低于频发组。PNH患者的结果显著高于与之相关的再生障碍性贫血，因此，PNH患者的粒单祖细胞的生成有缺陷或障碍；溶血可能刺激骨髓粒单祖细胞的分化增殖能力代偿性增高。

10. 免疫学标记　PNH患者细胞的主要缺陷是PI连接蛋白的缺失，可用特异性强的抗体（常常是单克隆抗体）与之结合。现多用荧光标记，可直接检测这类胰蛋白的多少，也有助于诊断方法的改进，如用流式细胞仪分析CD55、CD59。

PNH患者的红细胞做补体溶血敏感试验，同时用流式细胞仪分析红细胞表面的PI连接蛋白的量，可以看出两者有较好的平行关系，对补体最敏感的Ⅲ型细胞膜蛋白缺失最严重或完全缺失，补体敏感性接近正常的Ⅰ型细胞则膜蛋白没有明显减少，补体敏感性介于中间的Ⅱ型细胞的膜蛋白量居中。用本法不仅可以查出胰蛋白缺失程度，而且也能得知某种缺失程度的细胞所占的百分数。用补体敏感试验查不出膜蛋白缺陷的PNH患者，用本法可以检出，因此认为本法是更为敏感的检测手段。应用本法需注意的是：①PI连接蛋白的缺失不一定总是与补体敏感性同步的。②红细胞的DAF在正常情况下也为数不多，因此，若抗体不强，则不易区分是DAF正常还是减少（特别是轻度减少）。③有个别PNH患者的红细胞及中性粒细胞上的DAF及AchE均正常。故应用本法时，最好能检测几种PI连接蛋白，特别要包括MIRI及淋巴细胞因子抗原-3（LFA-3）。

除红细胞外，测定中性粒细胞的PI连接蛋白，包括DAF，Ⅲ型Fc受体（FcRⅢ，CD16），CD24，CD67，LFA-3（CD58）等，发现全部受检的PNH患者的中性粒细胞均有PI连接蛋白的缺失，少数再生障碍性贫血患者的部分中性粒细胞也缺乏（这些患者的酸化血清溶血试验均阴性），而正常人及其他贫血患者则不缺乏。因此，认为检测中性粒细胞的PI连接蛋白是有助PNH诊断的特异性及敏感性都较高的诊断方法。

11. 其他检验　α_1抗胰蛋白酶（α_1AT），PNH患者的α_1AT较正常人明显减少，α_1AT减少的程度与贫血程度的轻重呈正相关，与血浆游离血红蛋白及网织红细胞的升高呈负相关，机制尚不明确。①最可能的是患者因溶血而释放的凝血活酶或磷脂激活凝血系统，被激活的凝血因子因被α_1AT拮抗而消耗了α_1AT，使血清α_1AT减少。②抗凝血酶Ⅲ（AT-Ⅲ）减少，PNH患者AT-Ⅲ低于正常对照值。③α_2

巨球蛋白（$\alpha_2 M$）在 PNH 患者低于正常对照值。在溶血较重的 PNH 病例中，$\alpha_2 M$ 及 $\alpha_1 AT$ 减少尤为显著。它们与 AT-Ⅲ 在 PNH 患者减少的意义相似，即可能因发挥抗凝作用而被消耗。④α_2 微球蛋白（$\alpha_2 M$）减少，PNH 患者 $\alpha_2 M$ 低于正常对照值，减少程度随溶血程度的轻、中、重而逐渐明显。⑤PNH 患者纤维结合蛋白（Fn）显著减低，在出现酱油尿时 Fn 减低更为显著；血红蛋白尿消失后 Fn 逐渐升高。无论患者有无酱油尿，Fn 与血红蛋白、结合珠蛋白呈正相关，而与血浆游离血红蛋白呈负相关，提示本病 Fn 的下降与溶血有关，其下降幅度与溶血严重度呈平行关系。⑥PNH 患者血清及红细胞锌、铜水平明显减低，可能因溶血后过多的锌由尿排出引起锌缺乏有关。且 PNH 患者血清和红细胞锌低于自身免疫性溶血性贫血患者，提示 PNH 患者以血管内溶血为主，自身免疫性溶血性贫血患者以血管外溶血为主，前者的锌排出相对较重。缺锌可引起血清铜升高，PNH 患者血清铜的增高，可能与体内锌的减少有关。有研究认为血清 Cu/Zn 比值和红细胞锌，对反映体内锌缺乏比血清锌更好。溶血性贫血时，溶血还可造成血清锌测出值假性升高，而红细胞锌则不受影响。本病红细胞超氧化物歧化酶（SOD）降低，可能与锌减少有关，因为 SOD 是一种锌依赖酶。对红细胞锌明显减低者，适量补充锌制剂可能会提高红细胞 SOD 活性，减少溶血的产生。⑦PNH 患者尿铁排泄量增高。游离红细胞原卟啉（FEP）急性发作期均较发作期以前的数值增高。

二、诊断标准

1. 国内标准

（1）临床表现：患者临床表现符合 PNH 病症，如贫血、血管内溶血、全血细胞减少，伴或不伴血栓形成等。

（2）实验室检查：酸化血清溶血试验、糖水溶血试验、蛇毒因子溶血试验、尿隐血（或含铁血黄素）等几项试验中凡符合下述任何一种情况，即可诊断为 PNH：①两项以上的阳性。②一项阳性，但须具备下列条件：该项试验 2 次以上均阳性，或一次阳性，但操作正规、有阴性对照、结果可靠，即使重复试验仍阳性者。③有溶血的其他直接或间接证据，或有肯定的血红蛋白尿发作。能排除其他溶血，特别是遗传性球形红细胞增多症、自身免疫性溶血性贫血、G-6PD 缺乏症所致溶血和阵发性寒冷性血红蛋白尿症等。

2. 国外标准　国外诊断本病的主要要求是在实验室中能证明有对补体敏感的红细胞。虽然糖水试验、热溶血试验、菊糖试验、尿隐血及尿含铁血红素检查、红细胞乙酸胆碱酯酶测定等都可用为初筛试验，但赖以确诊者仍为 Ham 试验。研究认为要求 2 次或 2 次以上重复阳性；试验方法要标准化，要有正常人阴性对照。至少要做到三管法，即第一、第二、第三管各加 10 份 ABO 血型相配的正常人新鲜血清（含足够补体），各加一份 0.2 mol/L 的盐酸，然后各加一份 50% 经生理盐水洗涤的患者红细胞悬液，置于 37 ℃ 温水浴孵育 60 分钟，拿出混匀后再离心，观察上清液有无溶血，若第一管为溶血，第二、第三管均无溶血，方可确认本试验阳性。由于有的正常人血清补体含量不足，可影响试验结果，因此，最好每例患者红细胞分别与 3～5 名正常人血清进行筛选试验，或采用新鲜或冻存的同型或 AB 型正常人的混合血清。对先天性红细胞系统造血异常性贫血Ⅱ型，即酸化血清试验阳性的遗传性有红细胞多核症，因患者的红细胞在酸化的自身血清中不溶，可用自身血清。遗传性球形红细胞增多症患者的球形红细胞在酸性条件下也易溶解，但不需补体。另外，患者血清加正常红细胞若发生溶血，则可能患者血清中有溶血素，而非 PNH。

三、鉴别诊断

1. 再生障碍性贫血（AA）与 PNH 综合征

（1）AA→PNH：指原有肯定的 AA 表现（缺少能诊断 PNH 的早期依据），转为确定的 PNH 表现，AA 的表现已不明显。

（2）PNH→AA：指原有肯定的 PNH 表现（与下述第 4 类不同），转为明确的 AA 表现，PNH 的表现已不明显。

（3）PNH 伴有 AA 特征：指临床及实验室检查资料均说明病情仍以 PNH 表现为主，但伴有一个及以上部位的骨髓增生低下，巨核细胞减少，网织红细胞不增高等 AA 表现。

（4）AA 伴有 PNH 特征：指临床及实验室检查资料均说明病情仍以 AA 为主，但伴有 PNH 的有关化验结果呈阳性。

2. 再生障碍性贫血　PNH 与 AA 在许多阳性指征的有无、程度和频度上有所不同，如 AA 患者淋巴细胞比例增高，骨髓非造血细胞比例增高，常有较严重出血，感染多见，无巩膜黄染，无含铁血黄素尿，网织红细胞绝对值低（百分率多也低），酸溶血试验阴性（很少数为阳性），血浆及红细胞 AchE 活性正常，中性粒细胞碱性磷酸酶（NAP）活性增高，24 小时尿铁排出量 < 2 mg（PNH > 3 mg），PNH 患者以上情况则相反或显著不同。

3. 缺铁性贫血　PNH 患者每日从尿中排出一定量的铁，即使不发作时铁排出量也不减少，故可并发缺铁性贫血。但患者贫血症状与缺铁性贫血患者不同，即不能因服铁而被完全纠正，且常量铁剂治疗有可能诱发血红蛋白尿。

4. 营养性巨幼细胞性贫血　溶血使 PNH 患者骨髓红细胞系高度增生，致叶酸消耗过多，患者可有血清叶酸减少，少数可发生骨髓红细胞系统巨幼样变，在使用叶酸治疗后贫血仍得不到明显改善，而营养性巨幼细胞性贫血则对叶酸治疗反应良好。

5. 自身免疫性溶血性贫血　PNH 患者在血红蛋白尿发作前和发作中抗人球蛋白试验有时可呈阳性；AIHA 患者偶尔也出现糖水溶血试验阳性。但这两种试验在两种疾病的阳性率和阳性程度显著不同。

第三章

出血与血栓性疾病的检验

第一节　血栓性疾病的检验诊断

一、心肌梗死

心肌梗死（MI）是一种常见的动脉血栓性栓塞性疾病。它的发生和发展与动脉粥样硬化关系密切，故是冠状动脉粥样硬化性心脏病（CAD）最为严重的一种。80%以上的心肌梗死患者是在动脉粥样硬化的基础上，冠状动脉（简称冠脉）内发生血栓栓塞。冠脉内膜下出血或冠脉持续性痉挛，使管腔发生持久而完全的闭塞，导致该冠脉所供应的心肌严重持续缺血，引起心肌坏死。

（一）检验项目

心肌梗死的检验包括影像学、生化酶学和血栓止血检测。一般存在血小板聚集性增高，凝血因子活性增强，纤溶活性减低；高密度脂蛋白（HDL）和载脂蛋白A1（ApoA1）降低；低密度脂蛋白（LDL）和载脂蛋白B100（ApoB100）增高。诸多研究表明，心肌梗死患者血管内皮细胞损伤的检验指标（vWF：Ag、TM、ET-1）增高，血小板黏附和聚集功能增强，血小板释放β-TG、PF_4、5-HT和P选择素增多，花生四烯酸代谢产物TXB_2增高，但6-酮-$PGF_{1\alpha}$降低。

（二）诊断标准

虽然生化酶学和血栓止血检测都很敏感，但心肌梗死的诊断往往需要患者病史的支持，如患者长期以来有高血压、高脂血症和糖尿病等病史，多突然发病，心前区剧烈疼痛，持续1～2小时，且服用硝酸甘油无效，严重时甚至出现心源性休克、室性心律失常、左心衰竭等。心电图、心脏超声诊断和心导管等影像学检查是诊断的金标准。

二、脑梗死

脑梗死又称缺血性脑卒中。本症多见于脑血栓形成和脑血栓栓塞。脑血栓形成是一种最常见的脑动脉血栓栓塞性疾病，它是在脑动脉粥样硬化或动脉炎的基础上，血管内皮细胞损伤、血小板被活化和纤溶活性减低，血液黏滞性和凝固性增高，血值减慢或淤滞，导致血管管腔狭窄或闭塞，引起与闭塞血管相关的脑组织缺血、缺氧，严重者可致脑组织局部损伤或坏死。脑栓塞是指身体其他部位的栓子（主要是血栓，其次有气栓、脂肪栓、感染性栓子、癌细胞栓、寄生虫栓等）脱落经血流进入颅内，导致脑血管闭塞和相关脑组织损害而发生的急性缺血性脑血管病变。患者起病缓慢，多在睡眠或休息时发病。最常见的是对侧中枢性偏瘫，偏身感觉异常，主侧半球受累或失语。椎—基底动脉梗死常出现脑干和小脑症状。一般无意识障碍和颅内压升高等表现。

（一）检验项目

急性发作期，部分患者的血液流变学异常，纤维蛋白原含量增高，血小板黏附性和聚集性增高；血小板释放产物，如β-TG、PF_4、P选择素和TXB_2水平增高。血管损伤后的vWF:Ag、TM和ET-1增高，但6-酮-PGF$_{1\alpha}$则降低。抗凝血酶减低，纤溶活性由一过性增强可转为长期降低。但是，较有价值的诊断、观察指标是分子标志物检测（表3-1）。

表3-1　血栓前状态和血栓性疾病分子标志物检测结果

分子标志物	化学性质	病理生理过程	检测方法	心肌梗死	脑梗死	深静脉血栓形成	DIC	血栓前状态
血管损伤标志物								
vWF	蛋白质	在各种血栓病中均增高	火箭电泳或酶联免疫吸附试验（ELISA）	↑	↑	↑	↑	↑/N
ET-1	蛋白肽	血管损伤时增高	ELISA或（RIA）	↑	↑	↓	↑/↓	N
TM	蛋白质	血管损伤时增高	ELISA固相免疫测定	↑			↑	↑/N
6-酮-PGF$_{1\alpha}$	蛋白质	血管损伤时降低	ELISA或RIA	↓/N	↓/N	↓	↓/N	N
血小板活化标志物								
β-TG	蛋白质	α颗粒释放增多	ELISA或RIA	↑	↑	↑/N	↑	↑
PF$_4$	碱性蛋白	α颗粒释放增多	ELISA或RIA	↑	↑	↑/N	↑	↑
5-HT	吲哚胺	致密体释放增多	ELISA或RIA	↑	↑	↑/N	↑	↑
TXB$_2$	花生四烯酸衍生物	血小板活化增多	ELISA或RIA	↑	↑	↑/N	↑/N	
P选择素	蛋白肽	α颗粒释放增多	ELISA或RIA	↑	↑	↑	↑	↑
凝血因子活化标志物								
TF	脂蛋白	组织和血管损伤加重	ELISA	↑	↑		↑/↓	↑/N
TFPI	蛋白质	由于消耗而减少	ELISA	↓			↑/↓	↑/↓
F$_{1+2}$	蛋白肽	随凝血酶生成而增多	ELISA	↑	↑/N	↑	↑	↑
FPA	蛋白肽	随纤维蛋白生成而增多	ELISA	↑	↑/N	↑	↑	↑
抗凝蛋白活性标志物								
TAT	蛋白质	随凝血酶生成而增高	ELISA或RIA	↑	↑/N	↑	↑	↑
PCP	蛋白肽	随蛋白C活化而增高	ELISA或RIA	↑	↑/N		↑	
纤溶活化标志物								
t-PA	蛋白质	血管调节时增多或减少	ELISA	↓	↓	↓/N	↓/↑	↓/N
PAI	蛋白质	血管调节时增加	ELISA或RIA	↑	↑	↑	↑/↓	↑
PAP	蛋白质	随纤溶酶增加而增多	ELISA或RIA	↑	↑/N	↑	↑	N
B$_{\beta15\sim42}$	蛋白肽	随纤溶酶激活而增多	ELISA或RIA	↑	↑/N	↑	↑	N
FDP	蛋白肽	随纤溶酶激活而增多	ELISA	↑	↑	↑	↑	↑
D-D	蛋白肽	随纤溶酶激活而增多	ELISA或RIA	↑	↑	↑	↑	↑

注：↑为增高；↓为降低；N为正常。

（二）诊断标准

脑梗死的诊断依据临床出现的神经定位症状、生命体症变化和MRI等影像学检查来确诊。

三、肺梗死

肺梗死（PI）因脱落血栓或脂肪栓子、羊水栓子和空气栓子等造成肺动脉或其分支的栓塞（PTE）而阻断局部的血流供应，发生肺组织出血或坏死。因肺动脉血栓栓塞导致的肺梗死与静脉血栓，尤其是下肢深静脉血栓（DVT）有明显相关性，50％的DVT患者合并PTE，并可发展为肺梗死，80％的肺梗死患者尸检发现程度不一的深静脉血栓，15％可发展为PI，并有逐年增高的趋势。目前认为PTE的病因和发病机制与静脉血栓类似，是在先天性抗凝或纤溶异常的基础上，存在心脏病、肿瘤、妊娠分娩、血液病、肥胖和较长时间不活动等病理生理改变而造成的。肺梗死患者大部分猝死于症状发生后的 2 小时内，但也容易将症状不明显的肺血栓栓塞患者误诊或漏诊。

（一）检验项目

1. 血液检查　包括血气分析［当20%的肺血管堵塞后，即有明显的氧分压降低，一般动脉氧分压（PaO_2）<80 mmHg］，红细胞计数升高（无明显出血时），可 >5.5×10^{12}/L；白细胞计数轻度上升，为（12～15）×10^9/L，且以中性粒细胞为主，当红细胞沉降率随之增快时，常提示肺梗死的存在。

2. 血栓止血检查　血浆 D-二聚体水平超过 500 μg/L（ELISA 法）是 90% 以上肺栓塞和肺梗死患者的共同特点。这是患者血浆纤溶酶分解纤维蛋白的标志，也是体内自发溶栓的开始，但由于这种纤溶活性是低水平的，因此胶乳法定性或半定量检测 D-二聚体，常带是不敏感的。其他有关分子标志物的检测，也已广泛应用于临床，如 ET-1、TM、vWF:Ag、TXB_2 和 P 选择素等。据国外报道，β-TG 和 PF_4 也会增高。

（二）诊断标准

诊断要求下列第 1 项中符合 3 条以上，第 2、第 3 和第 4 项中有任何一条符合即可诊断 PET。如仅符合 1 项，则需排除其他心肺病变。

1. 怀疑肺栓塞或肺梗死的情况　①具有栓子形成的原发病。②发病突然，有胸痛、咯血、呼吸困难、晕厥、休克等表现。③心电图里典型的 $S_1Q_{\mathrm{III}}T_{\mathrm{III}}$ 改变或明显右心负荷加重。④血气分析 PaO_2、$PaCO_2$ 降低。⑤X 线显示肺部片状阴影或楔形阴影。

2. 肺扫描　显示肺血流扫描缺损而通气扫描正常。

3. 肺动脉造影　显示不同大小的肺血管截断或充盈缺损。

4. 其他　明确存在下肢或其他部位的深静脉血栓。

显然，血栓止血检查在此并不重要。虽然，D-二聚体水平是否超过 500 μg/L 可作为肺梗死的排除指标，但毕竟不能用于临床诊断。近来报道，采用免疫学方法检测 F_{1+2}、FPA 和 FPB 皆为高敏感和强特异性的分子标志物。凝血酶—抗凝血酶复合物（TAT）和蛋白 C 活化肽（PCP）检测也被证实具有一定的参考价值。

四、深静脉血栓形成

深静脉血栓形成（DVT）是由于静脉血流淤滞手术后患者制动、长期卧床，静脉壁损伤（感染、化学和免疫伤等），血液呈高凝状态（血液黏度和凝固性增高）等原因导致静脉血流缓慢或停滞而形成血栓和栓塞。病变常累及下肢静脉、髂股静脉和肠系膜上静脉、肝静脉等，尤其好发于损伤或功能不全的静脉瓣部位。

本病的临床表现随血栓所在部位和涉及的范围而异，多为小腿疼痛、肿胀，足踝部水肿，浅表静脉怒张，腓肠肌显著压痛，受累皮肤颜色、温度和感觉改变等。

（一）检验项目

本症患者的全血黏度和血浆黏度增高，纤维蛋白原含量和 vWF:Ag 增高，AT、PC 和 PS 减低，PLG 水平降低而 FDP、D-二聚体水平增高，部分患者血小板功能亢进（β-TG 升高）。但是，较有价值的血栓分子标志物检测（表3-1）。

（二）诊断标准

DVT 与其血栓栓塞性疾病的诊断一样，临床上患者有明显的栓塞部位持续性疼痛，血管造影和血管多普勒超声、MRI 等影像学阳性结果是 DVT 的诊断依据。由于 D-二聚体检测的高敏感性，DVT 诊断时，也用 D-二聚体≤500 μg/L 作为阴性排除指标。

第二节　出血性疾病的检验诊断

出血性疾病是由于遗传性或获得性原因，导致机体止血、血液凝固活性减弱或纤溶系统活性增强，引起自发性或轻微外伤后出血难止的一类疾病。本类疾病的诊断，除病史、家族史和临床表现外，血栓与止血检验具有确诊的重要价值。

一、止血筛选检验的应用

（一）一期止血缺陷筛检试验的应用

一期止血缺陷是指血管壁和血小板异常所引起的止血功能缺陷。若临床出现不同程度的出血时，其筛检试验在临床应用时可分为以下4种情况。

1. 出血时间（BT）和血小板计数（PLT）均正常　除正常人外，多数是由于单纯血管壁通透性和（或）脆性增加所致的血管性紫癜，如过敏性紫癜、遗传性出血性毛细血管扩张症和单纯性紫癜等。

2. BT 延长和 PLT 减少　多数是由于血小板数量减少所引起的血小板减少性紫癜，如原发性和继发性血小板减少性紫癜。

3. BT 延长和 PLT 正常　多数是由于血小板功能异常或某些凝血因子缺乏所引起的出血性疾病，如遗传性、获得性血小板功能异常症或血管性血友病（vWD）、低（无）纤维蛋白原血症。其中 vWD 通常在口服阿司匹林后出现出血时间延长。

4. BT 延长和 PLT 增多　常见于原发性和继发性（反应性）血小板增多症。

（二）二期止血缺陷筛检试验的应用

二期止血缺陷是指血液凝固和纤溶异常所引起的止血功能缺陷。若临床出现不同程度的出血时，其筛检试验在临床应用时可分为以下4种情况。

1. 活化的部分凝血活酶时间（APTT）和凝血酶原时间（PT）均正常　各种血栓止血改变处在代偿阶段，若临床表现出较明显的延迟性出血，则见于遗传性和获得性因子Ⅷ缺乏症。

2. APTT 延长和 PT 正常　多数是由于内源性凝血途径缺陷所引起的出血性疾病，如血友病和获得性因子Ⅷ、Ⅸ缺乏症等。

3. APTT 正常和 PT 延长　多数是由于外源性凝血途径缺陷所致的出血性疾病，如遗传性和获得性因子Ⅶ缺乏症。因子Ⅻ缺乏无临床出血表现，因子Ⅺ缺乏极少临床出血或临床出血轻微。

4. APTT 和 PT 都延长　多数是由于共同途径的凝血缺陷所致的出血性疾病，如遗传性和获得性因子Ⅹ、Ⅴ，凝血酶原和纤维蛋白原缺陷症等所谓的联合因子缺乏。但更多的还是存在血液凝固调节的异常。

二、弥散性血管内凝血

弥散性血管内凝血（DIC）是由于多种病因所引起的血栓止血病理生理改变的中间环节。其特点是体内有血小板聚集，病理性凝血酶生成，纤维蛋白在微血管中沉积，形成广泛性微血栓。在此过程中，消耗了大量血小板和凝血因子，使凝血活性减低。同时，通过内激活途径引发继发性纤溶亢进。因此出现微血栓病性凝血障碍和出血症状。

本症患者常发生于严重感染（败血症、重症肝炎），严重创伤（挤压伤、体外循环），广泛性手术（扩大根治术、大面积灼伤），恶性肿瘤（广泛转移、早幼粒细胞白血病），产科意外（羊水栓塞、胎盘早期剥离），以及其他疾病（溶血性输血反应、呼吸窘迫综合征）等。临床上可分急、慢性和亚急性三种。急性患者表现：①广泛性出血、注射部位和手术创面渗血难止，大片状皮肤瘀斑和血肿，以及广泛性黏膜和内脏出血。②微循环衰竭、休克或血压降低。③微血栓栓塞。④微血管病性溶血性贫血等表现。务必积极抢救，解除病因，才能挽救患者生命。其病理生理过程包括凝血激活的高凝阶段、弥散性血管内凝血的代偿阶段、凝血因子大量消耗的失代偿阶段和继发性纤溶的出血阶段。

（一）检验项目

血小板（PLT）减低，PT 延长和 Fg 含量减低为 DIC 的基本试验；以 FDP 和 D-二聚体的阳性或明显增高为筛选试验，对典型 DIC 可以作出诊断。但这些试验缺乏早期诊断的价值，对早期 DIC 可选用凝血因子和血液凝固调节蛋白的活性测定，以及血栓标志物检测，参见表 3-1。

（二）诊断标准

1998 年，全国血栓与止血学术研讨会提出以下检验指标来诊断 DIC。

1. 主要指标　同时有以下 3 项以上异常：①PLT $< 100 \times 10^9$/L，或进行性下降（肝病、白血病患者 PLT $\leqslant 50 \times 10^9$/L），或有 2 项以上血浆血小板活化产物（β-TG、PF_4、TXB_2 和 P-选择素）升高。②血浆 Fg 含量低于 1.5 g/L，或进行性降低，或超过 4.0/L（白血病、恶性肿瘤患者低于 1.8 g/L，肝病患者低于 1.0 g/L）。③FDP 超过 20 μg/L（肝病超过 60 μg/L），或 D-二聚体升高或阳性。④血浆 PT 缩短或较正常对照延长 3 秒以上，或呈动态变化（肝病 PT 延长超过 5 秒）。⑤PLG 含量和活性降低。⑥AT 含量和活性降低（肝病不适用）。⑦血浆因子Ⅷ：C 低于 50%（肝病必备）。

2. 疑难 DIC 病例应有以下一项以上异常　①因子Ⅷ：C 降低；vWF：Ag 升高；Ⅷ：C/vWF：Ag 降低（低于 1：1）。②F_{1+2} 升高。③PAP 升高。④血或尿 FPA 升高。

3. DIC 前状态的诊断　是指临床上有 DIC 病因的存在，同时有凝血和纤溶反应的异常，但尚未达到上述 DIC 诊断标准。现提出以下讨论标准：①TF 活性阳性。②可溶性纤维蛋白单体复合物（SFMC）阳性或增高。③FPA 增高（超过 2.0 pmol/mL）。④TAT 增高（超过 4.0 mg/L）。⑤$B\beta_{15\sim42}$ 增高（超过 1.0 pmol/mL）。⑥PAP 增高（超过 1.0 mg/L）。⑦D-二聚体增高（超过 2 000 μg/L）。⑧AT 活性减低（低于 60%）。⑨数天内动态观察 PLT 和 Fg 急剧减低，而 FDP 急剧升高。⑩用肝素治疗后上述①～⑨项改善以致恢复正常。符合上述 3 项者可诊断为 DIC 前状态。

DIC 必须与原发性纤溶鉴别，DIC 与原发性纤溶的临床出血表现相似，有时鉴别较难。但是它们的发病机制和治疗原则截然不同，因此常需应用分子标志物检测才能作出鉴别。

三、血友病 A

血友病是一组遗传性出血性疾病，包括血友病 A（凝血因子Ⅷ缺乏症）、血友病 B（凝血因子Ⅸ缺乏症）和凝血因子Ⅺ缺乏症（以往称为血友病丙）。血友病是遗传性内源性凝血活酶生成障碍所致，在遗传性出血性疾病中最为常见，文献报道其患病率约为（5～10）/10^5 人口，其中以血友病 A 最常见，约占 80%～85%，其余主要为血友病 B，凝血因子Ⅺ缺乏症等约占 2%。

血友病 A（HA）是一种 X 染色体连锁隐性遗传性出血性疾病，是由于凝血因子Ⅷ（FⅧ）缺乏和（或）功能异常，导致血浆中 FⅧ促凝活性（FⅧ:C）降低或者缺乏出现凝血功能障碍，临床表现为自发性出血，尤其是关节和肌肉出血。

（一）检验项目

1. 筛选试验　依据血小板计数、BT、PT 和 APTT 试验，可大致对常见出血性疾病进行划分（表 3-2）。血小板计数、BT、PT 正常，APTT 延长，提示血友病可能。

表 3-2　常见出血性疾病的筛选试验结果

可能情况	血小板计数	BT	PT	APTT
血友病和 FⅪ缺乏症	正常	正常	正常	延长
血管性血友病	正常/减低	正常/延长	正常	正常/延长
血小板功能异常	正常	正常/延长	正常	正常

2. 纠正试验　PT 正常，APTT 延长提示内源性凝血系统中 FⅧ、FⅨ、FⅪ和 FⅫ缺乏的可能。由于硫酸钡吸附的正常血浆含有 FⅧ、FⅪ和 FⅫ，正常血清含有 FⅨ、FⅪ和 FⅫ，因此通过分别加入硫酸

钡吸附的正常血浆、正常血清和正常新鲜血浆的 APTT 纠正试验,基本可诊断血友病 A 和血友病 B (表 3-3)。

表 3-3 APTT 纠正试验

APTT 纠正试验	FⅧ缺乏	FIX	FⅪ/Ⅻ缺乏	存在抗凝抑制物
患者血浆 + 正常血浆	纠正	纠正	纠正	不能纠正
患者血浆 + 正常吸附血浆	纠正	不能纠正	纠正	不能纠正
患者血浆 + 正常血清	不能纠正	纠正	纠正	不能纠正

3. 凝血因子水平测定 凝血因子水平测定可确诊并有助于血友病的临床分型。定期监测凝血因子水平有助于判断替代治疗的疗效,这在血友病患者外科手术中尤为重要。如果输入缺乏的凝血因子后其测定水平显著低于预期疗效,可能提示存在凝血因子抑制物。目前,凝血因子水平测定多采用一期法,即用缺乏相应凝血因子的基质血浆测定,以相当于正常标准血浆的百分率或者每毫升血浆凝血因子的量表示,1 mL 正常标准血浆凝血因子的含量为 1 单位(1 U),1 U/mL = 100%。正常人血浆 FⅧ:C 约为 50% ~150%,另外,同时测定 vWF 抗原(vWF:Ag)有助于发现血友病 A 携带者,正常 FⅧ:C/vWF:Ag 比值为 1。

(二)诊断标准

1. 临床表现 ①男性患者,有或无家族史,有家族史患者符合 X 连锁隐性遗传规律。女性纯合子型可发生,但极少见。②关节、肌肉、深部组织出血可呈自发性,一般有活动用力过猛、轻微外伤、小手术包括拔牙史。关节反复出血易引起关节畸形,深部组织反复血肿可引起假肿瘤。

2. 实验室检查 ①APTT 延长,可被正常硫酸钡吸附血浆纠正。②FⅧ:C 水平明显减低。③vWF:Ag 正常,FⅧ:C/vWF:Ag 比值降低。

四、血友病 B

血友病 B(HB),又称遗传性凝血因子Ⅸ缺乏症,遗传方式与血友病 A 相同,是一种 X 连锁隐性遗传病,发病机制为凝血因子Ⅸ缺乏或结构异常。血友病 B 发病率次于血友病 A,占血友病类疾病的 15% ~20%,其出血表现与血友病 A 相似。

(一)检验项目

血友病 B 筛选试验结果与血友病 A 相同,APTT 纠正试验可被正常血清纠正而不被正常吸附血浆纠正可明确凝血因子Ⅸ缺乏,FIX:C 水平测定可确诊,正常人血浆 FIX:C 约为 50% ~150%,FIX:Ag 测定对其进一步分型具有价值。

血友病 B 携带者检测和产前诊断原则与血友病 A 相同,基因诊断使用较为普遍的是 RFLP 法间接基因诊断,直接基因诊断中 DGGE、CCM 和直接测序较为可靠。

(二)诊断标准

临床表现与血友病 A 相似,实验室检查 APTT 延长,可被正常血清纠正,FIX:C 的水平测定具有诊断意义。血友病 B 依靠实验室检查容易与血友病 A 相鉴别,其他出血性疾病如血管性血友病和其他凝血因子缺乏症可根据临床表现、遗传特点以及实验室检查做出鉴别。另外,血友病 B 还需与获得性维生素 K 依赖性凝血因子缺乏相鉴别,肝病、服用香豆素类药物以及长期使用抗生素可引起维生素 K 缺乏,导致多个维生素 K 依赖性凝血因子缺乏而不仅仅是凝血因子Ⅸ缺乏。发生于非血友病 B 的获得性凝血因子Ⅸ抑制物非常罕见。

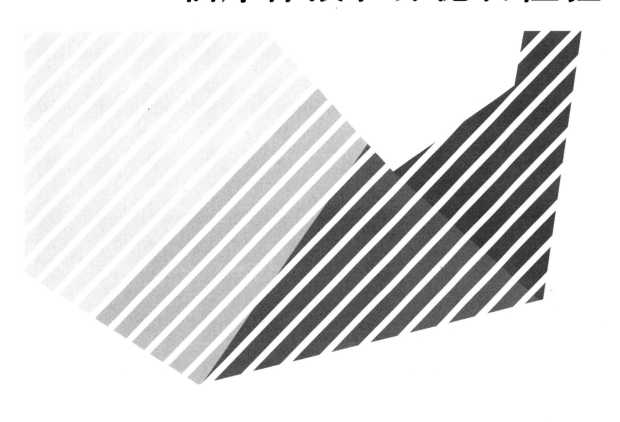

第二篇

临床体液和分泌物检验

第四章

尿液的一般检查

第一节 尿液标本的留取与保存

一、尿液标本留取

根据临床检查要求，应正确留取尿液标本。临床上常见以下几种尿液标本。

1. 晨尿 即清晨起床后的第一次尿标本，为较浓缩和酸化的标本，尿液中血细胞、上皮细胞及管型等有形成分相对集中且保存较好。适用于可疑或已知泌尿系统疾病的动态观察及早期妊娠试验等。但由于晨尿在膀胱内停留时间过长易发生变化，现多建议留取第二次晨尿。

2. 随机尿 即留取任何时间的尿液，适用于门诊、急诊患者。本法留取尿液方便，但易受饮食、运动、用药等影响。

3. 餐后2小时尿 通常于午餐后2小时收集患者尿液，此标本对病理性糖尿和蛋白尿的检出更为敏感，因餐后增加了负载，使已降低阈值的肾不能承受。此外由于餐后肝分泌旺盛，促进尿胆原的肠肝循环，餐后机体出现的碱潮状态也有利于尿胆原的排出。因此，餐后2小时尿适用于尿糖、尿蛋白、尿胆原等检查。

4. 定时尿 计时开始时，嘱患者排空膀胱，收集以后一定时间的尿液。常用的有3小时尿，12小时尿和24小时尿。分别用于尿细胞排泄率、尿沉渣定量和尿化学成分定量测定。气温高时，需加防腐剂。

5. 其他 包括中段尿、导尿、耻骨上膀胱穿刺尿等。后两种方法尽量不用，以免发生继发性感染。尿标本收集的类型、分析项目、应用理由及注意事项见表4-1。

表4-1 尿标本收集的类型、应用理由及注意事项

标本类型	应用理由及注意事项
晨尿	有形成分保存好，易于检出，但在膀胱停留时间长，硝酸盐及葡萄糖易分解
随机尿	方便患者，但受饮食、运动、药物等多种因素影响
12小时尿	沉淀物中有形成分计数
24小时尿	可克服因不同时间排出量不同的影响
餐后2小时尿	有助于不典型糖尿病的疗效观察
清洁中段尿	要求无菌，需冲洗外阴后留取标本，以避免外生殖器被细菌污染

二、尿液标本保存

尿液排出体外后会发生物理和化学变化，其中尿胆原、胆红素等物质见光后易氧化变质；细胞在高渗、低渗的环境中易变形破坏；尿中细菌的繁殖消耗葡萄糖易造成假阴性；非致病菌还原硝酸盐使亚硝酸盐定性假阳性，并分解尿素产生氨，导致 pH 升高，还会破坏细胞、管型及其他有形成分。标本长期存放还会使酮体、挥发性酸在尿中含量降低，菌体蛋白还会干扰蛋白质检验。因此，标本留取后应立即

检查，若不能检查应妥善保存。

（一）4 ℃冷藏或冰冻

1. 4 ℃冷藏　4 ℃冷藏可防止一般细菌生长，维持较恒定的弱酸性及某些成分的生物活性。但有些标本冷藏后，由于磷酸盐与尿酸盐的析出与沉淀，妨碍对有形成分的观察。4 ℃冷藏不超过 6 小时。

2. 冰冻　冰冻可较好地保存尿中的酶类、激素等，需先将新鲜标本离心除去有形成分，保存上清液。

（二）化学防腐

大多数防腐剂的作用是抑制细菌生长、维持酸性并保持某些成分的生物活性。常用的化学防腐剂有以下几种。

1. 甲醛（福尔马林 400 g/L）　每升尿中加入 5 mL 甲醛，用于尿液管型、细胞防腐。注意甲醛过量时可与尿素产生沉淀物，干扰显微镜检查。

2. 甲苯　是一种有机溶剂，能在尿液标本表面形成一薄层，阻止标本与空气接触，起到防腐作用。每升尿中加入 5 mL 甲苯，用于尿糖、尿蛋白等定量检查。

3. 麝香草酚　每升尿中加入少量（小于 1 g）麝香草酚既能抑制细菌生长，又能较好地保存尿中有形成分，可用于化学成分检查及防腐，但过量可使尿蛋白定性试验（加热乙酸法）出现假阳性，还会干扰尿胆色素的检查。

4. 浓盐酸　一些物质在酸性环境中较稳定，加酸降低 pH 是最好的保存办法。每升尿液中加入 10 mL 浓盐酸用于尿 17-酮、17-羟类固醇、儿茶酚胺等定量测定。

5. 碳酸钠　是卟啉类化合物的特殊保护剂，用量为 10 g/L 尿液。将标本储存于棕色瓶中。

三、尿液检查的注意点

为保证尿液检查结果的准确性，必须正确留取标本，在收集和处理标本时应注意以下几点。

（1）收集容器要求清洁、干燥、一次性使用。容器有较大开口便于收集。

（2）避免污染，如阴道分泌物、月经血、粪便等污染。

（3）无干扰化学物质（如表面活性剂、消毒剂）混入。

（4）有明显标记，如被检者姓名、病历号、收集日期等，必须粘贴在容器上。

（5）能收集足够尿液量，最好超过 50 mL，至少 12 mL，如收集定时尿，容器应足够大，并加盖，必要时加防腐剂。

（6）如需细菌培养应在无菌条件下，用无菌容器收集中段尿液。尿标本收集后应及时送检及检测，以免发生细菌繁殖、蛋白质变性、细胞溶解等。尿标本应避免强光照射，以免尿胆原等物质因光照分解或氧化而减少。

（7）尿液中可能含细菌、病毒等感染物，因此必须加入过氧乙酸或漂白粉消毒处理后排入下水道。

（8）所用容器及试管须经 75% 乙醇液浸泡或 30～50 g/L 漂白粉液处理，也可以用 10 g/L 次氯酸钠液浸泡 2 小时或用 5 g/L 过氧乙酸浸泡 30～60 分钟，再用清水冲洗干净。

第二节　尿液的理学检查

尿液理学检查包括气味、尿量、外观（颜色、清晰度）、尿比重、尿液渗透浓度等项目。

一、气味

正常尿液略带酸味，是由尿液中的酯类和挥发酸共同产生的。尿液气味也可受到食物和某些药物的影响，如进食葱、蒜、韭菜、咖喱，过多饮酒，以及服用某些药物后尿液可出现各自相应的特殊气味。

（1）尿液搁置过久，细菌污染及繁殖，尿素分解，可出现氨臭味。若新鲜的尿液带有刺鼻的氨味，提示有慢性膀胱炎或尿潴留。

（2）糖尿酮症酸中毒时，尿中可闻到类似烂苹果的气味。

（3）苯丙酮尿患者的尿液中有特殊的"老鼠尿"样臭味。

二、尿量

尿量主要取决于肾小球滤过率、肾小管的重吸收和浓缩与稀释功能。此外，尿量变化还与外界因素如每日饮水量、食物种类、周围环境（气温、湿度）、排汗量、年龄、精神因素、活动量等相关。一般健康成人尿量为 1~2 L/24 h；昼夜尿量之比为（2~4）∶1；儿童的尿量个体差异较大，按体质量计算较成人多 3~4 倍。

1. 多尿　24 小时尿量大于 2.5 L 称为多尿。在正常情况下多尿见于饮水过多或多饮浓茶、咖啡、精神紧张、失眠等情况，也可见于使用利尿剂或静脉输液过多时。

病理性多尿常因肾小管重吸收障碍和浓缩功能减退，可见于如下疾病。①内分泌病：如尿崩症、糖尿病等。②肾性疾病：如慢性肾炎、肾功能不全、慢性肾盂肾炎、多囊肾、肾髓质纤维化或萎缩。③精神因素：如癔症大量饮水后。④药物：如噻嗪类、甘露醇、山梨醇等药物治疗后。

2. 少尿　24 小时尿量少于 0.4 L 或每小时尿量持续少于 17 mL 称为少尿。生理性少尿见于机体缺水或出汗过多时，在尚未出现脱水的临床症状和体征之前可首先出现尿量减少。病理性少尿可见于以下情况。①肾前性少尿：各种原因引起的脱水，如严重腹泻、呕吐、大面积烧伤引起的血液浓缩，大量失血、休克、心功能不全等导致的血压下降、肾血流量减少，重症肝病、低蛋白血症引起的全身水肿、有效血容量减低。②肾性少尿：如急性肾小球肾炎时，滤过膜受损，肾内小动脉收缩，毛细血管腔变窄、阻塞、滤过率降低引起少尿。③肾后性少尿：如单侧或双侧上尿路梗阻性疾病，尿液积聚在肾盂不能排出，可见于尿路结石、损伤、肿瘤及尿路先天畸形和机械性下尿路梗阻致膀胱功能障碍、前列腺肥大症等。

3. 无尿　24 小时尿量小于 100 mL 或在 12 小时内完全无尿者称为无尿；进一步排不出尿液，称为尿闭，发生原因与少尿相同。

三、外观

尿液外观包括颜色和透明度。尿的颜色可随机体生理和病理的代谢情况而变化。正常新鲜的尿液呈淡黄至深黄色、透明。影响尿液颜色的主要物质为尿色素、尿胆原、尿胆素和卟啉等。此外尿色还受酸碱度，摄入食物或药物的影响。

尿透明度也可以用浑浊度表示，分为清晰、雾状、云雾状浑浊、明显浑浊几个等级。浑浊的程度根据尿中混悬物质的种类及量而定。正常尿浑浊的主要原因是含有结晶（pH 改变或温度改变后形成或析出）。病理性浑浊可因尿中含有白细胞、红细胞及细菌等导致，尿中含有蛋白可随 pH 变化析出产生浑浊。淋巴管破裂产生的乳糜尿也可引起浑浊。常见的尿外观改变有以下几种。

1. 血尿　尿内含有一定量的红细胞时称为血尿。由于出血量的不同可呈淡红色云雾状、洗肉水样或鲜血样，甚至混有凝血块。每升尿内含血量超过 1 mL 即可出现淡红色，即为肉眼血尿。凡每高倍镜视野见 3 个以上红细胞时可确定为镜下血尿。血尿多见于以下情况。①泌尿生殖系统疾病：如肾结核、肾肿瘤、肾或泌尿系类结石及外伤、肿瘤。②血液病：如血友病、过敏性紫癜及血小板减少性紫癜。③其他：如系统性红斑狼疮、流行性出血热，某些健康人运动后可出现一过性血尿。

2. 血红蛋白尿　当发生血管内溶血时，血红蛋白超过珠蛋白的结合能力，游离的血红蛋白就从肾小球滤出，形成不同程度的血红蛋白尿。在酸性尿中血红蛋白可氧化成为正铁血红蛋白而呈棕色，如含量多则呈棕黑色酱油样。血红蛋白尿与血尿不同，离心沉淀后前者上清液仍为红色，隐血试验强阳性，镜检时不见红细胞或偶见溶解红细胞的碎屑；后者离心后上清液透明，隐血试验阴性，镜检时可见完整红细胞。血红蛋白尿还需与卟啉尿鉴别，后者见于卟啉症患者，尿液呈红葡萄酒色。此外碱性尿液中如存在酚红、番泻叶、芦荟等物质，酸性尿液中如存在氨基比林、磺胺等药物均可有不同程度的红色。

3. 胆红素尿　尿中含有大量的结合胆红素可致尿液外观呈深黄色，振荡后泡沫也呈黄色。若在空气中久置可因胆红素被氧化为胆绿素而使尿液外观呈棕绿色。胆红素尿见于阻塞性黄疸和肝细胞性黄疸。服用核黄素、呋喃唑酮后尿液也可呈黄色，但胆红素定性试验阴性。服用较大剂量的熊胆粉、牛磺类药物时尿液颜色也可呈黄色。

4. 乳糜尿　因淋巴循环受阻，从肠道吸收的乳糜液未能经淋巴管引流入血而逆流进入肾，使肾盂、输尿管处的淋巴管破裂，淋巴液进入尿液中致尿液外观呈不同程度的乳白色，有时含有多少不等的血液。乳糜尿多见于丝虫病，少数可由结核、肿瘤、腹部创伤或者手术引起。乳糜尿液离心沉淀后外观不变，沉渣中可见少量红细胞和淋巴细胞，丝虫病沉渣中可查出微丝蚴。乳糜尿需与脓尿或结晶尿等浑浊尿相鉴别，后二者经离心后上清液转为澄清，镜检可见多数的白细胞或盐类结晶，结晶尿加热加酸后浑浊消失。确定乳糜尿还可于尿中加少量乙醚震荡提取，因尿中脂性成分溶于乙醚使水层浑浊，浑浊程度比原尿减轻。

5. 脓尿　尿液中含大量白细胞可使外观呈现不同程度的黄白色浑浊或含脓丝状悬浮物，见于泌尿系统感染及前列腺炎、精囊炎。脓尿蛋白定性试验常为阳性，镜检可见大量脓细胞。

6. 盐类结晶尿　排出的新鲜尿外观呈白色或淡粉红色颗粒状浑浊，尤其在气温低时常很快析出沉淀物。这类浑浊尿可通过加热、加酸鉴别，尿酸盐加热后浑浊消失，磷酸盐、碳酸盐则浑浊加重，但加乙酸后二者均变清，碳酸盐尿同时产生气泡。

四、尿比重

尿比重（SG）是指在 4 ℃时尿液与同体积纯水重量之比。因尿中含有 3% ~5% 的固体物质，故尿比重常大于纯水。尿比重高低随尿中水分、盐类及有机物含量而异。在病理情况下还受蛋白质、糖及细胞成分等影响，如无水代谢失调，尿比重测定可粗略反映肾小管的浓缩稀释功能。

（一）方法学评价

1. 尿比重法　即浮标法，此法最普及，但标本用量多，实验影响因素多，准确性差。因而 NCCLS 建议不再使用比重法。

2. 折射仪法　用折射仪测定，目前已广泛应用，所用的尿量少，但受温度影响，在测定蛋白尿和糖尿病患者尿液时必须校正。折射仪法可用去离子水和已知浓度溶液，如 0.513 mol/L（30 g/L）氯化钠溶液、0.85 mol/L 氯化钠溶液、0.263 mol/L 蔗糖溶液进行校准。

3. 试带法　简单、快速，近年来已用尿液全自动分析仪测定，但测定范围较窄，实验影响因素多，精密度差。仅适用于测定健康人群的普查，不适用于测定过高或过低比重的尿液。

（二）参考值

晨尿或通常饮食条件下为 1.015 ~1.025；随机尿为 1.003 ~1.030；婴幼儿尿比重偏低。

（三）临床意义

1. 高比重尿　可见于高热、脱水、心功能不全、周围循环衰竭等尿少时，也可见于尿中含葡萄糖和碘造影剂时。

2. 低比重尿　尿比重降低对临床诊断更有价值。尿比重近 1.010（与肾小球滤液比重接近）的尿称为等渗尿，主要见于慢性肾小球肾炎、肾盂肾炎等导致远端肾单位浓缩功能严重障碍的疾病。

五、尿渗量

尿渗量指尿中具有渗透活性的全部溶质微粒的总数量，与颗粒大小及所带电荷无关，反映溶质和水的相对排出速度。蛋白质和葡萄糖等大分子物质对其影响较小，是评价肾脏浓缩功能的指标。

（一）检测原理

溶液中有效粒子数量可以采用该溶液的冰点下降（液态到固态）或沸点上升的温度（ΔT）来表示。检测方法有冰点减低法（常用浓度计法，又名晶体渗透浓度计法）、蒸汽压减低法和沸点增高法。冰点指溶液呈固相和液相处于平衡状态时的温度。1 个尿渗量浓度可使 1 kg 水的冰点下降 1.858 ℃，因此摩尔渗透量：

$$Osm/（kg·H_2O）=观察取得冰点下降度数/1.858$$

（二）方法学评价

尿比重和尿渗量都能反映尿中溶质的含量。尿比重测定比尿渗量测定操作简便且成本低，但测定结果易受溶质性质的影响，如葡萄糖、蛋白质等大分子物质及细胞等增多，尿比重也增高。尿渗量主要与溶质的颗粒数量有关，受葡萄糖、蛋白质等大分子物质的影响较小。在评价肾脏浓缩和稀释功能方面，尿渗量较尿比重优越。冰点渗透压计测定的准确性高，不受温度影响。

（三）质量保证

包括仪器的标化、标本的正确处理和操作条件的控制。

（四）参考值

尿渗量：$600 \sim 1\ 000$ mOsm/（kg·H_2O·24 小时尿）相当于 SG 1.015 ~ 1.025，最大范围40 ~ 1 400 mOsm/（kg·H_2O·24 小时尿）。尿渗量与血浆渗量之比为（3.0 ~ 4.7）：1。

（五）临床意义

1. 评价肾脏浓缩及稀释功能　健康人禁水 12 小时后，尿渗量与血浆渗量之比应大于 3，尿渗量大于 800 mOsm/（kg·H_2O）。若低于此值，说明肾脏浓缩功能不全。等渗尿和低渗尿可见于慢性肾小球肾炎、慢性肾盂肾炎、多囊肾、阻塞性肾病等慢性间质性病变。

2. 鉴别肾性少尿和肾前性少尿　肾小管坏死致肾性少尿时，尿渗量降低，常小于 350 mOsm/（kg·H_2O）。肾前性少尿时肾小管浓缩功能仍好，故尿渗量较高，常大于 450 mOsm/（kg·H_2O）。

六、尿液浓缩及稀释试验

正常情况下远端肾小管升支上皮细胞能选择性吸收原尿中的 Na^+ 和 Cl^-，而不吸收水，使得尿中电解质浓度逐渐降低，这就是肾小管的稀释功能。集合管上皮细胞仅选择性地允许水和尿素通过，造成集合管内与近髓肾间质之间的渗透压力差，促进集合管对水的重吸收，此即肾小管的浓缩功能。浓缩试验是检查患者禁水时，肾小管是否能加大对水的重吸收而排出浓缩尿液；稀释试验是观察患者 30 分钟内饮水 1 500 mL 时，肾脏能否通过尿液稀释而排出多余的水分。通过测定尿比重的变化反映远端肾小管对水和溶质再吸收的能力，判断肾脏浓缩及稀释功能。

（一）测定方法及评价

本检查无须特殊仪器，临床医生可进行病床边检查。

1. 费氏（Fishberg）浓缩稀释试验　分为浓缩试验与稀释试验。浓缩试验又称禁水试验，可反映早期肾损害情况，但结果受吸烟及精神因素影响，心力衰竭伴水肿患者的结果不可靠。实验时不但要求患者禁水，且须同时控制药物及饮食。做稀释试验患者须在 30 分钟内饮水 1 500 mL，对肾功能评价不敏感。两者都不适合于尿毒症患者，故临床上基本不用。

2. 昼夜尿比重试验（又称莫氏浓缩稀释试验）　测定时患者正常饮食，每餐饮水量不超过600 mL。上午 8：00 排空膀胱，于 10：00、12：00、14：00、16：00、18：00 及 20：00 各收集一次尿液，此后至次晨 8：00 的夜尿收集在一个容器内，分别测定 7 份标本的尿量和尿比重。本法简便、安全可靠，易被患者接受，临床上应用较多。

3. 3 小时尿比重试验（又称改良莫氏试验）　即在保持日常饮食和活动情况下，上午8：00排空膀胱后每 3 小时收集一次尿液，至次晨 8：00 共 8 份尿标本，准确测定每次尿量和尿比重。

以上方法都受尿中蛋白质、葡萄糖的影响，只能粗略地估计肾功能受损程度，且水肿患者因钠、水潴留，影响试验结果，不宜做该试验。因此在条件允许的实验室，最好测定尿渗量，或进行尿酶、$β_2$-微球蛋白等测定，以早期发现肾小管功能损害。

（二）参考区间

（1）昼夜尿比重试验：24 小时尿量为 1 000 ~ 2 000 mL，昼夜尿量之比为（3 : 1）~（4 : 1），12 小时夜尿量少于 750 mL；尿液最高比重应大于 1.020；最高比重与最低比重之差大于 0.009。

（2）3 小时尿比重试验：白天的尿量占 24 小时尿量的 2/3 ~ 3/4，其中必有一次尿比重大于 1.025，一次小于 1.003。

（三）质量控制

（1）最好采用折射仪法测定尿比重。

（2）每次留尿必须排空，准确测量尿量及比重并记录。

（3）夏季夜间留尿需注意防腐，解释实验结果时还应考虑气温的影响。

（4）水肿患者因钠、水潴留，影响试验结果，不宜做该试验。

（四）临床意义

肾脏浓缩功能降低见于以下疾病。

1. 肾小管功能受损早期　如慢性肾炎晚期、慢性肾盂肾炎、高血压、糖尿病、肾动脉硬化晚期，常表现为多尿、夜尿增多、低比重尿。当进入尿毒症期时，尿比重恒定在 1.010 左右，称为等渗尿。

2. 肾外疾病　如尿崩症、妊娠高血压、严重肝病及低蛋白水肿等。

第三节　尿液化学成分的检查

一、酸碱度

尿液酸碱度简称为尿酸度，分为可滴定酸度和真酸度。前者可用酸碱滴定法进行滴定，相当于尿液酸度总量；后者指尿中所有能解离的氢离子浓度，通常用氢离子浓度的负对数表示。

1. 试带法　采用双指示剂法。模块中含溴麝香草酚蓝（pH 6.0 ~ 7.6）和甲基红（pH 4.6 ~ 6.2），变色范围为黄色（pH 5.0）、绿色（pH 7.0）、蓝色（pH 9.0），多由仪器判读，也可由肉眼目测与标准色板比较判断。

2. pH 试纸法　pH 广泛试纸是浸渍有多种指示剂混合液的试纸条，色泽范围为棕红色至深黑色，肉眼观察与标准色板比较，可判断尿液 pH 近似值。

3. 指示剂法　酸碱指示剂原理。常用 0.4 g/L 溴麝香草酚蓝溶液为指示剂。当指示剂滴于尿液后，显黄色为酸性尿，显蓝色为碱性尿，显绿色为中性尿。

4. 滴定法　酸碱中和反应原理。通常用 0.1 mol/L 标准氢氧化钠溶液将定量尿液滴定至 pH 7.4，由氢氧化钠消耗量求得尿可滴定酸度。

5. pH 计法　又称电极法，银—氯化银指示电极通过盐桥与对 pH 灵敏的玻璃膜和参比电极（甘汞电极，$Hg-Hg_2Cl_2$）相连。当指示电极浸入尿液后，H^+ 通过玻璃膜，指示电极和参比电极之间产生电位差，经电压计测得后转为 pH 读数。

（一）方法学评价（表4-2）

表 4-2　尿酸度测定方法学评价

方法	评价
试带法	配套应用于尿液分析仪，是目前满足临床对尿 pH 检查需要且应用最广泛的一种筛检方法
pH 试纸法	操作简便，采用 pH 精密试纸可提高检测的灵敏度，但试纸易吸潮失效
指示剂法	溴麝香草酚蓝变色范围为 pH 6.0 ~ 7.6，当尿 pH 偏离此范围时，检测结果不准确；黄疸尿、血尿将直接影响结果判读
滴定法	可测定尿酸度总量。临床上用于尿酸度动态监测，但操作复杂，故少用
pH 计法	结果精确可靠，需特殊仪器，操作烦琐，故少用。可用于肾小管性酸中毒定位诊断、分型、鉴别诊断时尿 pH 精确测定

（二）质量保证

1. 检测前应确保标本新鲜、容器未被污染　陈旧标本可因尿中 CO_2 挥发或细菌生长使 pH 增高；细菌和酵母菌可使尿葡萄糖降解为乙酸和乙醇，pH 降低。

2. 检测中

（1）试纸法或试带法：应充分考虑试带检测的范围能否满足临床对病理性尿液 pH 变化范围的需要；应定期用弱酸和弱碱检查试带灵敏度；应确保试纸或试带未被酸碱污染，未吸潮变质，并在有效期内使用。

（2）指示剂法：因一般指示剂不易溶于水，故在配制指示剂溶液时，应先用少许碱液（如 NaOH 稀溶液）助溶，再加蒸馏水稀释到适当浓度，以满足指示剂颜色变化范围，防止指示剂解离质点状态与未解离质点状态呈现的颜色不相同。

（3）pH 计法：应经常校准 pH 计，确保处于正常状态。本法对测定温度有严格要求，当温度升高时 pH 下降，故首先应调整仪器测定所需的标本温度。新型 pH 计可自动对温度进行补偿。

3. 检测后　生理条件下，多见尿液为弱酸性或弱碱性。尿液 pH > 8.0 可见于：①标本防腐或保存不当，细菌大量繁殖并分解尿素产生氨。②患者服用大量碱性制剂。

建立完善的尿液检测报告审核制度，通过申请单获取临床信息，通过电话、实验室信息系统（LIS）、走访病房等形式与临床沟通，探讨异常结果可能的影响因素，对达到尿 pH 检测实用的临床价值很有必要。

（三）参考值

正常饮食条件下：①晨尿，多偏弱酸性，pH 5.5 ~ 6.5，平均 pH 6.0。②随机尿，pH 4.6 ~ 8.0。尿可滴定酸度：20 ~ 40 mmol/24 h。

（四）临床意义

尿酸碱度检测主要用于了解机体酸碱平衡和电解质平衡情况，是临床上诊断呼吸性或代谢性酸/碱中毒的重要指标。同时，可经了解尿 pH 的变化调节结石患者的饮食摄入，通过酸碱制剂的干预帮助机体解毒或排泄药物。

1. 生理性变化　尿液 pH 受食物摄取、机体进餐后碱潮状态、生理活动和药物的影响。进餐后，因胃黏膜分泌盐酸以助消化、通过神经体液调节使肾小管的泌 H^+ 作用减低和 Cl^- 重吸收作用增高，尿 pH 呈一过性增高，即为碱潮。

2. 病理变化　病理状态下尿液 pH 变化见表 4-3。

表 4-3　影响尿液 pH 的病理因素

病理因素	尿酸性	尿碱性
肾功能	肾小球滤过增加而肾小管保碱能力正常	肾小球滤过功能正常而肾小管保碱能力丧失
疾病	①酸中毒、发热、慢性肾小球肾炎。②代谢性疾病：如糖尿病、痛风、低钾血症性碱中毒（肾小管分泌 H^+ 增强，尿酸度增高）。③其他：如白血病、呼吸性酸中毒（因 CO_2 潴留）。④尿酸盐或胱氨酸尿结石	①碱中毒：如呼吸性碱中毒，丢失 CO_2 过多。②严重呕吐（胃酸丢失过多）。③尿路感染：如膀胱炎、肾盂肾炎、变形杆菌性尿路感染（细菌分解尿素产生氨）。④肾小管性酸中毒：肾小球虽滤过正常，但远曲小管形成氨和 H^+ 的交换功能受损，肾小管泌 H^+、排 H^+ 及 H^+-Na^+ 交换能力降低，机体明显酸中毒，尿 pH 呈相对偏碱性。⑤草酸盐或磷酸盐或碳酸盐尿路结石

3. 药物干预　①用氯化铵酸化尿液，可促进碱性药物从尿排泄，对使用四环素类、呋喃妥因治疗泌尿系统感染非常有利。②用碳酸氢钠碱化尿液，可促进酸性药物从尿排泄，常用于氨基糖苷类、头孢菌素类、大环内酯类、氯霉素等抗生素治疗泌尿系统感染。③发生溶血反应时，口服 $NaHCO_3$ 碱化尿液，可促进溶解及排泄血红蛋白。

二、尿蛋白质定性检查

尿蛋白为尿液化学成分检查中最重要的项目之一。正常人的肾小球滤液中存在小分子量的蛋白质，在肾小管中绝大部分又被重吸收，因此终尿中的蛋白质含量很少，仅为 30～130 mg/24 h。随机一次检查尿中蛋白质为 0.80 mg/L，尿蛋白定性试验呈阳性。当尿液中蛋白质超过 150 mg/24 h 或尿中蛋白质浓度大于 100 mg/L 时，常规化学定性试验呈阳性，称为蛋白尿。正常时分子量在 7 万以上的蛋白质不能通过肾小球滤过膜，分子量在 1 万～3 万的低分子蛋白质虽大多可通过滤过膜，但又被近曲小管重吸收。肾小管细胞分泌的蛋白如 T-H 蛋白（Tamm-Horsfall 蛋白）及下尿路分泌的黏液蛋白可进入尿中。尿蛋白 2/3 来自血浆蛋白，其中清蛋白（也称白蛋白）约占 40%，其余为小分子量的酶（溶菌酶等）、肽类、激素类，如将正常人尿液浓缩后再经免疫电泳，可按蛋白质的分子量大小分成以下 3 组。①高分子量蛋白质：分子量大于 9 万，含量极微，包括由肾髓袢升支及远曲小管上皮细胞分泌的 T-H 蛋白及分泌型 IgA 等。②中分子量蛋白质：分子量 4 万～9 万，是以清蛋白为主的血浆蛋白，可占尿蛋白总数的 1/2～2/3。③低分子量蛋白质：分子量小于 4 万，绝大多数已在肾小管重吸收，因此尿中含量极少，如免疫球蛋白 Fc 片段，游离轻链，α_1-微球蛋白，β_2-微球蛋白等。

（一）加热乙酸法

1. 原理　加热可使蛋白质变性凝固，加酸可使蛋白质接近等电点，促使蛋白质沉淀。此外，加酸还可以溶解碱性盐类结晶。

2. 试剂　5%（V/V）冰乙酸溶液：取冰乙酸 5 mL，加蒸馏水至 100 mL。

3. 器材　酒精灯，13 mm×100 mm 试管，试管夹，滴管。

4. 操作

（1）取尿：取试管 1 支，加清澈尿液至试管的 2/3 处。

（2）加热：用试管夹夹持试管下端，斜置试管使尿液的上 1/3 于酒精灯火焰上加热，沸腾即止。

（3）加酸：滴加 5% 冰乙酸 2～3 滴。

（4）加热：再继续加热至沸腾。

（5）观察：立即观察结果。

（6）判断：见表 4-4。

表 4-4　加热乙酸法尿蛋白定性试验结果判断

反应现象	报告方式
清晰透明无改变	－
黑色背影下呈轻微浑浊	±
白色浑浊无颗粒	＋
浑浊，有明显颗粒状物	＋＋
有絮状物	＋＋＋
立即出现凝块和大量絮状物	＋＋＋＋

（7）注意：①坚持加热—加酸—再加热。②加入醋酸要适量。③加热部位要控制。④观察结果要仔细。

（二）磺基水杨酸法

1. 原理　在酸性条件下，磺基水杨酸的磺酸根阴离子与蛋白质氨基酸阳离子结合，形成不溶性蛋白质盐沉淀。

2. 试剂　200 g/L 磺基水杨酸溶液：将磺基水杨酸 200 g 溶于 1 L 蒸馏水中。

3. 器材　小试管，滴管。

4. 操作　试管法。

（1）取尿：试管 2 支，各加入清澈尿液 1 mL（约 20 滴）。

（2）加液：于 1 支试管内加入磺基水杨酸 2 滴，轻轻混匀；另 1 支试管不加试剂作空白对照。

（3）混匀。

（4）观察：1 分钟内在黑色背景下观察结果。

（5）判断：见表 4-5。

表 4-5　磺基水杨酸法尿蛋白定性实验结果判断

反应现象	报告方式
清晰透明无改变	−
仅在黑色背景下，可见轻度浑浊	极微量
不需黑色背景，可见轻微浑浊	±
明显白色浑浊，但无颗粒出现	+
明显浑浊并出现颗粒	+ +
更明显浑浊，并有絮状沉淀	+ + +
严重浑浊，并有大凝块	+ + + +

5. 注意

（1）本法敏感，能检出极微量蛋白质，无临床意义。

（2）判断结果应严格控制在 1 分钟内，否则随时间延长可导致反应强度升级。

（3）浑浊尿应离心后取上清液做试验，强碱性尿应使用稀乙酸酸化尿液至 pH 5.0 后再做试验。

（4）假阳性：见于受检者使用有机碘造影剂、大剂量青霉素等。尿中含尿酸或尿酸盐过多时，也可导致假阳性，但加热后消失。

（三）干化学试带法

1. 原理　根据指示剂蛋白误差原理，即在 pH 3.2 时指示剂溴酚蓝产生阴离子，与带阳离子的蛋白质如清蛋白结合，发生颜色反应，蛋白质浓度越高变色程度越大。

2. 试剂　试带条。

3. 器材　尿分析仪或目测。

4. 操作　按说明书要求进行，一般要求将试带浸于尿液中，1~2 秒后取出，15 秒后与标准比色板比较，观察结果，也可在尿分析仪上比色，仪器自动打印出结果。

（四）方法学评价

尿蛋白定性为过筛性试验，目前常用加热乙酸法、磺基水杨酸法和干化学试带法。

1. 加热乙酸法　为古老传统的经典方法，加热煮沸尿液使蛋白变性、凝固，然后加酸使尿 pH 接近蛋白质等电点（pH 4.7），有利于已变性蛋白下沉，同时可消除尿中某些磷酸盐因加热析出所致的浑浊。本法能使所有蛋白质发生沉淀反应，结果准确，灵敏度为 0.15 g/L，影响因素少，但如加酸过少、过多，致尿 pH 远离蛋白质等电点，也可使阳性程度减弱。如尿中盐浓度过低，也可致假阴性。因操作烦琐，不适于筛检。

2. 磺基水杨酸法　在略低于蛋白质等电点的 pH 条件下，蛋白质带有正电荷的氨基与带负电荷的磺基水杨酸根相结合，形成不溶性蛋白质盐而沉淀。该法操作简便敏感，清蛋白、球蛋白、本周蛋白均可发生反应。但在用某些药物如青霉素钾盐及有机碘造影剂（胆影葡胺、泛影葡胺、碘酸），或在高浓度尿酸、草酸盐、黏蛋白等作用下均可呈假阳性反应，加热煮沸后沉淀可消失，有别于尿蛋白。现常被用作尿蛋白定性试验过筛方法，本法检测蛋白尿的敏感度为 0.05~0.1 g/L。

3. 干化学试带法　本法是利用指示剂的蛋白质误差原理（指示剂离子因与清蛋白携带电荷相反而结合，使反应显示的 pH 颜色变为较高 pH 颜色，这种 pH 颜色改变的幅度与清蛋白含量成正比）而建立的。该法有简便、快速等优点，适用于人群普查，还可以同时用肉眼观察和尿液分析仪检测，以减少误差。不同厂家、不同批号的试带显色有差异。缺点是指示剂只与清蛋白反应，与球蛋白反应很弱。

（五）参考值

定性试验：阴性。

（六）临床意义

1. 生理性蛋白尿　生理性蛋白尿或无症状性蛋白尿是指由于各种内外环境因素对机体的影响导致尿蛋白含量增多，可分为功能性蛋白尿及体位性（直立性）蛋白尿。

（1）功能性蛋白尿：指剧烈运动、发热、低温刺激、精神紧张、交感神经兴奋等引起的暂时性、轻度蛋白尿。其形成机制可能是上述原因造成肾血管痉挛或充血使肾小球毛细血管壁的通透性增加。当诱发因素消失时，尿蛋白也迅速消失。功能性蛋白尿定性一般不超过（+），定量 <0.5 g/24 h，多见于青少年。

（2）体位性蛋白尿：指由于直立体位或腰部前突时引起的蛋白尿，又称直立性蛋白尿。其特点为卧床时尿蛋白定性为阴性，起床活动若干时间后即可出现蛋白尿，尿蛋白定性可达（++），甚至（+++），平卧后又转成阴性，常见于青少年，可随年龄增长而消失。此种蛋白尿生成机制可能与直立时前突的脊柱压迫肾静脉，或直立位时肾的位置向下移动，使肾静脉扭曲致肾脏处于瘀血状态，淋巴、血流受阻有关。

（3）摄食性蛋白尿：摄入蛋白质过多，也会出现暂时性蛋白尿。

2. 病理性蛋白尿　病理性蛋白尿根据其发生机制可分为以下 6 类。

（1）肾小球性蛋白尿：因受到炎症、毒素等损害，肾小球毛细血管壁通透性增加，滤出较多的血浆蛋白，超过肾小管重吸收能力所形成的蛋白尿，称为肾小球性蛋白尿。形成蛋白尿的机制除肾小球滤过膜的物理性空间构型改变导致"孔径"增大外，还与肾小球滤过膜的各层，特别是唾液酸减少或消失致静电屏障作用减弱有关。蛋白电泳检出的蛋白质中清蛋白占 70%～80%，β_2 微球蛋白可轻度增多。此型蛋白尿中尿蛋白含量常大于 2 g/24 h，主要见于肾小球疾病如急性肾小球肾炎，某些继发性肾脏病变如糖尿病性肾病，免疫复合物病如红斑狼疮性肾病等。

（2）肾小管性蛋白尿：由于炎症或中毒引起的近曲小管对低分子量蛋白质的重吸收功能减退，出现以低分子量蛋白质为主的蛋白尿，称为肾小管性蛋白尿。通过尿蛋白电泳及免疫化学方法检查，发现尿中以 β_2 微球蛋白、溶菌酶等增多为主，清蛋白正常或轻度增多。单纯性肾小管性蛋白尿，尿蛋白含量较低，一般低于 1 g/24 h。此型蛋白尿常见于肾盂肾炎、间质性肾炎、肾小管性酸中毒、重金属中毒及肾移植术后等。尿中 β_2 微球蛋白与清蛋白的比值，有助于区别肾小球与肾小管性蛋白尿。

（3）混合性蛋白尿：肾脏病变如果同时累及肾小球和肾小管，产生的蛋白尿称混合性蛋白尿。在尿蛋白电泳的图谱中显示低分子量的 β_2 微球蛋白及中分子量的清蛋白同时增多，而大分子量的蛋白质较少。

（4）溢出性蛋白尿：主要指血液循环中出现大量低分子量（相对分子质量小于 45kD）的蛋白质，如本周蛋白、血浆肌红蛋白（相对分子质量为 14kD），超过肾小管重吸收的极限，在尿中大量出现时称为溢出性蛋白尿。如当肌红蛋白增多超过肾小管重吸收的极限，在尿中大量出现时称为肌红蛋白尿，可见于骨骼肌严重创伤及大面积心肌梗死等。

（5）组织性蛋白尿：由肾小管代谢生成和肾组织破坏分解的蛋白质，以及由于炎症或药物刺激泌尿系统分泌的蛋白质（黏蛋白、T-H 蛋白、分泌型 IgA）形成的蛋白尿，称为组织性蛋白尿。组织性蛋白尿常见于尿路感染。

（6）假性蛋白尿：假性蛋白尿也称为偶然性蛋白尿，当尿中混有大量血、脓、黏液等成分导致蛋白定性试验阳性时称为偶然性蛋白尿。主要见于泌尿道炎症、出血及在尿中混入阴道分泌物、男性精液等，一般不伴有肾脏本身的损害。

三、尿糖定性检查

正常人尿液中可有微量葡萄糖，尿内排出量小于 2.8 mmol/24 h，用普通定性方法检查为阴性。糖定性试验呈阳性的尿液称为糖尿，一般是指葡萄糖尿，偶见乳糖尿、戊糖尿、半乳糖尿等。尿糖形成的原因和机制为：当血中葡萄糖浓度大于 8.8 mmol/L 时，肾小球滤过的葡萄糖量超过肾小管重吸收能力即可出现糖尿。

尿中是否出现葡萄糖取决于 3 个因素：①血中的葡萄糖浓度。②每秒流经肾小球的血浆量。③近端肾小管上皮细胞重吸收葡萄糖的能力即肾糖阈。肾糖阈可随肾小球滤过率和肾小管葡萄糖重吸收率的变化而改变，当肾小球滤过率低时可导致肾糖阈提高，肾小管重吸收减少时可引起肾糖阈降低。葡萄糖尿除可因血糖浓度过高引起外，也可因肾小管重吸收能力降低引起，后者血糖可正常。

（一）班氏法

1. 原理　葡萄糖还原性醛基在热碱性条件下，将蓝色硫酸铜还原为氢氧化亚铜，进而生成棕红色的氧化亚铜沉淀。

2. 试剂

（1）甲液：枸橼酸钠 85 g，无水碳酸钠 76.4 g，蒸馏水 700 mL，加热助溶解。

（2）乙液：硫酸铜 13.4 g，蒸馏水 100 mL，加热助溶解。

冷却后，将乙液缓慢加入甲液中，不断混匀，冷却至室温后补充蒸馏水至 1 000 mL 即为班氏试剂。如溶液不透明则需要过滤，煮沸后出现沉淀或变色则不能使用。

其中硫酸铜提供铜离子；枸橼酸钠可与铜离子形成可溶性络合物，防止生成氢氧化铜沉淀；碳酸钠提供碱性环境。

3. 器材　酒精灯，13 mm × 100 mm 试管，试管夹，滴管。

4. 方法

（1）取液：向试管中加 1 mL 班氏试剂。

（2）煮沸：边加热边摇动试管，检查班氏试剂是否变质，如变色则试剂变质不能使用。

（3）加尿：0.1 mL 尿（2 滴）。

（4）再煮沸：1~2 分钟。

（5）观察：冷却后观察沉淀颜色。

（6）判断：见表 4-6。

表 4-6　班氏尿糖定性检查结果判断表

反应现象	结果报告
蓝色不变	-
蓝色中略显绿色，但无沉淀	±
绿色，伴少量黄绿色沉淀	+
较多黄绿色沉淀（黄色为主）	+ +
土黄色浑浊，有大量沉淀	+ + +
大量棕红色或砖红色沉淀	+ + + +

（7）注意：①标本必须新鲜，久置细菌能分解葡萄糖使结果偏低。②试剂与尿液比例为 10 : 1。③尿中含有大量尿酸盐时，煮沸后可浑浊并略带绿色，但冷却后沉淀物显灰蓝色而不显黄色。④煮沸时应不断摇动试管，试管口不能对人。⑤非糖还原性物质也可呈阳性。⑥使用青霉素、维生素 C 等药物时，可出现假阳性反应。

（二）葡萄糖氧化酶试带法

1. 原理　尿液中的葡萄糖在试带中葡萄糖氧化酶的催化下，生成葡萄糖酸内酯和过氧化氢，在过氧化氢酶的作用下，使色原（邻甲苯胺等）脱氢，分子结构发生改变，色原显色。根据颜色深浅，可大致判断葡萄糖含量。

2. 试剂　试带条。

3. 器材　尿分析仪或目测。

4. 操作　按说明书要求进行，一般要求将试带浸于尿液中，1～2秒后取出，15秒后与标准比色板比较，观察结果，也可在尿分析仪上比色，仪器自动打印出结果。

（三）方法学评价

1. 班氏尿糖定性检查　此法稳定，敏感度为5.5 mmol/L，是测定葡萄糖的非特异试验。凡尿中存在其他糖（如果糖、乳糖、戊糖等）及其他还原物质（如肌酐、尿酸、维生素C等）均可呈阳性反应，现多已不用。

2. 葡萄糖氧化酶试带法　此法特异性高、灵敏性高、简便、快速，并可用尿化学分析仪，可进行半定量分析，假阳性极少，但有假阴性。酶制品保存要适当。

3. 薄层层析法　此法是鉴别、确保尿糖种类的特异敏感的实验方法，但操作复杂，不适合临床使用，仅在必要时应用。

（四）参考值

定性试验：阴性。

（五）临床意义

1. 血糖增高性糖尿

（1）饮食性糖尿：可因短时间摄入大量糖类引起。因此为确诊有无糖尿，必须检查清晨空腹的尿液以排除饮食影响。

（2）一过性糖尿：也称应激性糖尿。见于颅脑外伤、脑血管意外、情绪激动等情况下，血糖调节中枢受到刺激，导致肾上腺素、胰高血糖素大量释放，出现暂时性高血糖和糖尿。

（3）持续性糖尿：清晨空腹尿中尿糖呈持续阳性，最常见于因胰岛素绝对或相对不足所致糖尿病。此时空腹血糖水平已超过肾糖阈，24小时尿中排糖近于100 g或更多，每日尿糖总量与病情轻重相平行，因而尿糖测定也是判断糖尿病治疗效果的重要指标之一。如并发肾小球动脉硬化症，则肾小球滤过率减少，肾糖阈升高，此时血糖虽已超过一般的肾糖阈值，但查尿糖仍可呈阴性。一些轻型糖尿病患者的空腹血糖含量正常，尿糖也呈阴性，但进食后2小时由于负载增加可见血糖升高，尿糖呈阳性。对于此型糖尿病患者，不仅需要同时进行空腹血糖及尿糖定量、进食后2小时尿糖检查，还需进一步进行糖耐量试验，以明确糖尿病的诊断。

（4）其他血糖增高性糖尿：具体如下。①甲状腺功能亢进症：由于肠壁的血流加速和糖的吸收增快，因而在饭后血糖高而出现糖尿。②肢端肥大症：可因生长激素分泌旺盛致血糖升高，出现糖尿。③嗜铬细胞瘤：可因肾上腺素及去甲肾上腺素大量分泌，致使磷酸化酶活性增加，促使肝糖原降解为葡萄糖，引起血糖升高而出现糖尿。④库欣综合征：因皮质醇分泌增多，使糖原异生旺盛，抑制己糖磷酸激酶和对抗胰岛素作用，出现糖尿。

2. 血糖正常性糖尿　肾性糖尿属血糖正常性糖尿，因肾小管对葡萄糖的重吸收功能低下所致，见于范右尼综合征，患者出现糖尿但空腹血糖和糖耐量试验均正常。新生儿糖尿乃因肾小管功能还不完善。后天获得性肾性糖尿可见于慢性肾炎、肾病综合征。以上均需与真性糖尿鉴别，要点是肾性糖尿时空腹血糖及糖耐量试验结果均为正常。妊娠后期及哺乳期妇女，出现糖尿可能与肾小球滤过率增加有关。

3. 其他　尿中除葡萄糖外还可出现乳糖、半乳糖、果糖、戊糖等，除受进食影响外，也可能与遗传代谢紊乱有关。

（1）乳糖尿：妊娠或哺乳期妇女尿中可能同时出现乳糖与葡萄糖，是因为缺乏乳糖酶。如摄入过多乳糖或牛奶也可诱发本病。

（2）半乳糖尿：先天性半乳糖血症是一种常染色体隐性遗传性疾病，由于缺乏半乳糖-1-磷酸尿苷转化酶或半乳糖激酶，不能将食物内半乳糖转化为葡萄糖所致。患儿可出现肝肿大，肝功能损害，生长发育停滞，智力减退，哺乳后不安，拒食、呕吐、腹泻，肾小管功能障碍蛋白尿等。

（3）果糖尿：遗传代谢缺陷性患者可伴蛋白尿与氨基酸尿，偶见于大量进食蜂蜜或果糖者。糖尿病患者尿中有时也可查出果糖。

四、尿酮体定性检查

酮体为乙酰乙酸、β-羟丁酸及丙酮的总称，为人体利用脂肪氧化产生的中间代谢产物。正常人体内产生的酮体很快被利用，在血中含量极微，约为 $2.0 \sim 4.0$ mg/L。其中乙酰乙酸、β-羟丁酸、丙酮约占 20%、78%、2%。尿中酮体（以丙酮计）约为 50 mg/24 h，定性测试为阴性。但在饥饿、各种原因引起的糖代谢障碍、脂肪分解增加及糖尿病酸中毒时，因产生酮体速度大于组织利用速度，可出现酮血症，继而发生酮尿（KET）。

（一）粉剂法

1. 原理 丙酮或乙酰乙酸在碱性溶液中与硝普钠和硫酸铵作用，生成异硝基或异硝基铵，后者与 $Fe(CN)_5^{3-}$ 生成紫红色复合物。

2. 试剂 硝普钠 0.5 g，无水碳酸钠 10 g，硫酸铵 10 g。配制前分别将各种试剂烘干、称量并研磨混匀，密闭存于棕色瓶中，防止受潮。

3. 器材 玻片，塑料勺，滴管。

4. 方法

（1）取粉：取 1 小勺（约 1 g）粉剂摊在玻片上。

（2）加尿：以浸润粉剂为准。

（3）观察：有无紫红色出现，见表4-7。

表4-7 尿酮体定性检查结果判断

反应现象	结果判断
5分钟以上不出现紫色	*
逐渐呈现淡紫色	+
立即呈现淡紫色而后转为深紫色	++
立即呈现深紫色	+++ ~ ++++

（4）注意：尿酸盐可致橙色反应，肌酐可致假阳性。粉剂一定要研细，否则会出现颜色不均。本反应需在试剂与水接触产热时使氨放出。

（二）环状法

（1）取尿：2 mL。

（2）加酸：0.2 mL（3~4滴），避免肌酐引起假阳性。

（3）加液：饱和硝普钠 0.2 mL。

（4）混匀

（5）加氨：沿管壁。

（6）观察：环色，见表4-8。

表 4-8　尿酮体定性检查结果判断

反应现象	结果判断
10 分钟后不显色	−
10 分钟内显淡紫红色环	+
两液接触后渐显紫红色环	＋＋
两液接触后即见深紫红色环	＋＋＋

（7）注意：黄色环不能判断为阳性，是尿酸盐所致。

（三）方法学评价

以往采用硝普钠试管或粉剂检查法，现多被简易快速的干化学试带法取代。此法主要对丙酮及乙酰乙酸起反应，也可用酶法定量或进一步用气相色谱法分析。

（四）参考值

定性试验：阴性。

（五）临床意义

1. 糖尿病酮症酸中毒　由于糖利用减少，分解脂肪产生酮体，使酮体增加引起酮症，应与其他疾病（低血糖、心脑疾病乳酸中毒或高血糖高渗透性糖尿病昏迷）相区别。酮症酸中毒时尿酮体均呈阳性，而其他疾病时尿酮体一般不增高，但应注意糖尿病酮症者肾功能严重损伤而肾阈值增高时，尿酮体也可减少，甚至完全消失。

2. 非糖尿病性酮症　感染性疾病如肺炎、伤寒、败血症、结核等发热期，严重腹泻、呕吐、饥饿、禁食过久后等均可出现酮尿。妊娠女性常因妊娠反应、呕吐、进食少，易发生酮症致酮尿。

3. 中毒　如氯仿、乙醚麻醉后、磷中毒等。

4. 服用双胍类降糖药　苯乙双胍等药物有抑制细胞呼吸的作用，可出现血糖下降，但酮尿阳性的现象。

五、尿胆色素定性检查

尿中胆色素包括胆红素、尿胆原及尿胆素，俗称尿三胆。由于送检的多为新鲜尿，尿胆原尚未氧化成尿胆素，临床上多查前两者，俗称尿二胆。

（一）尿胆红素定性检查（哈氏浓缩法）

1. 原理　用 $BaSO_4$ 吸附尿液中的胆红素并浓缩，胆红素与 $FeCl_3$ 反应，被氧化为胆绿素而显绿色。

2. 试剂

（1）0.41 mol/L 氯化钡溶液：氯化钡（$BaCl_2 \cdot 2H_2O$）10.0 g，溶于 100 mL 蒸馏水中。

（2）Fouchet 试剂：100 g/L 的 $FeCl_3$ 溶液 10 mL，250 g/L 三氯乙酸溶液 90 mL，混合后备用。

3. 方法

（1）取尿：取 5 mL 加于试管中。

（2）加液：$BaCl_2$ 溶液 2.5 mL（尿量的一半）。

（3）混匀。

（4）离心：在 3 000 转/分下离心 3~5 分钟。

（5）弃液：弃上清液，留下管底沉淀。

（6）氧化：在沉淀上滴加福氏试剂 2~3 滴。

（7）观察：沉淀是否变色。

（8）判断：见表 4-9。

表 4-9　胆红素定性检查结果判断

反应现象	结果判断	报告方式
长时间不显颜色	阴性	-
逐渐出现淡绿色	弱阳性	+
逐渐出现绿色	阳性	+ +
立即出现蓝绿色	强阳性	+ + +

（9）注意：①尿与 $BaCl_2$ 的比例。②尿中 SO_4^{2-} ， PO_4^{3-} 不足，沉淀可减少。③氧化剂用量应适当，过多可使胆红素被氧化为胆绿素，再进一步氧化为胆黄素。④受检者使用阿司匹林等药物可出现假阳性。⑤标本需新鲜，否则胆红素易分解。

（二）尿胆原定性检查（改良欧立法）

1. 原理　尿胆原在酸性条件下与对二甲氨基苯甲醛反应，生成樱红色化合物。

2. 试剂　Ehrlich 试剂：对二甲氨基苯甲醛 2.0 g，溶于 80 mL 蒸馏水，再缓慢加入浓盐酸 20 mL，混匀后储存于棕色瓶中备用。

3. 方法

（1）处理：去除尿中的胆红素。

（2）取尿：取 1 mL 去除胆红素的尿液。

（3）加液：欧氏试剂 0.1 mL。

（4）混匀。

（5）静置 10 分钟。

（6）观察：在白色背景下，从管口向管底观察结果。

（7）判断：见表 4-10。

表 4-10　尿胆原定性检查结果判断

反应现象	结果判断	报告方式
不变色	阴性	-
放置 10 分钟后呈微红色	弱阳性	+
放置 10 分钟后呈樱红色	阳性	+ +
立即出现深红色	强阳性	+ + +

（8）注意：①用新鲜尿，否则尿胆原氧化为尿胆素，出现假阴性，只有两者均阴性方可否定。②干扰物呈红色不溶于氯仿，可鉴别。

（三）尿胆红素定性检查评价

胆红素是红细胞破坏后的代谢产物，可分为未经肝处理的未结合胆红素和经肝与葡萄糖醛酸结合形成的结合胆红素。未结合胆红素不溶于水，在血中与蛋白质结合，不能通过肾小球滤膜。结合胆红素分子量小，溶解度高，可通过肾小球滤膜，由尿排出。由于正常人血中结合胆红素含量很低，滤过量极少，因此尿中检不出胆红素，如血中结合胆红素增加，可通过肾小球滤膜使尿中结合胆红素量增加，尿胆红素试验呈阳性反应。

1. 方法学评价　尿内胆红素检查方法有氧化法与重氮法两种。氧化法是用氧化剂将胆红素氧化为胆绿素，呈绿色为阳性。Smith 碘法操作最简单，但敏感性低，Harrison 法操作稍复杂，但敏感性高。以 2，4-二氯苯胺重氮盐偶联反应的干化学试剂带法操作简单，且可用于尿自动化分析仪，灵敏度为 7 ~ 14 $\mu mol/L$，目前多用于定性筛选。如果反应颜色不典型，应进一步分析鉴别。在尿液 pH 较低时，某些物质或其代谢产生（如吡啶和依托度酸）可引起假阳性反应，或不典型颜色。1.42 mmol/L 维生素 C 可引起假阴性反应。

2. 参考值　定性试验：阴性。

（四）尿胆原及尿胆素定性检查评价

尿胆原经空气氧化及光线照射后转变成黄色的尿胆素（粪胆素）。

1. 方法学评价　尿胆原检测已成尿试带的组成之一，用于疾病的尿筛选检查。尿胆原的测定采用 Ehrlich 醛反应，即尿胆原与对二甲氨基苯甲醛反应后呈樱红色，既可用于定性检查也可用于定量检查。尿胆素的测定采用 Schleisinger 法，即将尿液中尿胆原氧化后加饱和的乙酸锌溶液，可观察到绿色荧光。在尿胆原为阴性时应用尿胆素检查进一步证实。检查尿胆原或尿胆素时均应除去胆红素，以免胆红素的色泽干扰。

2. 参考值　①尿胆原定性试验：阴性或弱阳性（1：20 稀释后阴性）。②尿胆素定性实验：阴性。

3. 临床意义　利用尿胆红素、尿胆原和血胆红素等检查可协助鉴别黄疸病因（表4-11）。

表4-11　不同类型黄疸的鉴别诊断

标本	指标	正常人	溶血性黄疸	肝细胞性黄疸	梗阻性黄疸
血清	总胆红素	正常	增高	增高	增高
	未结合胆红素	正常	增高	增高	正常/增高
	结合胆红素	正常	增高/正常	增高	增高
尿液	颜色	浅黄	深黄	深黄	深黄
	尿胆原	1：20 阴性	强阳性	阳性	阴性
	尿胆素	阴性	阳性	阳性	阴性
	尿胆红素	阴性	阴性	阳性	阳性
粪便	颜色	黄褐色	深色	黄褐色或颜色变浅	颜色变浅或呈白陶土色
	粪胆素	正常	增高	减低/正常	减低/消失

（1）溶血性黄疸：当体内有大量红细胞破坏时未结合胆红素增加，使血中胆红素含量增高，由于未结合胆红素不能通过肾脏滤过，故尿胆红素试验呈阴性。当其排入肠道后转变为粪胆原，因而肠道吸收粪胆原及由尿中排出尿胆原的量均相应增加，尿胆原试验呈明显阳性。溶血性黄疸可见于各种溶血性疾病、大面积烧伤等。

（2）肝细胞性黄疸：肝细胞损伤时其对胆红素的摄取、结合、排除功能均可能受损。由于肝细胞摄取血浆中未结合胆红素能力下降，使其在血中的浓度升高，生成的结合胆红素又可能由于肝细胞肿胀、毛细胆管受压，在肿胀与坏死的肝细胞间弥散，经血窦进入血循环，导致血中结合胆红素升高。因其可溶于水并经肾排出，使尿胆红素试验呈阳性。此外，经肠道吸收的粪胆原也因肝细胞受损不能转变为胆红素，而以尿胆原形式由尿中排出，故肝细胞性黄疸时尿胆红素与尿胆原测试明显呈阳性。在急性病毒性肝炎时，尿胆红素阳性可早于临床黄疸。其他原因引起的肝细胞性黄疸，如药物、毒物引起的中毒性肝炎也可出现类似的结果。

（3）梗阻性黄疸：胆汁淤积使肝胆管内压增高，导致毛细胆管破裂，结合胆红素不能排入肠道而逆流入血由尿中排出，尿胆红素测试呈阳性。由于胆汁排入肠道受阻，尿胆原也减少。可见于各种原因引起的肝内、肝外完全或不完全性梗阻，如胆石症、胆管癌、胰头癌等。

六、乳糜尿定性检查

经肠道吸收的脂肪皂化后成乳糜液，由于种种原因致淋巴引流不畅而未能进入血循环，逆流至泌尿系统淋巴管中，可致淋巴管内压升高、曲张、破裂，乳糜液流入尿中，使尿液呈现不同程度的乳白色，严重者似乳状，称乳糜尿。如在乳糜尿中混有血液称为血性乳糜尿。尿中乳糜的程度与患者摄入脂肪量、淋巴管破裂程度及运动强度有关。乳糜尿中主要含卵磷脂、胆固醇、脂酸盐及少量纤维蛋白原、清蛋白等。如并发泌尿道感染，可出现乳糜脓尿。

1. 原理　乳糜尿含有大量脂肪颗粒，形成乳糜状浑浊尿。脂肪可溶于乙醚中，脂肪小滴可通过染色识别。

2. 试剂

（1）乙醚（AR）。

（2）苏丹Ⅲ乙酸乙醇染色液：5%酒精 10 mL，冰乙酸 90 mL，苏丹Ⅲ粉末 1 药匙。先将酒精与冰乙酸混合，再倾入苏丹Ⅲ粉末，使之充分溶解。

（3）猩红染色液：先配 70%酒精和丙酮 1∶1 溶液，后将猩红加入至饱和为止。

3. 样本　新鲜尿液。

4. 方法

（1）溶解脂肪：取尿液 5~10 mL，加入乙醚 2~3 mL，用力振摇，使脂肪溶于乙醚。

（2）静置离心：静置数分钟后，2 000 转/分离心 5 分钟。

（3）涂片染色：吸取乙醚与尿液界面层涂片，加苏丹Ⅲ乙酸乙醇染色液 1 滴。

（4）结果观察：低倍镜下观察是否有红色脂肪小滴（必要时可用高倍镜观察）。

（5）稀释：如为阳性，按 1∶20 稀释后再同上操作。

5. 注意

（1）乳糜含量和患者摄入脂肪量、运动强度和淋巴管破裂程度等因素有关。乳糜尿的浊度和颜色取决于乳糜量，乳糜尿可呈乳白色、乳酪样或较浑浊。

（2）乳糜尿须与脓尿、大量盐类的浑浊尿和脂肪尿相区别。

（3）在丝虫病时，常可在尿沉渣中找到微丝蚴。

6. 方法学评价　乳糜尿由脂肪微粒组成，外观呈白色。尿液中加入乙醚充分振荡后，与原尿相比，如乳浊程度明显减轻则可确诊，因所含脂肪性成分被乙醚溶解。乳糜尿与脓尿或严重的结晶尿的鉴别要点为：后二者离心沉淀后上清液呈澄清状，沉渣显微镜检查可见多数白细胞或无定形磷酸盐结晶（加热、加酸后溶解），而乳糜尿离心沉淀后外观不变。丝虫病引起乳糜尿，偶在尿液沉渣中查到微丝蚴，在乳糜尿中加入苏丹Ⅲ染色液置显微镜下观察，见大小不等的橘红色球形小体则为阳性。

7. 临床意义

（1）淋巴管阻塞，常见于丝虫病。丝虫在淋巴系统中引起炎症反复发作，大量纤维组织增生，使腹部淋巴管或胸导管广泛阻塞。由于肾的淋巴管最脆弱，故易于肾盂及输尿管处破裂，出现乳糜尿。如为丝虫病引起，可在尿沉渣中于显微镜下见到微丝蚴。先天淋巴管畸形、肿瘤压迫等也可以出现乳糜尿。

（2）胸腹创伤、手术伤及腹腔淋巴管或胸导管炎症也可出现乳糜尿，但少见。

（3）过度疲劳、妊娠及分娩后、糖尿病脂血症、肾盂肾炎、包虫病、疟疾等也偶见乳糜尿。

七、尿液 HCG 检查

人绒毛膜促性腺激素（HCG）是女性受精卵移动到子宫腔内着床后形成胚胎，由胎盘滋养层细胞分泌产生，具有促性腺发育功能的一种糖蛋白激素。HCG 的主要功能就是刺激黄体，使雌激素和黄体酮持续分泌，以促进子宫蜕膜的形成，使胎盘生长成熟。HCG 由一条 α 多肽链、一条 β 多肽链组成。HCG 的 α 链与其他激素，如黄体生成素（LH）、促卵泡生成素（FSH）及促甲状腺素（TSH）的 α 链相似，而 β 多肽链基本是 HCG 所特有的，故用 β-HCG 的抗体来测定 HCG 有较高的特异性。HCG 主要存在于孕妇的血液、尿液、羊水、初乳和胎儿体内。当妊娠 1~2.5 周时，孕妇血清和尿中的 HCG 水平即可迅速升高，孕第 8 周达到高峰，至孕期第 4 个月始降至中等水平，并一直维持到妊娠末期。尿液 HCG 检查主要用于早期妊娠的诊断和滋养层细胞肿瘤的诊断和疗效观察。

（一）胶乳凝集抑制试验

1. 原理　将尿液与抗 HCG 血清混合，经过一段时间反应后，加入被 HCG 致敏的胶乳悬液。当尿中有 HCG 时，HCG 先与抗血清结合，不引起胶乳的凝集反应，仍呈均匀的乳状。而当尿中无 HCG 时，抗血清中的抗体与胶乳抗原发生反应，出现凝集。

2. 试剂　抗 HCG 血清，HCG 胶乳抗原。

3. 方法

（1）加尿：在玻片上滴加尿液 1 滴。

（2）加抗血清：滴加抗血清 1 滴。

（3）混匀：抗血清与尿液充分混匀。

（4）静置：1 分钟。

（5）加胶乳抗原：滴加 1 滴充分混匀的胶乳抗原。

（6）混匀：摇动 3 分钟。

（7）观察：在强光下观察有无肉眼可见的颗粒状凝集。

（8）对照：阴性对照、阳性对照。

（9）判断：阴性对照：凝集。阳性对照：不凝集。标本凝集为阴性，不凝集为阳性。

（10）注意：①标本新鲜、透明，浑浊尿应离心后取上清尿液检查。②抗原、抗体应是同一批号。③加液顺序不能错。④加液量一致。⑤试剂于 2~8 ℃保存，不能冷冻。

（二）胶体金试验

1. 原理　免疫胶体金法是将羊抗人 HCG 抗血清（多抗）、羊抗鼠 IgG 分别固定在特制的纤维素试带上并呈两条线上下排列，羊抗鼠 IgG 线在试带的上方为阴性对照，羊抗人 HCG 多抗在下方为测定。试带条中含均匀分布的胶体金标记鼠抗人 β-HCG 单克隆抗体和无关的金标记鼠 IgG。检测时将试带浸入被检尿液中（液面低于固定的两条抗体线）后迅速取出。尿液沿试带上行，尿中的 β-HCG 在上行过程中与胶体金标记单克隆抗体结合，待行至羊抗人 HCG 抗体检测线时，形成金标记的 β-HCG 单抗—尿 HCG—羊抗人 HCG 抗体的双抗体夹心式复合物，而在试带上呈红色区带，为 HCG 阳性反应；试带上无关的金标记鼠 IgG 随尿液继续上行至羊抗鼠 IgG 处时与之形成紫红色的金标记的抗原抗体复合物为阴性对照。判断结果时，含 HCG 的尿液试带可显示上、下两条紫红色线条，阴性标本则只显出上边一条紫红色线（图 4-1）。

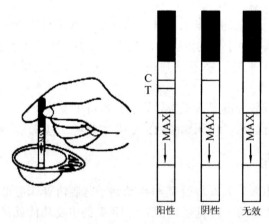

图 4-1　免疫胶体金法测定尿 HCG 示意图

2. 方法（或按说明书）

（1）浸尿：将试纸浸入尿液 5 秒。

（2）取出：取出后平放。

（3）观察：5 分钟内观察结果。

3. 结果判断

（1）上下两条红线：阳性。

（2）仅上面一条红线：阴性。

（3）仅下面一条红线：失效。

（4）上下均无红线：失效。

（三）测定方法及评价

1. 胶乳凝集抑制试验（LAIT）和血凝抑制试验（HAIT） 1960 年 Wide 及 Gemzell 开始采用胶乳凝集抑制试验技术测定尿中的 HCG，即将尿液与抗 HCG 血清混合后，加入已吸附抗原的胶乳，如尿液中含 HCG 较多，则胶乳先与抗 HCG 血清结合，当不再有多余的抗 HCG 血清与胶乳产生凝集而呈均匀的乳胶状时，为阳性。相反，不含 HCG 的尿液，不与抗血清作用，当加入吸附抗原的胶乳后，抗血清可与胶乳抗原反应，出现明显的特异性凝集颗粒，即为阴性。也可利用血细胞的血凝抑制试验检查 HCG，其原理与胶乳法一致，只是载体由胶乳改成羊红细胞。这两种试验方便简单，灵敏度为 100 ~ 500 mU/mL，适合大批标本检查，但因特异性差，不能定量，已逐渐被单克隆抗体法取代。

2. 放射免疫试验（RIA） 利用放射标记的 HCG 与被检测尿中的 HCG 竞争性结合抗 HCG 抗体，当被检尿中 HCG 增加时，结合物的放射性减低，与不同含量标准品对比可测尿中 HCG 的含量。RIA 使定量检测成为可能。由于 RIA 需一定设备，实验手续烦琐，且有核素污染问题，不适合临床常规应用。

3. 酶联免疫吸附试验（ELISA） 该方法已广泛应用于临床，基本原理是运用夹心免疫酶分析技术，即采用 HCG 单克隆抗体包被于固相表面，样品中的 HCG 都将与支持物表面的抗体相结合。结合物与样品一起孵育后，冲洗，然后加入特异性酶标抗 β-HCG 亚基的单克隆抗体，最后加入酶作用的基质，即产生颜色。该法可目测，灵敏度为 20 ~ 50μU/mL，采用抗 β-HCG 单克隆抗体二点酶免疫法进行定量，灵敏度可达 2 ~ 10μU/mL。目前，免疫酶法进一步发展为更简便、适于患者自检的一步法，即免疫酶渗透试验。

4. 单克隆抗体胶体金试验 该方法快速简便、特异性强、灵敏度高（10 ~ 25 IU/L），可半定量，在受精 7 ~ 10 天即可做出诊断。临床已广泛应用。试带中所用试剂为胶体金。胶体金是氯化金与还原剂反应形成的一种胶体颗粒。试带呈红色是由于胶体金颗粒大小呈红色到紫红色变化。

（四）参考值

定性试验：阴性。

（五）临床意义

HCG 的检查对早期妊娠诊断有重要意义，对与妊娠相关疾病、滋养细胞肿瘤等疾病的诊断、鉴别和病程观察有一定价值。

1. 诊断早期妊娠 妊娠 35 ~ 50 天，HCG 可升至大于 2 500 IU/L；妊娠 60 ~ 70 天，可达 8 000 ~ 320 000IU/L。

2. 异常妊娠与胎盘功能的判断 ①异位妊娠：异位妊娠时，本试验只有 60% 的阳性检出率，在子宫出血 3 天后，HCG 仍可为阳性，故 HCG 检查可作为异位妊娠与其他急腹症的鉴别手段。HCG 常为 312 ~ 625 IU/L。②流产诊断与治疗：不完全流产如子宫内尚有胎盘组织残存，HCG 检查仍可呈阳性；完全流产或死胎时 HCG 由阳性转阴性，因此可作为保胎或吸宫治疗的参考依据。③先兆流产：如尿中 HCG 仍维持高水平多不会发生流产。如 HCG 值 <2 500IU/L 以下，并逐渐下降；则有流产或死胎的可能，当降至 600 IU/L 则难免流产。在保胎治疗中，如 HCG 仍继续下降说明保胎无效，如 HCG 不断上升，说明保胎成功。

3. 滋养细胞肿瘤诊断与治疗监测

（1）葡萄胎、恶性葡萄胎、绒毛膜上皮癌及睾丸畸胎瘤等患者尿液中 HCG 显著升高，可达 10 万到数百万单位，可用稀释试验诊断。如妊娠 12 周以前 1：500 稀释尿液呈阳性，妊娠 12 周后 1：200 稀释尿液呈阳性，对葡萄胎诊断有价值。1：500 稀释尿液呈阳性对绒毛膜癌也有诊断价值，如男性尿中 HCG 升高，要考虑睾丸肿瘤如精原细胞癌及异位 HCG 瘤等。

（2）滋养层细胞肿瘤患者术后 3 周，尿液中 HCG 应小于 50 IU/L，术后 8 ~ 12 周应呈阴性，如 HCG 不下降或不转阴性，提示可能有残留病变。

八、尿的其他检验

（一）血红蛋白尿检查

正常人血浆中含有 50 mg/L 游离血红蛋白（Hb），尿中无游离 Hb。当有血管内溶血，血中游离 Hb 急剧上升，超过触珠蛋白的结合能力（正常情况下最大结合力为 1.5 g/L 血浆）即可排入尿中，可通过尿游离 Hb 的试验（尿隐血试验）检出。

1. 方法学评价　血红蛋白尿检测采用的是与粪便隐血检查相同的化学法，如邻甲苯胺法、氨基比林法等，这两种方法除与 Hb 反应外，也与完整的红细胞反应（敏感度为红细胞达 5~10 μL），故要注意尿沉渣中红细胞对结果的影响，现已被试带法取代。此外，尿路感染时某些细菌产生过氧化物酶可致假阳性，大剂量的维生素 C 或其他还原物质可导致假阴性。目前新发展起来的 Hb 单克隆抗体免疫检测法能克服以上缺点。

2. 参考值　定性试验：阴性。

3. 临床意义

（1）隐血阳性可见于各种引起血管内溶血的疾病，如 6-磷酸葡萄糖脱氢酶缺乏患者在食蚕豆或用药物伯氨喹、磺胺、非那西丁时引起的溶血。

（2）血型不合引起急性溶血、阵发性冷性或睡眠性血红蛋白尿症。

（3）重度烧伤、毒蕈中毒、毒蛇咬伤。

（4）自身免疫性溶血性贫血、系统性红斑狼疮等。

（二）肌红蛋白尿检查

肌红蛋白（Mb）是横纹肌、心肌细胞内的一种含亚铁血红素的蛋白质，其结构及特性与血红蛋白相似，但仅有一条肽链，分子量为 1.6 万~1.7 万。当有肌肉损伤时，肌红蛋白释放进入血循环，因分子量较小，易通过肾小球滤过，排入尿中。

1. 方法学评价

（1）化学法：因 Mb 分子中含血红素基团，也具有类似过氧化物酶样活性，故以往经常采用与血红蛋白相同的化学法检查。临床上已有多种隐血检查试剂及干化学试带，因此检查起来方便，灵敏度也较高。临床上常用来作为过筛试验。

（2）分光光度法：Mb 的氧化物在 578 nm 处有吸收光谱；而 Hb 在 568 nm 处有吸收光谱，借此可将二者区别，但不够敏感。

（3）单克隆抗体免疫法：最为敏感、特异的方法，既可作为确证试验又可进行尿液中 Mb 定量分析。尤其对急性心肌梗死的肌红蛋白尿液检查具有重要的临床价值。

2. 参考值　定性试验：阴性。

3. 临床意义　肌红蛋白尿多发生于有肌肉损伤时，例如①阵发性肌红蛋白尿：肌肉痛性痉挛发作后 72 小时，尿中出现 Mb。②创伤：挤压综合征、子弹伤、烧伤、电击伤、手术创伤等。③组织局部缺血，如心肌梗死早期、动脉阻塞缺血。④砷化氢、一氧化碳中毒、巴比妥中毒、肌糖原积累等。⑤原发性（遗传性）肌疾病，如皮肤肌炎。

（三）本周蛋白尿检查

本周蛋白尿（BJP）实质为免疫球蛋白轻链或其聚合体从尿中排出，特性为将尿液在 pH 4.5~5.5，56 ℃条件下加热出现白色浑浊及凝固，100 ℃煮沸后浑浊消失或明显减退，再冷却时又可重新凝固，又称凝溶蛋白。免疫球蛋白的轻链单体分子量为 2.3 万，二聚体分子量为 4.6 万。蛋白电泳时可在 α_2 球蛋白至 γ 球蛋白区带间的某个部位出现 M 区带，大多位于 γ 区带及 β—γ 区带之间。用已知抗 κ 和抗 λ 抗血清可进一步将其分型。BJP 可通过肾小球滤过膜滤出，若量超过近曲小管所能吸收的极限，则从尿中排出，在尿中排出率多于清蛋白。肾小管对 BJP 具有重吸收及异化作用，当 BJP 通过肾排泄时，可抑制肾小管对其他蛋白成分的重吸收，并可损害近曲、远曲小管，导致肾功能障碍及形成蛋白尿，同时有清蛋白及其他蛋白成分排出。

1. 方法学评价　加热凝固法一般需尿中 BJP > 0.3 g/L，有时甚至高达 2 g/L，且必须在合适的 pH 下才能检出。如尿中存在其他蛋白如清蛋白、球蛋白时，加酸后可出现沉淀，煮沸时沉淀不再溶解，影响判断结果。当 BJP 浓度过高时加热至沸腾，沉淀也可不再溶解。目前多用对甲苯磺酸法过筛，灵敏度高。如尿中存在清蛋白不沉淀，球蛋白大于 5 g/L 可出现假阳性。乙酸纤维膜或聚丙烯酰胺凝胶电泳对 BJP 的阳性检出率可达 97%，但如尿中含量较低，则需预先浓缩。

2. 临床意义　35% ~65% 多发性骨髓瘤的病例尿液中可出现 BJP，且多为 λ 型。早期 BJP 可呈间歇性排出，半数病例每日大于 4 g，最多达 90 g。在血性腹腔积液或其他体液中也可查出。约 15% 的巨球蛋白血症患者也可出现 BJP 尿。重链病中 μ 链病也可有 BJP 尿。此外，淀粉样变性恶性淋巴瘤、慢淋白血病、转移癌、慢性肾炎、肾盂肾炎、肾癌等患者尿中也偶见 BJP，其机制还不清楚，可能与尿中存在免疫球蛋白碎片有关。动态观察 BJP 有助于了解是否伴有肾功能不全。BJP 产生水平常可反映产生 BJP 的单克隆细胞数，因此测定 BJP 对观察骨髓瘤病程和判断化疗效果等都有一定意义。

（四）尿液 β_2 微球蛋白检查

血清 β_2 微球蛋白（$\beta_2 M$）平均浓度为 1.8 mg/L，$\beta_2 M$ 可自由通过肾小球滤过膜，在肾小管被重吸收，故尿中仅含滤量的 1%。可采用酶免疫法或放射免疫法测定。

1. 参考值　血 $\beta_2 M$ < 3 mg/L，尿 $\beta_2 M$ < 0.2 mg/L。

2. 临床意义

（1）血或尿液中的 $\beta_2 M$ 可用于肾小球与肾小管损伤的鉴别。当肾小管损伤时，如急性肾小管炎症、坏死，药物及毒物（如庆大霉素、汞、镉、铬、金制剂等）引起肾小管损害，使得肾小管重吸收不良，尿中排出 $\beta_2 M$ 增高。肾小球病变早期，虽然肾小球通透性增加，$\beta_2 M$ 大量滤过，但因肾小管重吸收功能尚好，故血或尿中 $\beta_2 M$ 均不增高。肾小球病变晚期，滤过功能降低，血中 $\beta_2 M$ 可明显增加。

（2）单纯性膀胱炎时尿中的 $\beta_2 M$ 正常。

（3）肾移植后如有排异反应，影响肾小管功能，尿中 $\beta_2 M$ 含量增加。

（4）自身免疫性疾病如红斑狼疮活动期，造血系统恶性肿瘤如慢性淋巴细胞性白血病时，因 $\beta_2 M$ 合成加快，血清 $\beta_2 M$ 增加，尿中 $\beta_2 M$ 含量也可增高。

（五）尿含铁血黄素定性检查

人体内约有 25% 的储存铁，以铁蛋白和含铁血黄素两种形式存在。尿含铁血黄素是一种黯黄色不稳定的铁蛋白质聚合物，呈颗粒状。当发生血管内溶血时，大部分血红蛋白随尿排出产生血红蛋白尿，其中一小部分游离血红蛋白被肾小管上皮细胞吸收并分解为含铁血黄素，当细胞脱落时随尿排出。

1. 测定方法及评价　当尿中有含铁血黄素时，其中的高铁离子（Fe^{3+}）与亚铁氰化钾作用，在酸性环境中，生成蓝色的亚铁氰化铁沉淀称 Prussian 蓝反应；而含铁血黄素的低铁离子（Fe^{2+}）在酸性环境中被高铁氰化钾氧化成 Fe^{3+} 参加反应。本法阳性是诊断血管内溶血的有用指标，但尿含铁血黄素定性检查阴性也不能完全排除血管内溶血，因为只有含铁血黄素颗粒直径在 1 μm 以上时，才能在显微镜下观察出来。

2. 质量控制

（1）留清晨第一次尿，将全部尿液自然沉淀，再取沉淀物离心，提高阳性检出率。

（2）所用盛尿容器，检验用试管、玻片、试剂均应防止铁剂污染，否则会出现假阳性。

（3）每次试验应做阴性对照：如亚铁氰化钾与盐酸混合即显深蓝色，表示试剂已被污染。

（4）要保持盐酸的浓度，试验时盐酸过少，易出现假阴性。

3. 参考值　定性试验：阴性。

4. 临床意义　急、慢性血管内溶血，阵发性睡眠性血红蛋白尿症可引起含铁血黄素尿。在溶血初期，由于血红蛋白尚未被肾小管上皮细胞吸收，未形成含铁血黄素排出，虽然有血红蛋白尿，但该试验可呈阴性，而隐血试验可呈阳性。但有时血红蛋白含量少，隐血试验呈阴性，但本试验呈阳性。

（六）尿液亚硝酸盐定性检查

当尿中有病原微生物增殖，并且尿液在膀胱中存留足够长时间的情况下，某些含有硝酸盐还原酶的感染病原菌可将尿中的硝酸盐还原为亚硝酸盐（NIT）。最常见的细菌有：大肠埃希菌属、克雷伯杆菌属、变形杆菌、假单孢菌属等。此外，产气杆菌、铜绿假单胞菌、某些厌氧菌以及真菌也富含硝酸盐还原酶。因此，亚硝酸盐定性试验可作为泌尿系统感染的筛选指标之一。

1. 测定方法及评价　NIT 测定基本上都是利用 Griss 原理，即 NIT 先与对氨基苯磺酸或氨基苯磺酰胺反应形成重氮盐，再与 α 萘胺结合形成红色偶氮化合物。

（1）湿化学法：即将混合药物的干粉直接与尿液作用，观察颜色的变化。此法使用方便，检测快速。

（2）干化学法：目前临床广泛使用的多联干化学试带是根据 Griss 原理设计开发的，主要用于检测尿路因大肠埃希菌感染产生的亚硝酸盐。使用含白细胞测定模块的多联干化学试带对泌尿系统感染的诊断筛查更有意义。NIT 反应敏感度为 $0.3 \sim 0.6$ mg/L。此法也可用于仪器检测。

由于 Griss 反应取决于以下 3 个条件：感染的病原微生物的种类；尿液滞留时间；硝酸盐的存在。因此，NIT 测定对泌尿系统感染的阳性检出率并非 100%。

2. 参考值　定性试验：阴性。

3. 质量控制

（1）防止假阳性干扰：当标本被非感染性细菌污染时会呈假阳性。因此应使用新鲜标本测定。

（2）控制假阴性：①最好使用晨尿，以便尿液在膀胱内有足够的存留时间使细菌完成还原作用。②患者服用利尿剂后，由于排尿次数增多会使结果呈假阴性。大剂量维生素 C 可抑制 Griss 反应而呈假阴性。③硝基呋喃可降低试验的敏感度，使用抗生素后可抑制细菌活动而使反应转为阴性。④其他：高比重尿使反应的敏感度降低，当 NIT 含量小于 1 mg/L 时结果会呈阴性。另外若饮食中摄入蔬菜、水果过少，结果也会呈阴性。

（3）结果分析：本试验只针对具有硝酸盐还原酶的病原体，因此在分析结果时应结合镜检报告。仅有 NIT 阴性不能排除泌尿系统感染，反之 NIT 阳性也未必一定有泌尿系统感染，应进一步进行细菌学检查。

4. 临床意义　该指标可作为泌尿系统感染的过筛试验，但 NIT 阴性不能排除感染。

（七）尿卟啉定性检查

卟啉是构成血红蛋白、肌红蛋白及细胞色素等的重要成分，是血红素合成的中间体。正常人血和尿中含有很少量的卟啉类化合物。卟啉病患者卟啉代谢紊乱，其产物大量由尿和粪便排出。尿液中排出过多的卟啉即卟啉尿。可用乙酸乙酯提取尿中卟啉，再转入盐酸溶液，盐酸溶液中卟啉在紫外线照射下显红色荧光。本法最低检出量为 200 μg/L 尿。也可用溶剂抽提后，用分光光度法、薄层层析法、高效液相层析法等做定量测定。正常人阴性，阳性见于卟啉病。卟啉病是由于人体内一些酶缺陷，在血红蛋白合成过程中产生过多的卟啉或其前体的疾病。本病常为遗传性，后天性多因肝炎、肝硬化、化学药物和铅中毒引起。

（八）尿苯丙酮酸定性检查

苯丙酮酸是苯丙氨酸的代谢产物。苯丙酮酸尿（PKU）是氨基酸尿的一种，为常染色体隐性遗传疾病。发病机制是由于肝脏中缺乏 L-苯丙氨酸羟化酶，苯丙氨酸不能转化为酪氨酸，只能转变为苯丙酮酸，大量苯丙酮酸不能被肾小管重吸收而排入尿中。尿苯丙酮酸定性检查（三氯化铁试验）是尿液中的苯丙酮酸与三价铁离子（Fe^{3+}）作用产生蓝绿色反应。该法较敏感，操作简单，试剂便宜、容易获得，缺点是尿中的干扰物质较多，与三氯化铁（$FeCl_3$）有显色反应，应注意观察。干扰显色而导致假阴性的是磷酸盐，可先用沉淀剂将磷酸盐转变成磷酸铵镁沉淀除去，如胆红素、尿黑酸、丙酮酸、乙酰乙酸、对氨基水杨酸、氨基比林等。正常人阴性，苯丙酮酸尿患儿，出生后 $5 \sim 15$ 天即可出现阳性，排出量大于 0.5 g/24 h 时才能查出。

第四节 尿沉渣的检查

一、尿沉渣显微镜检查

（一）制片

（1）取尿：取刻度离心管，倒入混合后的新鲜尿液10 mL。

（2）离心：1 500转/分离心5分钟。

（3）弃液：吸去上清液，留下0.2 mL尿沉渣。

（4）混匀。

（5）涂片：用滴管吸取混匀尿沉渣1滴，滴在载玻片上，用盖玻片覆盖；或滴入专用的尿沉渣计数板中。

（二）镜检

先用低倍镜（10×）观察管型、上皮细胞及结晶，再转到高倍镜（40×）观察红细胞、白细胞，分别观察20个低倍镜视野和10个高倍镜视野，以观察到的最低值和最高值报告或平均值报告。

（三）注意

1. 鉴别管型 应注意管型与假管型（如结晶团、细胞团、类圆柱体、黏液丝）的鉴别。

2. 注意鉴别 红细胞与酵母菌等。

尿液显微镜检查是用显微镜对尿液中的有形成分进行鉴别观察，识别尿液中细胞、管型、结晶、细菌、寄生虫等各种病理成分，辅助诊断泌尿系统疾病定位、鉴别诊断及预后判断的重要常规实验项目。在一般性状检查或化学实验中不能发现的变化，常可通过尿液显微镜检查发现。如尿蛋白检查为阴性者，镜检却可见少量红细胞，这说明在判断尿沉渣结果时，必须与物理、化学检查结果相互参照，并结合临床资料等进行综合分析判断。

二、尿沉渣定量计数

（一）1小时尿沉渣计数

健康人尿液中，含有极少量有形成分如红细胞、白细胞及透明管型。泌尿系统疾病患者尿液中有形成分的数量有不同程度的增加，增加的程度与病理性损害密切相关。1小时尿沉渣计数也称1小时有形成分排泄率，是指计数一定时间内尿液中细胞和管型排出的数量。

1. 测定方法及评价 准确留取上午3小时全部尿液（如上午6：30嘱患者排空膀胱内尿液弃去，然后收集至上午9：30的全部尿液），取混匀尿液10 mL，以1 500转/分离心10分钟，弃上清液，留管底沉淀物1 mL备用。取混匀沉淀物1滴充入细胞计数池内，分别计数细胞、管型，再换算成1小时的排出数。

该法标本收集时间短，不加防腐剂，且不受饮食限制（但不能大量饮水），对有形成分影响小，造成技术误差的因素较少。该法优于Addis计数，适用于门诊及住院患者的连续检查。

2. 质量控制 要防止盐类结晶的影响，如酸性尿液中因尿酸盐结晶析出而浑浊，可适当加温（37 ℃）使其溶解；尿液呈碱性可加适量醋酸溶解磷酸盐，保存细胞和管型。

3. 参考值男性 红细胞 $<3×10^4/h$；白细胞 $<70×10^4/h$。

女性：红细胞 $<4×10^4/h$；白细胞 $<14×10^4/h$。

管型 $<3 400/h$。

4. 临床意义 肾盂肾炎患者白细胞排出增多，可多达 $4×10^5/h$。急性肾炎患者红细胞排出增多，可见管型。

（二）Addis 计数

本法由 Addis 于 1948 年建立，用于测定 12 小时尿液中管型、红细胞和白细胞的排出量，以了解泌尿系统疾病的发展和转归情况。

1. 测定方法及评价　准确收集 12 小时尿量（晚上 8 时排尿弃去，收集至次晨 8 时的全部尿液），显微镜计数沉淀物中的有形成分，计数方法同 1 小时尿沉渣计数。

该法操作烦琐，受饮食限制，收集尿液时间长，随着尿液排出体外的时间延长，细胞和管型会逐渐破坏、溶解，因此重复性较差，现用 1 小时细胞排泄率替代。

2. 质量控制　同 1 小时尿沉渣计数。

3. 参考值　红细胞 $<5 \times 10^5$/12 小时夜尿。

白细胞 $<1 \times 10^6$/12 小时夜尿。

管型 $<5 \times 10^3$/12 小时夜尿。

4. 临床意义　同 1 小时尿沉渣计数。

（三）定量尿沉渣分析板法

尿沉渣专用定量分析板为特制的一次性使用的硬质塑料计数板，每块板上有 10 个计数池，每个计数池刻有 10 个大方格，每个大方格分为 9 个小方格，计数池的高度为 0.1 mm。每个方格的面积为 1 mm²，故每个大方格容积为 0.1 μL，10 个大方格的总容积为 1 μL。每个标本用 1 个计数池(图 4-2)。

1. 测定方法及评价　将离心沉淀的混匀尿沉渣充入专用分析板中，置显微镜下鉴定、计数，计算出每微升尿内的细胞及管型数。尿沉渣定量分析板的应用改变了过去尿沉渣不能定量测定的历史，是目前推荐的尿沉渣定量检查方法。

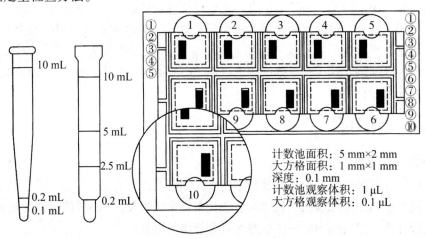

计数池面积：5 mm×2 mm
大方格面积：1 mm×1 mm
深度：0.1 mm
计数池观察体积：1 μL
大方格观察体积：0.1 μL

图 4-2　尿沉渣定量分析板

2. 参考值　见表 4-12。

表 4-12　尿沉渣参考值

检查法	RBC	WBC	管型	上皮细胞	结晶
未离心尿	0~1/HPF	0~5/HPF	0 或偶见/LPF	少	少
（平均高倍镜视野）	(0.4~1.0 个)	(0.6~2.1 个)			
定量尿沉渣分析板	男 0~12/μL	男 0~12/μL	0~1/μL		
	女 0~24/μL	女 0~26/μL			

（四）倒置显微镜检查法

尿液标本经离心后取沉渣检测，虽然阳性检出率较高，但操作费时。倒置显微镜检查法是将未经离心的混匀尿液定量放入酶标板小孔中，静置一定时间后，有形成分自然下沉至孔底，在倒置显微镜下用高倍镜计数 10 个视野或规定区域中的细胞和管型数。

1. 测定方法及评价　该法操作简单，且能定量，按每微升尿液中的细胞和管型报告。尿液未离心不但节省时间，还可减少因离心造成有形物的损伤，沉渣浓集又不会变形，阳性检出率和精确度与定量尿沉渣分析板法相关性较好，但有形物的沉淀易受尿比重影响，适合基层单位使用。

2. 质量控制　倒置显微镜与酶标板必须配套。酶标板的光洁度、深度、底面积等均有严格规定。操作过程中应严格执行操作规程。

第五章

粪便的一般检查

第一节 粪便一般性状检查

一、颜色

可根据观察所见报告颜色，如黄色、褐色、灰白色、绿色、红色、柏油样等。

正常粪便因有粪胆素而呈棕黄色，但可因饮食、药物或病理原因影响而改变颜色。灰白色见于钡餐后、服硅酸铝、阻塞性黄疸、胆汁减少或缺乏；绿色见于食用含叶绿素的蔬菜后及含胆绿素时；红色见于下消化道出血，食用西红柿、西瓜等；柏油样便见于上消化道出血等；酱色常见于阿米巴痢疾，食用大量咖啡、巧克力等；米泔水样见于霍乱、副霍乱等。

二、性状

可报告为软、硬、糊状、泡沫样、稀汁样、血水样、血样、黏液血样、黏液脓样、有不消化食物等。

正常时为有形软便。

1. 球形硬便　便秘时可见。
2. 黏液稀便　见于肠壁受刺激或有炎症时，如肠炎、痢疾和急性血吸虫病等。
3. 黏液脓性血便　多见于细菌性痢疾。
4. 酱色黏液便（可带脓）　多见于阿米巴痢疾。
5. 稀汁样便　可见于急性肠胃炎，大量时见于伪膜性肠炎及隐孢子虫感染等。
6. 米泔样便并有大量肠黏膜脱落　见于霍乱、副霍乱等。
7. 扁平带状便　可能因直肠或肛门狭窄所致。

三、寄生虫虫体

蛔虫、蛲虫、绦虫节片等较大虫体，肉眼即可分辨。钩虫虫体常需将粪便冲洗过筛后方可看到。服驱虫剂后排便时应检查有无虫体。驱绦虫后应仔细寻找有无虫头。

第二节 粪便显微镜检查

一、直接涂片镜检

（1）在洁净玻片上加等渗盐水 1～2 滴，选择粪便的异常部分，或挑取不同部位的粪便做直接涂片检查。

（2）制成涂片后，覆盖盖玻片。涂片的厚度以透过玻片隐约可辨认书上的字迹为宜。

（3）在涂片中如发现疑似包囊，则在该涂片上于盖玻片边缘近处加 1 滴碘液或其他染色液，在高倍镜下仔细鉴别，如仍不能确定，可另取粪便做浓缩法检查。

（4）虫卵的报告方式：未找到者注明"未找到虫卵"，找到一种报告一种，找到几种报告几种，并在该虫卵后面注明数量若干，以低倍视野或高倍视野计算，建议逐步实施定量化报告。

（5）应注意将植物纤维及其细胞与寄生虫、人体细胞相鉴别，并应注意有无肌纤维、结缔组织、弹力纤维、淀粉颗粒、脂肪小滴球等。若大量出现，则提示消化不良或胰腺外分泌功能不全。

（6）细胞中应该注意红细胞、白细胞、嗜酸性粒细胞（直接涂片干后用瑞氏染色）、上皮细胞、巨噬细胞等。

（7）脂肪：粪便脂肪由结合脂肪酸、游离脂肪酸和中性脂肪组成。经苏丹Ⅲ染色液（将 1~2 g 苏丹Ⅲ溶于 70% 酒精溶液 100 mL）直接染色后镜检，脂肪呈较大的橘红色或红色球状颗粒，或呈小的橘红色颗粒。若显微镜下脂肪球个数 >60/HP 表明为脂肪泻。

（8）夏科—雷登（Charcot-Leyden）结晶：为无色或浅黄色两端尖而透明具有折光性的菱形结晶，大小不一。该结晶常见于肠道溃疡，尤以阿米巴感染粪便中最易检出。过敏性腹泻及钩虫病患者粪便也常可见到。

（9）细菌约占粪便净重的 1/3，正常菌群主要是大肠埃希菌、厌氧菌和肠球菌，约占 80%；而过路菌（如产气杆菌、变形杆菌、铜绿假单胞菌等）不超过 10%；芽孢菌（如梭状菌）和酵母样菌为常驻菌，但总量不超过 10%。

正常菌群消失或比例失调可因大量应用抗生素所致，除涂片染色找细菌外，应采用不同培养基培养鉴定。

二、直接涂片镜检细胞的临床意义

1. 白细胞　正常粪便中不见或偶见。小肠炎症时，白细胞数量较少（计数 <15/HP），均匀混合于粪便中，且细胞已被部分消化难以辨认。结肠炎症如细菌性痢疾时，白细胞大量出现，可见白细胞呈灰白色，细胞质中充满细小颗粒，核不清楚，呈分叶状，细胞肿大，边缘已不完整或已破碎，出现成堆的脓细胞。若滴加冰乙酸，细胞质和细胞核清晰可见。过敏性肠炎、肠道寄生虫病（阿米巴痢疾或钩虫病）时还可见较多的嗜酸性粒细胞，同时常伴有夏科—雷登结晶。

2. 红细胞　正常粪便中无红细胞。上消化道出血时，红细胞多因胃液及肠液而破坏，可通过隐血试验予以证实。下消化道炎症（如细菌性痢疾、阿米巴痢疾、溃疡性结肠炎）、外伤、肿瘤及其他出血性疾病时，可见到多少不等的红细胞。在阿米巴痢疾的粪便中以红细胞为主，成堆存在，并有破碎现象。在细菌性痢疾时红细胞少于白细胞，常分散存在，形态多正常。

3. 巨噬细胞　细胞较中性粒细胞大，核形态多不规则，细胞质常有伪足状突起，内常吞噬有颗粒或细胞碎屑等异物。粪便中出现提示为急性细菌性痢疾，也可见于急性出血性肠炎或偶见于溃疡性结肠炎。

4. 肠黏膜上皮细胞　整个小肠和大肠黏膜的上皮细胞均为柱状上皮细胞。在生理情况下，少量脱落的上皮细胞大多被破坏，故正常粪便中不易发现。当肠道发生炎症，如霍乱、副霍乱、坏死性肠炎等时，上皮细胞增多。假膜性肠炎时，粪便的黏膜块中可见到数量较多的肠黏膜柱状上皮细胞，多与白细胞共同存在。

5. 肿瘤细胞　乙状结肠癌、直肠癌患者的血性粪便涂片染色，可见到成堆的癌细胞，但形态多不典型，不足以为证。

三、虫卵及原虫直接检查法

粪便检查是诊断寄生虫病常用的病原学检测方法。要取得准确的结果，粪便必须新鲜，送检时间一般不宜超过 24 小时。如检查肠内原虫滋养体，最好立即检查，或暂时保存在 35~37 ℃条件下待查。盛粪便的容器须洁净、干燥，并防止污染；粪便不可混入尿液及其他体液等，以免影响检查结果。

（一）直接涂片法

适用于检查蠕虫卵、原虫的包囊和滋养体。本方法简便，对临床可疑患者可连续数天采样检查，以提高检出率，但结果阴性并不排除有寄生虫感染。

1. 试剂

（1）生理盐水：称取氯化钠 8.5 g，溶于 1 000 mL 蒸馏水中。

（2）碘液：有多种配方，较实用的介绍下列两种。

1）卢戈碘液：碘化钾 10 g，碘 5 g，蒸馏水 100 mL。先用 25～50 mL 水溶解碘化钾，再加入碘，待溶解后，加水稀释至 100 mL，再加入碘少许即难溶解，有助于溶液长期稳定，棕色瓶贮存，置于暗处可稳定 6 个月以上。工作液为贮存液按 1：5 水稀释，贮存于棕色滴瓶，供日常应用，每 1～2 周更新 1 次。

2）D'Autoni 碘液：碘化钾 1.0 g，碘 1.5 g，蒸馏水 100 mL。配制操作同 Lugol 碘液。

2. 操作

（1）用蜡笔或其他记号笔，在玻片的左缘写下标本号。

（2）置 1 滴等渗盐水于玻片左半侧的中央，置 1 滴碘液于玻片右半侧的中央。

（3）用木棍或火柴挑起粪便约 2 mg，火柴头大小，加入等渗盐水滴中，并加相似量粪便到碘液滴中。混合粪便与液滴以形成悬液。

（4）用盖玻片盖住液滴。操作时应首先持好盖玻片，使之与载玻片成一角度，然后接触液滴边缘，并轻轻放下盖玻片到载玻片上，以避免气泡产生。

（5）用低倍镜检查，如需要鉴定，在高倍镜下，上下或横向移动检查。全部盖玻片范围都应被检查到。当见到生物体或可疑物时，调至高倍镜以观察其更细微的形态。

3. 注意事项

（1）用 2 mg 粪便制备的理想涂片应是均一的，既不要过厚以致粪渣遮住虫体，也不要因过薄而存在空白区域。

（2）涂片的厚度以透过玻片隐约可辨认书本上的字迹为宜。

（3）应注意虫卵与粪便中的异物鉴别。虫卵都具有一定形状和大小；卵壳表面光滑整齐，具固定的色泽；卵内含卵细胞或幼虫。对可疑虫卵或罕见虫卵应请上级技师复核，或送参考实验室确认。

（4）气温越接近体温，滋养体的活动越明显。秋冬季检查原虫滋养体，为保持原虫的活力，应先将载玻片及生理盐水略加温，必要时可用保温台保持温度。应尽可能在 15 分钟内检查完毕。

（5）近年已有不少资料表明，人芽囊原虫（又称人体酵母样菌、人体球囊菌）为人类肠道的致病性或机会致病性寄生原虫，如有查见应予报告，且注明镜下数量，以积累临床资料，进一步评估其致病性。

（二）厚涂片透明法——加藤法（WHO 推荐法）

适用于各种蠕虫卵的检查。

1. 器材

（1）不锈钢、塑料或纸平板：不同国家生产的平板的规格不同。厚 1 mm，孔径 9 mm 的平板可通过 50 mg 粪便；厚 1.5 mm，孔径 6 mm 的平板可通过 41.7 mg 粪便；厚 0.5 mm，孔径为 6.5 mm 的平板可通过 20 mg 粪便。在实验室内，平板的大小、厚度及孔径大小都应标准化，应坚持使用同一规格的平板以保证操作的可重复性及有关流行与感染强度方面资料的可比性。

（2）亲水性玻璃纸条：厚 40～50 μm，大小 25 mm × 30 mm 或 25 mm × 35 mm。

2. 试剂

（1）甘油—孔雀绿溶液：3% 孔雀绿水溶液 1 mL，甘油 100 mL 和蒸馏水 100 mL，彻底混匀。

（2）甘油—亚甲蓝溶液：3% 亚甲蓝水溶液 1 mL，甘油 100 mL 和蒸馏水 100 mL，彻底混匀。

3. 操作

（1）置少量粪便标本在报纸或小纸片上，用滤网在粪便标本上加压，使部分粪便标本通过滤网积聚于网上。

（2）以刮片横刮滤网以收集筛过的粪便标本。

（3）在载玻片中央部位放置带孔平板，用刮片使孔内填满粪便标本，并用刮片边缘横刮板面以去除孔边过多的粪便（刮片和滤网用后可弃去，如经仔细清洗，也可再使用）。

（4）小心取下平板，使粪便标本成矮小圆柱状留在玻片上。

（5）以在甘油—孔雀绿或甘油—亚甲蓝溶液中浸过的玻璃纸条覆盖粪便。粪便标本较干时，玻璃纸条必须很湿；如为软便，则玻璃纸条水分可略少（如玻璃纸条表面有过多的甘油，可用卫生纸擦去）。在干燥的气候条件下，过多的甘油只能延缓而不能防止粪便标本的干燥。

（6）翻转载玻片，在另一张载玻片或在表面平滑、坚硬的物体上，朝向玻璃纸条挤压粪便标本，以使标本在载玻片与玻璃纸条间均匀散开。澄清后，应能透过涂片读出书本上的字迹。

（7）轻轻从侧面滑动并移下上层载玻片，避免与玻璃纸条分离或使之掀起。将载玻片置于实验台上，玻璃纸条面朝上。此时，甘油使粪便标本清晰，水分随之蒸发。

（8）除检查钩虫卵外，标本玻片应置室温至数小时，使标本清晰。为加速清晰及检查过程，也可将标本玻片置于40 ℃温箱或直射阳光下数分钟。

（9）本法制片中的蛔虫及鞭虫卵可在相当长时间内保存，钩虫卵在制片后30～60分钟就看不到，血吸虫卵可保存数月。

（10）应以上下或横向移动方式检查涂片，并报告所发现的每种虫卵的计数，然后乘以适宜的数值得出每克粪便中虫卵的数目。如使用50 mg平板，乘以20；使用41.7 mg平板，乘以24；使用20 mg平板，乘以50。

4. 注意事项

（1）玻璃纸条准备：将玻璃纸浸于甘油—孔雀绿溶液或甘油—亚甲蓝溶液中至少24小时。

（2）使用此法需掌握粪膜的合适厚度和透明的时间，如粪膜厚、透明时间短，虫卵难以发现；如透明时间过长则虫卵变形，也不易辨认。如检查钩虫卵时，透明时间宜在30分钟以内。

四、虫卵及包囊浓聚法

（一）沉淀法

原虫包囊和蠕虫卵的比密大，可沉积于水底，有助于提高检出率。但比密小的钩虫卵和某些原虫包囊则效果较差。

1. 重力沉淀法（自然沉淀法）

（1）操作。

1）取粪便20～30 g，置小搪瓷杯中，加适量水调成混悬液。

2）通过40～60目/英寸铜丝筛或双层纱布滤入500 mL的锥形量杯中，再加清水冲洗筛网上的残渣，尽量使黏附在粪渣上的虫卵能被冲入量杯。

3）再加满水，静置25～30分钟（如收集原虫包囊则需静置6～8小时）。

4）缓慢倾去上清液，重新加满水，以后每隔15～20分钟换水1次（查原虫包囊换水间隔为6小时换1次），如此反复数次，至上清液清澈为止。

5）最后倾去上清液，取沉渣用显微镜检查。

（2）注意事项。

1）本法主要用于蠕虫卵检查，蠕虫卵比密大于水，可沉于水底，使虫卵浓集。加之，经水洗后，视野清晰，易于检查。有些虫卵如钩虫卵比密较小，应用此法效果不佳。

2）本法缺点为费时，操作烦琐。

2. 离心沉淀法　本法省时、省力，适用于临床检验。

操作如下：

（1）取粪便 0.5~1.0 g，放入小杯内加清水调匀。

（2）用双层纱布或铜丝筛滤去粗渣。

（3）将粪液置离心管中，以 1 500~2 000 转/分，离心 2 分钟，倾去上液，再加水调匀后离心沉淀，如此反复沉淀 2~3 次，直至上液澄清为止。

（4）最后倾去上清液，取沉渣用显微镜检查。

3. 甲醛—乙酸乙酯沉淀法（WHO 推荐方法）

（1）试剂。

1）10% 甲醛。

2）生理盐水。

3）卢戈碘液。

4）乙酸乙酯试剂。

（2）操作。

1）用小木棍将 1.0~1.5 g 粪便加到含 10 mL 甲醛液的离心管内，并搅动形成悬液。

2）将悬液通过铜丝筛或双层湿纱布直接过滤到另一离心管或小烧杯中，然后弃掉纱布。

3）补足 10% 甲醛到 10 mL。

4）加入 3.0 mL 乙酸乙酯，塞上橡皮塞，混匀后，剧烈振荡 10 秒。

5）除去橡皮塞，将离心管放入离心机，以 1 500 转/分离心 2~3 分钟。

6）取出离心管，内容物分为 4 层：最顶层是乙酸乙酯，黏附于管壁的脂性碎片层，甲醛层和沉淀物层。

7）以木棍做螺旋运动，轻轻地搅动脂性碎片层后，将上面 3 层液体一次吸出，再将试管倒置至少 5 秒使管内液体流出。

8）用一次性玻璃吸管混匀沉淀物（有时需加 1 滴生理盐水），取 1 滴悬液制片检查，也可作碘液制片。

9）先以低倍镜检查。如需鉴别，用高倍镜作检查，观察整个盖玻片范围。

（3）注意事项。

1）本法不仅浓集效果好，而且不损伤包囊和虫卵的形态，易于观察和鉴定。

2）对于含脂肪较多的粪便，本法效果优于硫酸锌浮聚法。但对布氏嗜碘阿米巴包囊、蓝氏贾第鞭毛虫包囊及微小膜壳绦虫卵等的检查效果较差。

（二）浮聚法

利用比密较大的液体，使原虫包囊或蠕虫卵上浮，集中于液体表面。

1. 饱和盐水浮聚法　此法用以检查钩虫卵效果最好，也可用于检查其他线虫卵和微小膜壳绦虫卵。但不适于检查吸虫卵和原虫包囊。

（1）试剂：饱和盐水配制方法如下。将食盐 400 g 徐徐加入盛有 1 000 mL 沸水的容器内，不断搅动，直至食盐不再溶解为止，冷却后，取上清液使用。

（2）操作。

1）取蚕豆大小粪便 1 块，放于大号青霉素瓶或小烧杯内，先加入少量饱和盐水，用玻璃棒将粪便充分混合。

2）加入饱和盐水至液面略高于瓶口，以不溢出为止。用洁净载玻片覆盖瓶口，静置 15 分钟后，平执载玻片向上提拿，翻转后镜检。

2. 硫酸锌离心浮聚法　此法适用于检查原虫包囊、球虫卵囊、线虫卵和微小膜壳绦虫卵。

（1）试剂：33% 硫酸锌溶液：称硫酸锌 330 g，加水 670 mL，混匀，溶解。

（2）操作。

1）取粪便约 1 g，加 10 ~ 15 倍水，充分搅碎，按离心沉淀法过滤，反复离心 3 ~ 4 次（500 g 离心 10 分钟），至上液澄清为止。

2）最后倒去上清液，在沉渣中加入硫酸锌溶液，调匀后再加硫酸锌溶液至距管口约 1 cm 处，以 1 500 转/分离心 2 分钟。

3）用金属环取表面的粪液置于载玻片上，加碘液 1 滴（查包囊），镜检。取标本时，用金属环轻轻接触液面即可，切勿搅动。离心后应立即取标本镜检，如放置时间超过 1 小时以上，会因包囊或虫卵变形而影响观察效果。

常见蠕虫卵和原虫包囊的比密见表 5-1。

表 5-1　蠕虫卵和原虫包囊的比密

未受精蛔虫卵	1.210 ~ 1.230
肝片形吸虫卵	1.200
日本血吸虫卵	1.200
姜片吸虫卵	1.190
迈氏唇鞭毛虫包囊	1.180
华支睾吸虫卵	1.170 ~ 1.190
鞭虫卵	1.150
带绦虫卵	1.140
毛圆线虫卵	1.115 ~ 1.130
受精蛔虫卵	1.110 ~ 1.130
蛲虫卵	1.105 ~ 1.115
结肠内阿米巴包囊	1.070
微小内蜒阿米巴包囊	1.065 ~ 1.070
溶组织内阿米巴包囊	1.060 ~ 1.070
钩虫卵	1.055 ~ 1.080
微小膜壳绦虫卵	1.050
蓝氏贾第鞭毛虫包囊	1.040 ~ 1.060

五、寄生虫幼虫孵育法

本法适用于血吸虫病的病原检查。

（一）常规孵化法

1. 操作

（1）取新鲜标本约 30 g，放入广口容器内，加入少量清水，用长柄搅拌器将粪调匀成糊状。

（2）通过铜丝筛或双层纱布滤去粪渣，将滤液放入 500 mL 锥形量杯或三角烧瓶内。

（3）加清水至容器口，静置 20 ~ 30 分钟，倾去上清液，将沉渣移入三角烧瓶内，加清水至接近瓶口，静置 15 分钟。

（4）如此操作共 3 次，待上层液体澄清即可，勿超过 2 小时。

（5）也可用自动换水装置小心地洗至上液澄清，不冲去沉淀。

（6）放入 25 ~ 30 ℃温箱或温室中，孵化 2 ~ 6 小时，观察有无进行一定方向运动的毛蚴。

（7）次晨复查，出报告。

（8）孵化阴性应吸取沉渣涂片，注意有无寄生虫卵。

报告方式："毛蚴沉孵阳性"或"毛蚴沉孵阴性"。

2. 注意事项

（1）自来水中如含氯或氨浓度较高者应将水预先煮沸，或用大缸预先将水储存以去氯。也可在水中加硫代硫酸钠（120 kg 水中加 50 g/L 硫代硫酸钠 6 mL）以除去水中的氯或氨。

（2）农村如使用河水者，应防止水中杂虫混入，对所换的水应先煮沸，冷却后使用。

（3）如水质浑浊，可先用明矾澄清（100 kg 水约用明矾 3 g）。

（4）毛蚴孵出时间与温度有密切关系，温度 >30 ℃仅需 1~3 小时，25~30 ℃需 4~6 小时，而温度 <25 ℃应过夜观察。如室温过高，为防止毛蚴逸出过早，可用 10 g/L 盐水换洗，但最后换水孵化时，必须用淡水，不可含盐。

（二）尼龙袋集卵孵化法

1. 操作

（1）先将 120 目/英寸（孔径略大于血吸虫卵）的尼龙袋套于 260 目/英寸（孔径略小于血吸虫卵）的尼龙袋内（两袋的底部均不黏合，分别用金属夹夹住）。

（2）取粪便 30 g，放入搪瓷杯内加水捣碎调匀，经 60 目/英寸铜丝筛滤入内层尼龙袋。

（3）然后将两个尼龙袋一起在清水桶内缓慢上下提动洗滤袋内粪液，或在自来水下缓慢冲洗，至袋内流出清水为止。

（4）将 120 目/英寸尼龙袋提出，弃去袋内粪渣，取下 260 目/英寸尼龙袋下端金属夹，将袋内粪渣全部洗入三角量杯内，静置 15 分钟。

（5）倒去上清液，吸沉渣镜检。

（6）将沉渣倒入三角烧瓶内作血吸虫毛蚴孵化。

2. 注意事项　本法有费时短、虫卵丢失少，并可避免在自然沉淀过程中孵出的毛蚴被倒掉等优点，但需专用尼龙袋。

六、隐孢子虫卵囊染色检查法

目前，隐孢子虫卵囊染色检查的最佳方法为金胺—酚改良抗酸染色法，其次为金胺—酚染色法和改良抗酸染色法。对于新鲜粪便或经 10% 福尔马林固定保存（4 ℃保存 1 个月内）的含卵囊粪便都可用下列方法染色，不经染色难以识别。

（一）金胺—酚染色法

1. 试剂　金胺—酚染色液：①第一液，1 g/L 金胺—酚染色液、金胺 0.1 g、酚 5.0 g、蒸馏水 100 mL。②第二液，3% 盐酸乙醇、盐酸 3 mL、95% 酒精 100 mL。③第三液，5 g/L 高锰酸钾溶液、高锰酸钾 0.5 g、蒸馏水 100 mL。

2. 操作

（1）制备粪便标本薄涂片，空气中干燥后，在甲醇中固定 2~3 分钟。

（2）滴加第一液于晾干的粪膜上，10~15 分钟后水洗。

（3）滴加第二液，1 分钟后水洗。

（4）滴加第三液，1 分钟后水洗，待干。

（5）置荧光显微镜下检查。

（6）在低倍荧光镜下，可见卵囊为一圆形小亮点，发出乳白色荧光。高倍镜下卵囊呈乳白色或略带绿色，卵囊壁为一薄层，多数卵囊周围深染，中央淡染，呈环状，核深染结构偏位，有些卵囊全部为深染。但有些标本可出现非特异的荧光颗粒，应注意鉴别。

（二）改良抗酸染色法

1. 试剂　改良抗酸染色液。第一液酚复红染色液：碱性复红 4 g，95% 酒精 20 mL，酚 8 mL，蒸馏水 100 mL。第二液 10% 硫酸溶液：纯硫酸 10 mL，蒸馏水 90 mL（边搅拌边将硫酸徐徐倾入水中）。第二液可用 5% 硫酸或 3% 盐酸乙醇。第三液 2 g/L 孔雀绿溶液：取 20 g/L 孔雀绿原液 1 mL，与蒸馏水

9 mL混匀。

2. 操作

（1）制备粪便标本薄涂片，空气中干燥后，在甲醇中固定2~3分钟。

（2）滴加第一液于晾干的粪膜上，5~10分钟后水洗。

（3）滴加第二液，5~10分钟后水洗。

（4）滴加第三液，1分钟后水洗，待干。

（5）置显微镜下观察。

（6）经染色后，卵囊呈玫瑰红色，圆形或椭圆形，背景为绿色。

第三节 粪便隐血试验

上消化道有少量出血时，红细胞被消化分解而破坏，由于显微镜下不能发现，故称为隐血。

一、免疫学检测法

（一）原理

粪便隐血的免疫检测法是一种高灵敏度的免疫测定法，已有胶乳凝集试验、EIA法、胶体金法、免疫层析法、免疫—化学并用法等，此外还有半自动、全自动的仪器。该法采用抗人血红蛋白的单克隆抗体和多克隆抗体，特异针对粪便样品中的人血红蛋白。因此，本试验不受动物血红蛋白的干扰，患者试验前不需禁食肉类。

（二）操作

根据不同试剂盒的说明书操作。

（三）注意事项

1. 敏感性和特异性

（1）敏感性：样品中血红蛋白浓度超过0.2 μg/mL，就可得到阳性结果。

（2）特异性：粪便隐血免疫一步检验法对人血红蛋白特异性很强，样品中鸡、牛、马、猪、羊等动物血液血红蛋白含量在500 μg/mL以下时，不出现假阳性结果。

2. 试验局限性

（1）本法可以帮助医生早期发现胃肠道因病变而发生的出血，然而，由于家族性息肉或直肠癌可能不出血，或出血在粪便中分布不均匀，或粪便处理不当（高温、潮湿、放置过久等）都可造成阴性结果。

（2）本法对正常人检验有时也会得到阳性结果，这是由于某种刺激胃肠道的药物造成粪便隐血所致。

（3）本检验法只能作为筛查或辅助诊断用，不能替代胃镜、直肠镜、内窥镜和X线检查。

（4）上消化道出血者本法阳性率低于化学法。

（四）临床意义

（1）消化道出血时，如溃疡、恶性肿瘤、肠结核、伤寒、钩虫病等，本试验可为阳性。一般而言，上消化道出血时化学法比免疫法阳性率高；下消化道出血时免疫法比化学法灵敏度高。

（2）消化道恶性肿瘤时，一般粪便隐血可持续阳性，溃疡时呈间断性阳性。本法对消化道恶性肿瘤的早期检出率为30%~40%，进行期为60%~70%，如果连续检查2天，阳性率可提高10%~15%。

二、试带法

国内外生产以匹拉米东、四甲基联苯胺为显色基质的隐血试验试带，使用方便，患者也可自留标本检测。

三、邻联甲苯胺法

（一）原理

血红蛋白中的亚铁血红素有类似过氧化物酶的活性，能催化 H_2O_2 作为电子受体，使邻联甲苯胺氧化成邻甲偶氮苯而显蓝色。

（二）试剂

（1）10 g/L 邻联甲苯胺溶液：取邻联甲苯胺 1 g，溶于冰乙酸及无水酒精各 50 mL 的混合液中，置棕色瓶中，保存于 4 ℃冰箱中，可用 8~12 周，若变为深褐色，应重新配制。

（2）3% 过氧化氢液。

（三）操作

（1）用竹签挑取少量粪便，涂在消毒棉签上或白瓷板上。

（2）滴加 10 g/L 邻联甲苯胺冰乙酸溶液 2~3 滴于粪便上。

（3）滴加 3% 过氧化氢 2~3 滴。

（4）立即观察结果，在 2 分钟内显蓝色为阳性。

（四）结果判断

阴性：加入试剂 2 分钟后仍不显色。

阳性（＋）：加入试剂 10 秒后，由浅蓝色渐变成蓝色。

（＋＋）：加入试剂后初显浅蓝褐色，逐渐呈明显蓝褐色。

（＋＋＋）：加入试剂后立即呈现蓝褐色。

（＋＋＋＋）：加入试剂后立即呈现蓝黑褐色。

第六章

体液及其他排泄物的检查

第一节 脑脊液的检查

一、标本处理

（1）标本收集后应立即送检，一般不能超过1小时。将脑脊液分别收集于三个无菌试管（或小瓶）中，每管1~2 mL：第一管做细菌培养，必须留于无菌小试管中；第二管做化学检查或免疫学检查；第三管做一般性状检查和显微镜检查。

（2）收到标本后应立即检验。久置可致细胞破坏，影响细胞计数及分类检查；葡萄糖含量降低；病原菌破坏或溶解。

（3）细胞计数管应避免标本凝固，遇高蛋白标本时，可用EDTA盐抗凝。

二、一般性状检查

主要观察颜色与透明度，可记录为水样透明（白细胞200/μL或红细胞400/μL可致轻微浑浊）、白雾状浑浊、微黄浑浊、绿黄浑浊、灰白浑浊等。脓性标本应立即直接涂片进行革兰染色检查细菌，并应及时接种相应培养基。

1. 红色　如标本为血性，为区别蛛网膜下隙出血或穿刺性损伤，应注意以下情况。

（1）将血性脑脊液试管离心沉淀（1 500转/分），如上层液体呈黄色，隐血试验阳性，多为蛛网膜下隙出血，且出血时间已超过4小时，约90%患者为12小时内发生出血。如上层液体澄清无色，红细胞均沉管底，多为穿刺损伤或因病变所致的新鲜出血。

（2）红细胞皱缩，不仅见于陈旧性出血，在穿刺外伤引起出血时也可见到。因脑脊液渗透压较血浆高所致。

2. 黄色　除陈旧性出血外，在脑脊髓肿瘤所致脑脊液滞留时，也可呈黄色。黄疸患者（血清胆红素171~257 μmol/L）的脑脊液也可呈黄色。但前者呈黄色透明的胶冻状。脑脊液蛋白≥1.50 g/L，红细胞计数>100×10⁹/L也可呈黄色。橘黄色见于血液降解及进食大量胡萝卜素。

3. 米汤样　由于白（脓）细胞增多，可见于各种化脓性细菌引起的脑膜炎。

4. 绿色　可见于铜绿假单胞菌、肺炎链球菌、甲型链球菌引起的脑膜炎，高胆红素血症和脓性脑脊液。

5. 褐色或黑色　见于侵犯脑膜的中枢神经系统黑色素瘤。

三、蛋白定性试验

1. 原理　脑脊液中球蛋白与苯酚结合，可形成不溶性蛋白盐而下沉，产生白色浑浊或沉淀，即潘氏（Pandy）试验。

2. 试剂　5%酚溶液：取纯酚25 mL，加蒸馏水至500 mL，用力振摇，置于37 ℃温箱内1~2天，待完全溶解后，置棕色瓶内室温保存。

3. 操作　取试剂 2 ~ 3 mL，置于小试管内，用毛细滴管滴入脑脊液 1 ~ 2 滴，衬以黑背景，立即观察结果。

4. 结果判断

阴性：清晰透明，不显雾状。

极弱阳性（±）：微呈白雾状，在黑色背景下才能看到。

阳性(+)：灰白色云雾状。

（+ +）：白色浑浊。

（+ + +）：白色浓絮状沉淀。

（+ + + +）：白色凝块。

5. 临床意义　正常时多为阴性或极弱阳性。有脑组织和脑脊髓膜疾患时常呈阳性反应，如化脓性脑脊髓膜炎、结核性脑脊髓膜炎、梅毒性中枢神经系统疾病、脊髓灰质炎、流行性脑炎等。脑出血时多呈强阳性反应，如外伤性血液混入脑脊液中，也可呈阳性反应。

四、有形成分检查

（一）细胞总数

1. 器材及试剂

（1）细胞计数板。

（2）红细胞稀释液（与血液红细胞计数稀释液相同）。

2. 操作

（1）对澄清的脑脊液可混匀后用滴管直接滴入计数池，计数 10 个大方格内红、白细胞数，其总和即为每微升的细胞数。再换算成每升脑脊液中的细胞数。如细胞较多，可计数一大格内的细胞乘以 10，即得每微升脑脊液中细胞总数。如用"升"表示，则再乘以 10^6。

（2）浑浊或带血的脑脊液可用血红蛋白吸管吸取混匀的脑脊液 20 μL，加入含红细胞稀释液 0.38 mL 的小试管内，混匀后滴入计数池内，用低倍镜计数 4 个大方格中的细胞总数，乘以 50，即为每微升脑脊液的细胞总数。

（二）白细胞计数

1. 非血性标本　小试管内放入冰乙酸 1 ~ 2 滴，转动试管，使内壁沾有冰乙酸后倒掉，然后滴加混匀的脑脊液 3 ~ 4 滴，数分钟后，混匀充入计数池，按细胞总数操作中的红、白细胞计数法计数。

2. 血性标本　将混匀的脑脊液用 1% 乙酸溶液稀释后进行计数。为剔除因出血所致的白细胞数，用下式进行校正。

$$脑脊液白细胞校正数 = 脑脊液白细胞测定值 - 出血增加的白细胞数$$
$$出血增加的白细胞数 = 外周血白细胞数 × 脑脊液红细胞数 / 外周血红细胞数$$

3. 参考区间　正常人脑脊液中无红细胞，仅有少量白细胞。白细胞计数：成人为（0 ~ 8）× 10^6/L；儿童为（0 ~ 15）× 10^6/L；新生儿为（0 ~ 30）× 10^6/L。脑脊液以淋巴细胞及大单核细胞为主，两者之比约为 7 : 3，偶见内皮细胞。

4. 注意事项

（1）计数应及时进行，以免脑脊液凝固，使结果不准确。

（2）细胞计数时，应注意新型隐球菌与白细胞的区别。前者不溶于乙酸，加优质墨汁后可见不着色的荚膜。

（3）计数池用后，应用 75% 酒精消毒 60 分钟。忌用酚消毒，因会损伤计数池的刻度。

（三）细胞分类

1. 直接分类法　白细胞计数后，将低倍镜换为高倍镜，直接在高倍镜下根据细胞核的形态分别计数单个核细胞（包括淋巴细胞及单核细胞）和多核细胞，应数 100 个白细胞，并以百分率表示。若白细胞少于 100 个应直接写出单核、多核细胞的具体数字。

2. 染色分类法　如直接分类不易区分细胞时，可将脑脊液离心沉淀，取沉淀物 2 滴，加正常血清 1 滴，推片制成均匀薄膜，置室温或 37 ℃温箱内待干，进行瑞氏染色后用油镜分类。如见有不能分类的细胞，应请示上级主管，并另行描述报告，如脑膜白血病或肿瘤细胞等。

3. 参考区间　脑脊液白细胞分类计数中，淋巴细胞：成人 40%～80%，新生儿 5%～35%；单核细胞：成人 15%～45%，新生儿 50%～90%；中性粒细胞：成人 0～6%，新生儿 0～8%。

4. 临床意义

（1）中枢神经系统病变的脑脊液，细胞数可增多，其增多的程度及细胞的种类与病变的性质有关。

（2）中枢神经系统病毒感染、结核性或霉菌性脑脊髓膜炎时，细胞数可中度增加，常以淋巴细胞为主。

（3）细菌感染时（化脓性脑脊髓膜炎），细胞数显著增加，以中性粒细胞为主。

（4）脑寄生虫病时，可见较多的嗜酸性粒细胞。

（5）脑室出血或蛛网膜下隙出血时，脑脊液内可见多数红细胞。

五、细菌直接涂片检查

（一）革兰染色

临床怀疑流行性脑脊髓膜炎或化脓性脑脊髓膜炎时，应作细菌学涂片检查，未治疗细菌性脑脊髓膜炎患者革兰染色阳性率可达 60%～80%。操作如下。

（1）将脑脊液立即以 2 000 转/分离心 15 分钟，取沉淀物涂片 2 张。

（2）涂片应在室温中，或置 37 ℃温箱中干燥，切勿以火焰烤干。

（3）已干燥涂片经火焰固定后，一张涂片用 0.5%～1% 亚甲蓝染色 30 秒，另一张做革兰染色。

（4）注意细胞内外的细菌形态，报告时应具体描述。

（二）抗酸染色

临床怀疑为结核性脑脊髓膜炎时，应做抗酸染色。单张涂片抗酸染色阳性率较低，但如将检查涂片增至 4 张，阳性率可达 80% 以上。

（三）湿片浓缩检查

可查见原虫、蠕虫感染等。

六、真菌检查——新型隐球菌检查

（1）取脑脊液，以 2 000 转/分离心 15 分钟，以沉淀物作涂片，加优质经过滤的细墨汁 1 滴，混合，加盖玻片检查。

（2）先用低倍镜检查，如发现在黑色背景中有圆形透光小点，中间有一细胞大小的圆形物质，即转用高倍镜仔细观察结构，新型隐球菌直径 5～20 μm，可见明显的厚荚膜，并有出芽的球形孢子。

（3）每次镜检应用空白墨水滴作为对照，以防墨汁污染。

（4）新型隐球菌患者约有 50% 阳性率。

报告方式：墨汁涂片找到"隐球菌属"。

七、脑脊液分光分析法检查

1. 原理　当红细胞混入脑脊液后，经过一定时间，红细胞破坏，可释放出血红蛋白，以氧合血红蛋白、高铁血红蛋白（MetHb）或胆红素等色素形式存在。它们的最大吸收峰值有差异，可用分光光度法鉴别。

2. 器材　可用波长能自动扫描的各类型分光光度计或国产 721 型分光光度计等。

3. 操作

（1）取得脑脊液后，立即以 3 000 转/分离心 5 分钟。

（2）上清液在分光光度计上自动描记，波长选择 220~700 nm。用蒸馏水调空白，然后按吸收曲线形态和吸光度数值加以分析，如病理标本致脑脊液色泽过深者，可用生理盐水稀释 3~5 倍后再扫描。

（3）如没有连续自动描记的分光光度计，可分别在 415 nm、460 nm、540 nm、575 nm、630 nm 波长读取吸光度。

4. 结果判断

（1）正常脑脊液，仅可见 280 nm 处的蛋白吸收峰，而无其他吸收峰出现。

（2）如在 415 nm、460 nm、540 nm、575 nm、630 nm 有色素吸收峰为阳性。

（3）HbO_2 为主时，最大吸收峰在 415 nm；出现少量 MetHb 后，最大吸收峰向 406 nm 移动，同时 630 nm 处出现 MetHb 另一特异吸收峰；若脑脊液中以 MetHb 为主时，最大吸收峰移至 406 nm。

5. 注意事项

（1）临床上采取脑脊液标本时，应按先后两管收集法立即送检。这样将先后两管脑脊液的分光分析结果进行比较，将有助于损伤血性脑脊液与病理血性脑脊液的鉴别。

（2）穿刺损伤的血性脑脊液标本如未及时检验，则可因红细胞在试管内破坏后释出血红蛋白，造成假阳性。

6. 临床意义

（1）新鲜出血时，氧合血红蛋白出现最早，经 2~3 天达最高值，以后逐渐减低。而胆红素则在 2~3 天后开始出现，并逐渐增高。如在蛛网膜下隙出血的脑脊液中，发病 2 小时内即可发现氧合血红蛋白，3~4 天后出现胆红素吸收峰，其量逐渐增加，而氧合血红蛋白则有减少的倾向，至第 3 周，逐渐吸收消失。

（2）脑脊液中氧合血红蛋白的出现，可作为新鲜出血或再出血的指标；高铁血红蛋白的出现，为出血量增多或出血时间延长的标志；胆红素的出现可说明为陈旧性出血。

第二节　精液的检查

一、标本收集

（1）在 3 个月内检查 2 次至数次，两次间隔应大于 7 天，但不超过 3 周。

（2）采样前至少禁欲 3 天，但不超过 7 天。

（3）采样后 1 小时内送到检验科。

（4）用清洁干燥广口塑料或玻璃小瓶收集精液，不宜采用避孕套内的精液。某些塑料容器具有杀精子作用，但是否合适应事先做试验。

（5）应将射精精液全部送验。

（6）传送时温度应在 20~40 ℃。

（7）容器必须注明患者姓名和（或）识别号（标本号或条码），标本采集日期和时间。

（8）和所有体液一样，精液也必须按照潜在生物危害物质处理，因为精液内可能含有肝炎病毒、人类免疫缺陷病毒和疱疹病毒等。

二、一般性状检查

一般性状检查包括记录精液量、颜色、透明度、黏稠度和是否液化。

1. 外观　正常精液呈灰白色或乳白色，不透明。棕色或红色提示出血。黄色可能服用某种药物。精子浓度低时精液略显透明。

正常精液是一种均匀黏稠的液体，射精后立即凝固，30 分钟后开始液化。若液化时间超过 60 分钟考虑为异常，应记录这种情况。正常精液可含有不液化的胶冻状颗粒。

2. 量 用刻度量筒或移液管测定。正常一次全部射精精液量约 2~5 mL。精液量过多或过少是不育的原因之一。

3. 黏稠度 在精液全部液化后，用 Pasteur 滴管吸入精液，然后让精液依靠重力滴落，并观察拉丝长度。正常精液呈水样，形成不连续小滴。黏稠度异常时，形成丝状或线状液滴（长度大于 2 cm）。也可使用玻璃棒或注射器测定黏稠度。

4. 酸碱度 用精密试带检查。正常人 pH 为 7.2~8.0，平均为 7.8。

三、精子存活率

精子存活率用活精子比例来反映。

（一）伊红染色法

1. 试剂 5 g/L 伊红 Y 染色液：伊红 Y 0.5 g，加生理盐水至 100 mL。

2. 操作

（1）在载玻片上加新鲜精液和伊红溶液各 1 滴，混匀后，加上盖玻片，30 秒后在高倍镜下观察，活精子不着色，死精子染成红色。

（2）计数 200 个精子，计算未着色（活精子）的百分率。

（二）伊红—苯胺黑染色法

1. 试剂

（1）10 g/L 伊红 Y 染色液：伊红 1 g，加蒸馏水至 100 mL。

（2）100 g/L 苯胺黑染色液：苯胺黑 10 g，加蒸馏水至 100 mL。

2. 操作

（1）取小试管，加新鲜精液和伊红溶液各 1 滴，混匀。

（2）30 秒后，加苯胺黑溶液 3 滴，混匀。

（3）30 秒后，在载玻片上，加精液—伊红—苯胺黑混合液 1 滴，制成涂片，待干。

（4）油镜下观察，活精子为白色，死精子染成红色，背景呈黑色，计数 200 个精子，计算未着色活精子的百分率。

（三）精子低渗膨胀试验（HOS）

1. 试剂 膨胀液：枸橼酸钠 0.735 g，果糖 1.351 g，加蒸馏水至 100 mL。膨胀液分装后于 -20 ℃ 冷冻保存，使用前解冻，并充分混匀。

2. 操作

（1）取小试管，加 1 mL 膨胀液，37 ℃ 预温 5 分钟。

（2）加 0.1 mL 液化精液，轻轻搅匀，在 37 ℃ 孵育至少 30 分钟。

（3）在相差显微镜下观察精子，膨胀精子为尾部形状发生变化的精子，即活精子（图 6-1）。计数 200 个精子，计算膨胀精子的百分率。

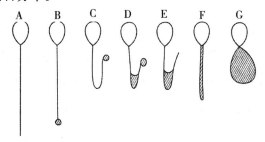

图 6-1 低渗情况人类精子典型变化图

A. 无变化；B~G. 尾部变化的不同类型，画线部分代表尾部膨胀区

3. 参考区间　在排精 30~60 分钟内,70% 以上的精子应为活精子。精子低渗膨胀试验应有 60% 以上精子出现尾部膨胀。

4. 注意事项

(1) 如室温低于 10 ℃时,应将标本先放入 37 ℃温育 5~10 分钟后镜检。

(2) 某些标本试验前就有尾部卷曲的精子,在 HOS 试验前,计算未处理标本中尾部卷曲精子的百分数,实际 HOS 试验结果百分率就等于测定值减去未处理标本中尾部卷曲精子的百分率。

(3) HOS 也是精子尾部膜功能试验。

四、精子活力

WHO 推荐一种无须复杂设备而能进行简单精子活力分级的方法。

1. 操作　取 10 μL 标本涂片,连续观察至少 5 个视野,对 200 个精子进行分级,首先计数 a 级和 b 级精子,随后在同一视野内计数 c 级和 d 级精子。

2. 结果判断　根据下述标准把精子活力分为 a、b、c、d 四级。

a 级:快速前向运动。37 ℃时速度 ≥25 μm/s,或 20 ℃速度 ≥20 μm/s(25 μm 大约相当于精子 5 个头部的长度,或半个尾部的长度)。

b 级:慢速或呆滞的前向运动。

c 级:非前向运动 (<5 μm/s)。

d 级:不动。

3. 参考区间　正常精液采集后 60 分钟内,a 级 + b 级精子达 50% 以上。

五、精子计数

1. 试剂　精子稀释液:碳酸氢钠 5 g,40% 甲醛溶液 1 mL,蒸馏水 100 mL,待完全溶解过滤后使用。

2. 操作

(1) 于小试管内加精子稀释液 0.38 mL,吸液化精液 20 μL,加入稀释液内摇匀。

(2) 充分摇匀后,滴入改良 Neubauer 血细胞计数池内,静置 1~2 分钟,待精子下沉后,以精子头部作为基准进行计数。

(3) 如每个中央中方格内精子少于 10 个,应计数所有 25 个中方格内的精子数。

(4) 如每个中央中方格内精子在 10~40 个,应计数 10 个中方格内的精子数。

(5) 如每个中央中方格内精子多于 40 个,应计数 5 个中方格内的精子数。

3. 结果判断

$$精子数 = \frac{计数结果}{计数中方格数} \times 25 \times \frac{1}{计数池高度} \times 20 \times 10^3 /mL$$

$$= \frac{计数结果}{计数中方格数} \times \frac{1}{计数池高度} \times 5 \times 10^5 /mL$$

4. 参考区间　正常男性 $\geq 20 \times 10^6 /mL$。

5. 注意事项

(1) 收集精液前避免性生活 3~7 天。收集精液标本后应在 1 小时内检验,冬季应注意保温。

(2) 出现一次异常结果,应隔 1 周后复查,反复查 2~3 次方能得出比较准确的结果。

(3) 如低倍镜、高倍镜检查均无精子,应将精液离心沉淀后再涂片检查,如两次均无精子,报告"无精子"。

六、精子形态观察

1. 试剂　改良巴氏染色液、Shorr 染色液、Diff-Quik 快速染色液,商品化染色液一般质量均佳,但实验室也可自行配制。

2. 操作

（1）在载玻片上滴 1 滴精液，约 5 ~ 20 μL，采用压拉涂片法或推片法制片。

（2）待干后，巴氏染色法用等量 95% 酒精和乙醚混合液固定 5 ~ 15 分钟；Shorr 染色法用 75% 酒精固定 1 分钟；Diff-Quik 快速染色法用甲醇固定 15 秒。

（3）作改良巴氏、Shorr 或 Diff-Quik 染色，然后在油镜下观察。

（4）精子头部顶体染成淡蓝色，顶体后区域染成深蓝色，中段染成淡红色，尾部染成蓝色或淡红色，细胞质小滴位于头部后面或中段周围，巴氏染色染成绿色。

3. 结果判断　评估精子正常形态时应采用严格标准，只有头、颈、中段和尾部都正常的精子才正常。精子头的形状必须是椭圆形，巴氏染色精子头部长 4.0 ~ 5.0 μm，宽 2.5 ~ 3.5 μm，长宽之比应在 1.50 ~ 1.75，顶体的界限清晰，约占头部的 40% ~ 70%。中段细，宽度 < 1 μm，约为头部长度的 1.5 倍，且在轴线上紧贴头部，细胞质小滴应小于正常头部大小的一半。尾部应是直的、均一的，比中段细，非卷曲，其长约为 45 μm。

所有形态学处于临界状态的精子均列为异常。①头部缺陷：大头、小头、锥形头、梨形头、圆头、无定形头、有空泡头、顶体过小头、双头等。②颈段和中段缺陷：颈部弯曲、中段非对称地接在头部、粗的或不规则中段、异常细的中段等。③尾部缺陷：短尾、多尾、发卡形尾、尾部断裂、尾部弯曲、尾部宽度不规则、尾部卷曲等。

4. 参考区间　正常人精液中正常形态者 ≥ 30%（异常精子应少于 20%，如超过 20% 为异常）。WHO 参考范围见表 6-1。

表 6-1　WHO 精液检查参考区间

	检查项目	1987 年	1992 年	1999 年
	射精量（mL）	≥2	≥2	≥2
	pH	7.2 ~ 8.0	7.2 ~ 8.0	≥7.2
	精子计数（10^6/mL）	≥20	≥20	≥20
	总精子数/射精（10^6/次）	≥40	≥40	≥40
	精子形态（% 正常）	≥50	≥30	≥15* （严格正常标准）
	精子存活率（%）	≥75	≥75	≥50
精子活力	（a、b、c、d 级）a 级（%）	≥25	≥25	≥25
	a 级 + b 级（%）	≥50	≥50	≥50

注：* 表中列举了 WHO 1987—1999 年的精液检查参考区间，其中主要差别为精子正常形态百分率，严格正常标准精子是 Kruger 等研究的成果，形态正常百分率仅为 WHO 1992 年版标准的 1/2，但是，应用此参考区间涉及专业培训和实践，目前与我国情况不一定相适应，各实验室应根据实际情况建立自身的参考区间。如果正常形态的精子数低于 15% 时，体外受精率降低。

七、精子凝集

精子凝集是活动精子以各种方式，如头对头，尾对尾或头对尾等彼此粘在一起。以分级方式报告，从"－"（没有凝集）~ "＋＋＋"（所有可动的精子凝集到一起）。凝集的存在，提示可能为免疫因素引起不育。

八、非精子细胞

精液含有的非精子细胞成分，称为"圆细胞"，这些细胞包括泌尿生殖道上皮细胞、前列腺细胞、生精细胞和白细胞。正常人精液中圆细胞 < 5×10^6/mL。

正常精液中白细胞，主要是中性粒细胞，数量不应超过 1×10^6/mL。过多提示感染，为白细胞精子症。

九、其他成分

精液中可以有结晶体、卵磷脂小体、淀粉样体、脂滴、脱落上皮细胞等。

十、参考区间

具体内容见表6-1。

十一、临床意义

（1）正常精液呈灰白色，久未排精者可呈淡黄色；离体30分钟后，完全液化。根据精液检查结果，临床上常用于诊断男子不育症及观察输精管结扎术后的效果。

（2）正常精子活力一般在 a 级≥25%。如活力 a 级＜25%；a 级＋b 级＜50%可成为男性不育的原因。

（3）精索静脉曲张症患者精液中常出现形态不正常的精子。

（4）血液中有毒性代谢产物，接触铅等污染物，应用大剂量放射线及细胞毒药物等可使精子形态异常。

第三节　阴道分泌物的检查

阴道分泌物是女性生殖系统分泌的液体，其中主要是由阴道分泌的液体。

一、清洁度

取阴道分泌物，用生理盐水涂片，高倍镜检查，根据所含白细胞（或脓细胞）、上皮细胞、杆菌、球菌的多少，分成Ⅰ～Ⅳ度，判定结果见表6-2。

表6-2　阴道涂片清洁度判定表

清洁度	杆菌	球菌	上皮细胞	脓细胞或白细胞个数
Ⅰ	多	—	满视野	0～5 个/高倍视野
Ⅱ	中	少	1/2 视野	5～15 个/高倍视野
Ⅲ	少	多	少	15～30 个/高倍视野
Ⅳ	—	大量	—	>30 个/高倍视野

清洁度在Ⅰ～Ⅱ度内视为正常，Ⅲ、Ⅳ度为异常，多数为阴道炎，可发现阴道霉菌、阴道滴虫等病原体。

单纯不清洁度增高而不见滴虫、霉菌者，可见于细菌性阴道炎。

二、滴虫检查

阴道滴虫呈梨形，比白细胞大2倍，顶端有鞭毛4根，在25～42 ℃温度下可活动。因此，在寒冷天，标本要采取保温措施。滴虫活动的最适 pH 为5.5～6.0。

三、霉菌检查

在湿片高倍镜下见椭圆形孢子，革兰染色油镜下可见革兰阳性孢子或假菌丝与出芽细胞相连接，呈链状及分支状。找到阴道霉菌是霉菌性阴道炎的诊断项目。

四、线索细胞及胺试验

是加德纳菌、动弯杆菌属等阴道病的实验室诊断依据。

1. 线索细胞　为阴道鳞状上皮细胞黏附大量加德纳菌及其他短小杆菌后形成。生理盐水涂片高倍镜下可见该细胞边缘呈锯齿状，细胞已有溶解，核模糊不清，其上覆盖有大量加德纳菌及厌氧菌，使其表面毛糙，出现斑点和大量的细小颗粒。涂片革兰染色后，显示黏附于脱落上皮细胞内的细菌为革兰阴性或染色不定的球杆菌，其中，柯氏动弯杆菌是一短小的（平均约为 1.5 μm）革兰染色不定菌，羞怯动弯杆菌是一长的（平均约为 3.0 μm）革兰染色阴性菌，阴道加德纳菌是一种微需氧的、多形性的革兰染色不定杆菌。线索细胞是诊断细菌性阴道病的重要指标。

2. pH　pH 试纸法检查。细菌性阴道病 pH > 4.5。

3. 胺试验　阴道分泌物加 2.5 mol/L KOH 溶液时出现鱼腥样气味。细菌性阴道病呈阳性。

第四节　痰液的检查

痰液是肺泡、支气管和气管的分泌物。痰液检查对某些呼吸系统疾病如肺结核、肺吸虫、肺肿瘤、支气管哮喘、支气管扩张及慢性支气管炎等的诊断、疗效观察和预后判断有一定价值。

一、标本收集

痰液标本收集法因检验目的不同而异，但所用容器须加盖，痰液勿污染容器外（用不吸水容器盛留）。

（1）痰液的一般检查应收集新鲜痰，患者起床后刷牙，漱口（用 3% H_2O_2 及清水漱 3 次），用力咳出气管深处真正的呼吸道分泌物，而勿混入唾液及鼻咽部分泌物。

（2）细胞学检查用上午 9∶00～10∶00 点深咳的痰液及时送检（清晨第一口痰在呼吸道停留时久，细胞变性而结构不清），应尽量送含血的病理性痰液。

（3）浓缩法找抗酸杆菌应留 24 小时痰（量不少于 5 mL），细菌检验应避免口腔、鼻咽部分泌物污染。

（4）幼儿痰液收集困难时，可用消毒棉拭子刺激喉部引起咳嗽反射，用棉拭子采取标本。

（5）观察每日痰排出量和分层时，须将痰放入广口瓶内。

（6）检验完毕后的标本及容器应煮沸消毒 30～40 分钟，痰纸盒可烧毁，不能煮沸的容器可用 5% 苯酚或 2% 来苏儿溶液消毒后才能用水冲洗。

二、检查方法

（一）一般性状检查

1. 痰量　正常人无痰或仅有少量泡沫痰。在呼吸系统疾病时，痰量可增多，达到 50～100 mL。痰液大量增加见于支气管扩张、肺结核、肺内慢性炎症、肺空洞性病变。肺脓肿或脓胸的支气管溃破时，痰液呈脓性改变。

2. 颜色　有白色、黄色、铁锈色、绿色、黑色等。

3. 性状　有黏液性、黏液脓性、脓性、浆液性、血性、泡沫状等。

4. 血液　记录血丝、血块、血痰混合（注意颜色鲜红或黯红）。

5. 有无异常物质　将痰置于培养皿内，衬以黑色背景，用两只竹签挑动，使其展开成薄层后，观察有无支气管管型、库什曼螺旋体、栓子、肺结石、肺组织坏死的碎片或干酪块等。

6. 临床意义　通常呈无色或灰白色。化脓感染时，可呈黄绿色；明显绿色见于铜绿假单胞菌感染；大叶性肺炎时可呈铁锈色；阿米巴肺脓肿时可呈咖啡色；呼吸系统有病变时可呈黏液性、浆液性、脓性、黏液脓性、浆液脓性、血性等。

（二）显微镜检查

选择脓样、干酪样或带脓样血液部分，取 1 小块置于载玻片上，直接与生理盐水混合，涂成薄片，加盖片后轻压之，用低倍镜及高倍镜检查。注意有无红细胞、白细胞、上皮细胞、弹力纤维、库什曼螺旋体、夏科—雷登结晶、胆红素结晶、硫黄样颗粒（放线菌块）、真菌孢子、心力衰竭细胞、载炭细胞、癌细胞等。

（三）寄生虫检查

痰中可能查见肺吸虫卵、溶组织内阿米巴滋养体、棘球蚴的原头蚴、粪类圆线虫幼虫、蛔蚴、钩蚴、尘螨等；卡氏肺孢子虫的包囊也可出现于痰中，但检出率很低。

1. 肺吸虫卵检查　可先用直接涂片法检查，如为阴性，改为浓集法集卵，以提高检出率。

直接涂片法：在洁净载玻片上先加 1～2 滴生理盐水，挑取痰液少许。最好选带铁锈色的痰，涂成痰膜，加盖玻片镜检。如未发现肺吸虫卵，但见有夏科—雷登结晶，提示可能是肺吸虫患者，多次涂片检查为阴性者，可改用浓集法。

浓集法：收集 24 小时痰液，置于玻璃杯中，加入等量 10% NaOH 溶液，用玻璃棒搅匀后，放入 37 ℃温箱内，数小时后痰液成稀液状。分装于数个离心管内，以 1 500 转/分离心 5～10 分钟，弃去上清液，取沉渣数滴涂片检查。

2. 溶组织内阿米巴大滋养体检查　取新鲜痰液作涂片。天冷时应注意镜台上载玻片保温。高倍镜观察，如为阿米巴滋养体，可见其伸出伪足并做定向运动。

3. 其他　蠕虫幼虫及螨类等宜用浓集法检查。

（四）嗜酸性粒细胞检查

取痰液做直接涂片，干燥后用瑞氏或伊红—亚甲蓝染色液染色，油镜下计数 100 个白细胞，报告嗜酸性粒细胞所占的百分数。

（五）细菌检查

取痰液涂成薄片，干燥后行革兰染色，查找肺炎链球菌、螺旋体、梭形杆菌、霉菌等；用抗酸染色找抗酸杆菌。

（六）其他检查

分泌型 IgA、乳酸脱氢酶、唾液酸等检查。正常人痰中分泌型 IgA 为（2.03 ± 0.21）g/L，在慢性支气管炎急性发作时可降低，治疗后可回升。

慢性支气管炎患者痰中乳酸脱氢酶、唾液酸是正常人的 1.5 倍甚至更多，治疗后明显减少，因此可反映临床疗效。

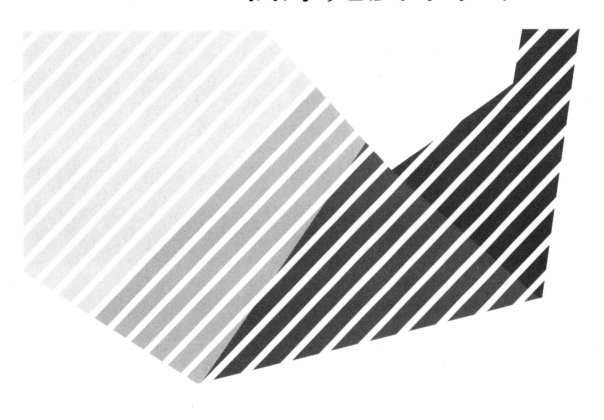

第三篇

临床免疫学检验

第七章

酶免疫技术

酶免疫分析（EIA）是标记免疫分析中的一项重要技术，是以酶标记的抗体（抗原）作为主要试剂，将抗原抗体反应的特异性和酶催化底物反应的高效性和专一性结合起来的一种免疫检测技术。作为经典的三大标记技术之一，EIA 是 1971 年由 Engvall、Perimann 和 Van Weeman Schuurs 两个团队分别发明的，他们使用酶替代了放射性核素而制备的酶标记试剂，建立一种新的检测方法。后来随着杂交瘤技术的问世，EIA 得到了极大的发展。酶免疫分析是一种非放射性标记免疫分析技术，以酶标记抗原或抗体作为示踪物，由高活性的酶催化底物显色或发光，达到定量分析的目的。因试剂稳定，无放射性污染且分析形式日趋多样化、简易灵活，临床应用广泛而倍受重视。最初应用的 EIA 技术，多采用 HRP 标记抗体或抗原，灵敏度不高。后来逐步发展了各种放大体系，如底物循环放大体系、酶联级放大体系、生物素—亲和素放大体系、脂质体或红细胞等作为标记物载体以包载大量标记物的放大体系，以及采用 PCR 技术的 PCR-EIA 分析，使灵敏度有很大改进。随着这些技术的不断进步，特别是化学发光和电化学发光技术的应用，酶免疫技术的灵敏度和自动化程度得到明显提高，应用范围不断扩大。当前，酶免疫技术与其他现代化技术的融合发展，使其在医学和生物学等各个领域得到广泛应用。

第一节　酶标记物的制备

一、酶的要求

酶标记物通过化学反应让酶与抗体或抗原形成复合物。酶标记物包括酶标记抗原、酶标记抗体和酶标记 SPA 等。酶标记物质量的好坏直接影响酶免疫技术的效果，是酶免疫反应中最为关键的试剂。理论上，凡对抗体（或抗原）无毒性且又具有高催化效率的酶，均可以用作标记酶。但是根据酶免疫技术的要点，理想的酶应符合下列要求：性质稳定，活性高，分解底物的能力强，并且对人体无危害；特异性好，即作用于底物的专一性强，对低浓度底物产生较高的催化反应率；易与抗原或抗体结合，结合后不影响抗原抗体的反应性，酶与抗原抗体结合后仍保持其酶活性；酶催化底物后产生的有色信号产物易于测量，且方法简单，敏感性和重复性好；有较高的纯度，杂蛋白含量少，来源方便，易于制备和保存。

二、常用标记酶的种类

具备以上要求的酶并不多见，目前最常用的酶为辣根过氧化酶（HRP）和碱性磷酸酶（ALP）、β半乳糖苷酶（β-Gal）、葡萄糖氧化酶（GOD），在商品 ELISA 试剂中应用的酶尚有酸性磷酸酶、葡萄糖淀粉酶、乙酰胆碱酶等，其中 HRP、ALP 和 β 半乳糖苷酶应用比较广泛，GOD 常用于免疫组织化学中。

1. 辣根过氧化酶（HRP）　　HRP 广泛分布于植物界，辣根中含量最高，为无色的糖蛋白和棕色的亚铁血红素结合而成的复合物，相对分子质量为 44 kD。主酶与活性无关，主酶及其所含有的杂蛋白的吸收峰在 275 nm 处，辅基是酶活性基团，其最大吸收峰在 403 nm。二者的比值 OD_{403}/OD_{275} 为酶的纯度，纯度通常用纯度数（RZ）来表示。RZ>3 表示酶活性基团在 HRP 中的含量高，RZ<2.5 则表示纯度不够，需要重新纯化。酶活性用 U 表示：即在一定条件下，1 分钟将 1 μmol 底物转化为产物所需的酶量。用作标记的 HRP 其 RZ 要大于 3，活力要求大于 250 U/mg。HRP 的储存条件：干燥的 HRP 蛋白冷冻储存，-20 ℃ 可长期稳定保存。临床使用较多的酶结合物常低温保存在一定的基质溶液中。基质溶液成分主要包括 1.36 mol/L 甘油、10 mmol/L 磷酸钠、30 μmol/L 牛血清白蛋白和 20 μmol/L 的细胞色素 C，pH 保持在 7.4，酶结合物可以在此保存条件下稳定数年。HRP 对热及有机溶剂的作用相对稳定，而酸对 HRP 有较强的抑制作用。氟化钠对 HRP 也有明显的抑制作用，所以，为防止酶失活，应避免使用叠氮钠作为酶结合物的防腐剂。

2. 碱性磷酸酶（ALP）　ALP 是一种磷酸酯水解酶，从小牛肠黏膜或大肠埃希菌中提取，相对分子质量约为 80kD，最适 pH 为 8.0（菌源性）和 9.6（肠源性）。其作用机制是催化磷酸酯水解释放出无机磷酸盐而显色，或者通过水解产生的磷酸与钼酸反应生成的产物在还原剂的作用下，对生成的蓝色产物进行测定。ALP 用于酶免疫测定时应注意，含有磷酸盐的缓冲液会抑制 ALP 的活性。因此，在实验时对注明使用 ALP 作为标记酶的试剂盒，不能使用常规使用的磷酸盐缓冲液（PBS）作为洗涤液。因为 PBS 中含有较高浓度的磷离子，能抑制碱性磷酸酶的活性。最初，是由 Bulman 等使用 ALP 标记抗体。其灵敏度一般高于 HRP 系统，空白值也较低，但是由于 ALP 本身的一些缺点如稳定性差、获取困难等，其应用受到一定的限制，不如 HRP 系统广泛。

3. β 半乳糖苷酶（β-Gal）　β-Gal 是来源于大肠埃希菌中的一种蛋白酶，形成四聚体的聚集体，相对分子质量约为 540kD，最适 pH 为 6.0 ~ 8.0。由于人血中缺乏这种酶，利用 β-Gal 制备的酶标记物用于检测时不易受到内源性酶的干扰，特异性较强，常用于均相酶免疫测定中。

三、常用底物

1. 辣根过氧化物酶（HRP）作用底物　HRP 的作用受氢体为 H_2O_2，催化时需要供氢体 DH_2，在 DH_2 存在时，HRP 与 H_2O_2 反应非常迅速而且专一。H_2O_2 在浓度为 30% 时容易分解，为保证检测结果的质量，常将其浓度限制在 2 ~ 6 mmol/L，这点常在实际工作中为大家所忽略。供氢体也称为底物，使用的种类较多，常包括邻苯二胺（OPD）、四甲基联苯胺（TMB）、联大茴香胺（OD）、邻苯甲苯胺（OT）、5-氨基水杨酸（5-ASA）。比较常用的为 TMB、OPD、OD。但 OPD 有致癌作用，使用时应注意。

（1）四甲基联苯胺（TMB）：目前较好的作用底物，TMB 与 HRP 反应后显蓝色，加入硫酸终止反应后变为黄色。在其最大吸收峰 450 nm 处测定。TMB 具有的优点：稳定性好，显色过程中无须避光，无致癌性等。目前为 ELISA 实验中应用最广泛的底物，缺点是水溶性较差。

（2）邻苯二胺（OPD）：是 HRP 最为敏感的色原底物之一。OPD 在 HRP 作用下显黄色，在 492 nm 处有最大吸收峰。虽然 OPD 的敏感性较好，但是其稳定性稍差，需在配制后 1 小时内使用，并且显色过程中须避光。另外，OPD 具有潜在的致癌性。因此，目前商品化试剂中已不如 TMB 常用。

2. 碱性磷酸酶（ALP）的底物　ALP 的底物也有多种，选用不同的底物，生成不同颜色的终产物。以萘酚和快蓝为底物可以生成蓝色产物，而用快红代替快蓝则生成红色不溶性沉淀。目前常用对硝基苯磷酸酯（p-NPP）作为反应底物，与 ALP 反应后生成黄色的硝基酚，反应终止液常用氢氧化钠溶液。生成的产物硝基酚的最大吸收峰在 405 nm。

3. β 半乳糖苷酶　β 半乳糖苷酶的底物常用 4-甲基伞基-β-D 半乳糖苷，经酶水解后产生荧光物质 4-甲基伞酮，可用荧光计检测。荧光的放大作用大大提高了方法的敏感度，较 HRP 高 30 ~ 50 倍。但是需要荧光检测仪，常用于均相酶免疫测定中。

免疫技术常用的酶及其底物见表7-1。

表7-1　免疫技术常用的酶及其底物

酶	底物	显色反应	测定波长（nm）
辣根过氧化物酶	邻苯二胺	橘红色	492
	四甲基联苯胺	黄色	460
	氨基水杨酸	棕色	449
	邻联苯甲胺	蓝色	425
	2，2′-连氨基-2（3-乙基-并噻唑啉磺酸-6）铵盐	绿蓝色	642
碱性磷酸酶	4-硝基酚酸盐（PNP）	黄色	400
	萘酚-AS-Mx 磷酸盐＋重氮盐	红色	500
葡萄糖氧化酶	ABTS＋HRP＋葡萄糖	黄色	405~420
	葡萄糖＋甲硫酚嗪＋噻唑蓝	深蓝色	405~420
β 半乳糖苷酶	甲基伞酮基半乳糖苷（4MuG）	荧光	360~450
	硝基酚半乳糖苷（ONPG）	黄色	420

四、酶标记抗原或抗体

酶标记的抗原或抗体称为结合物，是酶免疫技术的核心组成部分。酶结合物即酶标记的免疫反应物（抗体或抗原），是通过适当的化学反应或免疫学反应，让抗体或抗原分子以共价键或其他形式与酶蛋白分子相偶联，形成酶标抗体或酶标抗原。该结合物保留原先的免疫学活性和酶学活性，所以既有抗原—抗体反应的特异性，又有酶促反应的生物放大效应。制备高质量的酶结合物，在酶免疫技术中是至关重要的，直接影响酶免疫技术的效果。酶免疫测定试剂盒的有效使用期限就是根据酶标记物的稳定性而定。

1. 酶标记抗体或抗原的制备　酶标记物的制备是酶免疫技术中一个非常关键的环节，高质量的酶标抗体（抗原）与酶、抗体（抗原）等原材料和标记方法息息相关。常用的抗体（抗原）酶标记方法有交联法和直接法两种。交联法是以双功能试剂作为"桥"，分别与酶和抗体（抗原）形成结合物。因此交联试剂具有至少两个与蛋白质结合的反应基团，如果反应基团相同即为同源双功能交联剂，反之则为异源双功能交联剂。直接法是先采用过碘酸钠活化酶蛋白分子，然后再与抗体（抗原）结合。下面以 HRP 标记抗体为例，分别介绍两种标记方法的基本原理。

（1）待标记抗体或抗原的条件：抗体和抗原的质量是试验成功与否的关键因素。要求所用抗原纯度高、杂蛋白含量少，且保持抗原完整性；抗体效价高且亲和力强以及比活性高，并且能够规模化生产。标记抗体的方法还具备以下条件：技术方法简单，产率高；不影响酶和抗体（抗原）的生物活性；酶标记物本身不发生聚合。

（2）戊二醛交联法：戊二醛是一种双功能团试剂，它有两个相同的醛基，可以使酶与蛋白质或其他抗原的氨基通过它而偶联。利用戊二醛上的两个对称醛基，分别与酶和蛋白质分子中游离的氨基、酚基结合，形成 Schiff 碱而形成标记。此方法比较温和，可以在 4~40 ℃范围的缓冲溶液中进行，要求缓冲液 pH 为 6.0~8.0，分为一步法和二步法。一步法是直接把一定量的酶、抗体和戊二醛一同加入溶液中进行交联，然后用透析法或凝胶过滤法除去未结合的戊二醛即可得到酶结合物。此法虽然简单，操作方便，但由于抗体（抗原）和酶的赖氨酸数不同，交联产物不均一，除了酶—抗体结合物外，还会形成酶—酶、抗体—抗体的交联产物，因此产率较低。二步法则是先将相对过量的戊二醛与酶进行交联，透析除去未反应的戊二醛，再加入抗体（抗原），形成酶—戊二醛—抗体（抗原）的复合物。本法的优点是酶结合物均一，产率较高。

（3）改良过碘酸钠法：因过碘酸钠是强氧化剂，又称氧化交联法。目前是应用 HRP 标记蛋白最常用的方法。过碘酸钠能将酶活性无关的多糖（主要是甘露糖）的羟基氧化为醛基，后者即可与抗体蛋白中的游离氨基形成 Schiffs 碱形成交联，再加入硼氢化钠还原后，生成稳定的酶标结合物。为防止酶蛋白分子中氨基与醛基发生自身偶联反应，标记前需用 2，4-二硝基氟苯（DNFB）封闭酶蛋白中残存的 α 氨基和 ε 氨基。改良过碘酸钠法产率比戊二醛交联法高 3~4 倍。

2. 酶标记抗体的鉴定与纯化　酶结合物的质量直接关系到免疫酶技术中的定性、定位和定量结果。酶结合物的质量取决于交联用的酶和抗体的质量。对于制备的酶结合物质量的鉴定，通常需测定酶结合物的免疫活性和酶活性等。一般以琼脂扩散试验和免疫电泳来鉴定免疫活性，一般出现沉淀线后，再用生理盐水漂洗，若沉淀线不消失则表示酶标记物具有免疫活性。酶活性的测定可以用 ELISA 法直接测定，加入结合物后再添加底物，如果显色则具有酶活性。酶标记率的测定常用分光光度法分别测定酶标记物中酶后抗体（抗原），再用 OD_{403}/OD_{280} 计算其标记率。OD_{403} 表示酶中正铁血红素辅基的吸光度，即酶量；OD_{280} 表示抗体（抗原）—酶中色氨酸、酪氨酸的吸光度，它们的比值与酶和抗体抗原的摩尔比值高度正相关。

酶标记反应完成后，产生的是各种交联产物的混合物，除需要的标记物外，还有其他游离酶和抗体，以及其他酶—酶、抗体或抗原聚合物。基于实验要求，除需要的酶—抗体（抗原）结合物外，其余成分均应除去。常用的纯化方法是 50% 饱和硫酸铵沉淀法和 Sephadex G200 或 Sepharose-6B 层析纯化等。

3. 酶标记物的保存　酶标记物可以冻干长期保存；也可以保存在浓度为 33% 甘油或者牛血清白蛋白中，分装为小瓶后，可长期保存在 4 ℃或 0 ℃以下，避免反复冻融。保存 1~2 年活性不变。

第二节　酶免疫技术的类型

酶免疫技术一般分成酶免疫组化技术和酶免疫测定两大类。两者的区别主要是检测对象不同，前者主要检测组织切片或细胞涂片等标本的抗原；后者检测液体样品中的抗原或抗体。

根据抗原抗体反应后是否需要分离结合的与未结合的酶标记物，酶免疫测定而分为均相和异相两种类型，实际上所有的标记免疫测定均可分成这两类。如果反应后需要分离结合的与未结合的酶标记物并分别检测则为异相法，如果反应后不需要进行分离而直接检测则为均相法。以标记抗体检测标本中的待测抗原为例，通常在酶标抗体过量的情况下反应，反应原理如下：$Ab^*E + Ag \rightarrow AgAb^*E + Ab^*E$。

上面反应式中 Ag 表示待测抗原，Ab^*E 表示酶标记抗体，而 $AgAb^*E$ 则表示结合了待测抗原的酶标记物。如在与抗原反应后，先把 $AgAb^*E$ 与 Ab^*E 分离，然后测定 $AgAb^*E$ 或 Ab^* 中酶的量，最后推算出标本中的抗原量，这种方法称为异相法。若在抗原抗体反应后 $AgAb^*E$ 中的酶失去其活力，则不需对 $AgAb^*E$ 与 Ab^* 进行分离，可以直接测定游离的 Ab^* 的量，从而推算出标本中的 Ag 含量，这种方法称为均相法。

在异相法中，根据反应所依托的介质，可分为液相和固相酶免疫测定。抗原和抗体如在液体中反应，分离未结合的和结合的标记物的方法有多种。目前常用的酶免疫测定法为固相酶免疫测定。其特点是将抗原或抗体制成固相制剂，这样在与标本中抗体或抗原反应后，只需对固相介质进行洗涤，就可以达到抗原—抗体复合物与其他物质的分离，大大简化了操作步骤。例如 ELISA 检测技术成为目前临床检验中应用较广的免疫测定方法。

一、均相酶免疫分析

均相酶免疫分析属于竞争结合分析方法，是利用酶标记物与相应的抗体或抗原结合后，标记酶的活性会发生减弱或增强的原理，因此，可以不用分离结合酶标记物和游离酶标记物，然后测定标记酶的活性变化，从而推算抗原或抗体的量。均相酶免疫测定主要用于小分子激素、药物等半抗原的测定。均相酶免疫分析的优点是简化了操作步骤，减少分离操作误差，适合自动化测定。但反应中被抑制的酶活力较小，需用高灵敏度的光度计测定，并且还需考虑非特异的内源性酶、酶抑制剂和交叉反应的干扰。反应的温度也需要严格控制，其应用相对局限。最早取得临床实际应用的均相酶免疫分析是酶放大免疫分析，随着新的均相酶免疫试验的发展，目前最为成功的是克隆酶供体免疫分析技术。

（一）酶放大免疫分析

酶放大免疫分析技术（EMIT）是最早用于实际的均相免疫分析技术，它的基本原理是酶标记小分子半抗原后，保留酶活性及小分子半抗原的免疫反应性，而当酶标记的半抗原中的半抗原与相应的特异性抗体结合后，抗体与半抗原的结合使得抗体与标记酶密切接触，使得酶的活性中心受影响而酶活性被抑制。EMIT试剂盒中主要的试剂组分是：抗体、酶标记半抗原、酶的底物。检测对象为半抗原，酶标记半抗原与待测半抗原竞争性与试剂中抗体结合。

如果待测样本中特定的半抗原含量少，与抗体结合的酶标半抗原的比例就高，而游离的具有酶活性的酶标半抗原就少，加入底物后显色较浅，对应的就是酶活力的大小，因此反应后显色的深浅与待测样本中特定半抗原的含量呈正相关，从而推算出样本中半抗原的量。该方法中最常用的酶是葡萄糖-6-磷酸脱氢酶和溶菌酶。

（二）克隆酶供体免疫分析

克隆酶供体免疫分析（CEDIA）主要用于药物和小分子物质的测定，反应模式为竞争抑制法。其基本原理是：利用基因重组技术制备β-D-半乳糖苷酶的两种片段，大片段称为酶受体（EA），小片段称为酶供体（ED）。两个片段单独均无酶活性，但在适宜的条件下可自动装配成亚基，并聚合成具有酶活性的四聚体。CEDIA就是利用待测样本中的抗原和ED标记抗原在同一条件下与特异性抗体竞争性结合，形成两种抗原抗体复合物，由于ED标记抗原与抗体结合后产生空间位阻，不能再与EA结合，当反应平衡后，游离ED标记抗原与EA结合，形成具有活性的酶，此时加入底物测定酶活力，从而推算出待测样品中的抗原含量，酶活力大小与待测样本中抗原含量成正比。

二、异相酶免疫分析

相对于均相酶免疫分析，异相酶免疫分析的应用更为广泛。异相酶免疫分析的基本原理是抗原抗体反应平衡后，需采用适当的方法分离游离酶标记物和结合酶标记物，然后加入底物显色，进行测定，再推算出样品中待测抗原（或抗体）的含量。根据测定方法是否使用固相支持物，又分为液相酶免疫分析和固相酶免疫分析两类。

（一）液相酶免疫分析

液相酶免疫分析主要用于检测样品中微量的短肽激素和某些药物等小分子半抗原，其灵敏度可达纳克甚至皮克水平，与放射免疫分析的灵敏度相近。但因该方法具有更好的稳定性，且无放射性污染，故近年来有取代放射免疫测定的趋势。液相免疫分析根据样品抗原加样顺序及温育反应时相不同又分为平衡法和非平衡法。前者是将待测抗原（或标准品）、酶标记抗原及特异性抗体相继加入反应体系后，一起温育，待反应平衡后，再加入分离剂，离心沉淀后，弃上清（未与抗体结合的游离酶标记抗原），测定沉淀物（酶标记抗原抗体复合物）中酶活性，根据呈色光密度（OD）值绘制标准曲线，即可推算出样品中待检抗原的含量。而非平衡法则是先将待检抗原（或标准品）与抗体混合反应平衡，然后加入酶标记抗原继续温育，然后分离、测定（同平衡法）。非平衡法测定的灵敏度相对较高。

（二）固相酶免疫分析

固相酶免疫分析（SPEIA）是利用固相支持物作载体预先吸附抗体或抗原，使测定的免疫反应在其表面进行，再形成抗原抗体复合物，洗涤除去反应液中无关成分，固相载体上的酶标记物催化底物生成有色产物，测定光密度值，就可以推算样品中抗原或抗体的含量。因为将抗原或抗体吸附在固相载体上形成固相制剂，在与标本中抗体或抗原反应后，只需经过固相的洗涤，就可直接分离抗原抗体复合物与其他成分，大大简化了操作步骤。目前以聚苯乙烯等材料作固相载体的酶联免疫吸附试验的应用最广泛。

酶免疫技术具有高度敏感性和特异性，可以检测几乎所有的可溶性抗原或抗体。与放射免疫分析相比，酶免疫技术的优点是酶标记物稳定，并且没有放射性危害。因此，酶免疫测定的应用日新月异，酶免疫测定的新方法和新技术不断更新。其主要特点是灵敏度高，可检测纳克水平甚至皮克水平的待测物；应用范围广泛，既能检测抗体又能检测抗原，既能定性又能定量，酶免疫组化还能定位，可用来分析抗原、抗体，并且不需要特殊设备。

第三节 酶联免疫吸附试验

一、基本原理

酶联免疫吸附试验（ELISA）是在酶免疫技术的基础上发展起来的免疫测定技术，为固相酶免疫测定。其基本原理是将已知抗原或抗体结合到某种固相载体表面并保持其免疫活性，测定时把受检标本和酶标抗原或抗体按一定程序与固相载体表面的抗原或抗体起反应形成抗原抗体复合物。反应后，通过洗涤的方法使抗原抗体复合物与其他游离物质分离。通过抗原抗体复合物结合在固相载体上的酶量与标本中受检物的量成一定的比例。加入底物显色，根据颜色反应深浅及其吸光度值的大小进行定性或定量分析。ELISA法常用的标记酶是辣根过氧化酶（HRP）和碱性磷酸酶（ALP），相应的底物分别为邻苯二胺（OPD）和对硝基苯磷酸盐，前者显色为黄色，后者为蓝色。

二、方法类型及反应原理

依据上述基本原理，ELISA可用于检测样品中的抗原或抗体。目前已有多种类型的ELISA，主要包括双抗体夹心法、间接法、竞争法、捕获法和双抗原夹心法等。以下举例介绍几种常用的测定方法。

（一）双抗体夹心法

此法常用于检测抗原，适用于检测具备至少两个抗原决定簇的抗原。其基本原理是将抗体连接于固相载体上，然后与样品中的抗原结合，形成固相抗体抗原复合物，通过洗涤的方法除去未结合物；然后加入酶标记抗体进行反应，形成固相抗体—抗原—酶标抗体免疫复合物，从而使各种反应成分固相化，洗涤除去游离的未结合的酶标抗体；最后加入底物显色，根据显色的程度对抗原做定性或定量。双抗体夹心法中一个抗原要与至少两个抗体结合，所以检测的抗原分子中必须至少具有两个抗原决定簇，因而不能用于药物、激素中小分子半抗原等的检测，属于非竞争性结合测定。双抗体夹心法原理如图7-1所示。

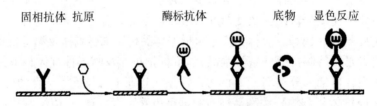

固相抗体 抗原　　　　　酶标抗体　　　　底物　显色反应

图7-1 双抗体夹心法原理示意图

另外需要注意的是类风湿因子（RF）的干扰。RF是一种自身抗体，能与多种动物变性IgG的Fc段结合。如果检测的血清标本中含有RF，它可充当抗原成分，同时与固相抗体和酶标抗体结合，出现假阳性反应。采用F（ab′）或Fab片段作酶结合物的试剂，由于去除Fc段，RF就不能与此酶标记抗体结合，除去RF的干扰。双抗体夹心法ELISA试剂是否受RF的影响，是评价其质量的一个重要指标。

（二）竞争法

竞争法主要用于小分子抗原或半抗原的定量测定，当然也可用于测定抗体。以测定抗原为例，其原理是样品中的抗原与一定量的酶标抗原竞争和固相抗体结合，标本中抗原含量愈多，结合在固相上的酶标抗原愈少，最后的显色也愈浅。小分子激素、药物等ELISA测定多用此法。特点是：①酶标记抗原（抗体）与标准品或样品中的非标记抗原或抗体与固相抗体（抗原）结合的能力相同。②反应体系中，固相抗体（抗原）和酶标记抗原（抗体）是固定限量，且前者的结合位点数少于酶标记与非标记抗原（抗体）的分子数量和。③免疫反应后，结合于固相载体上的抗原抗体复合物中被测定的酶标记抗原（抗体）的量（酶活性）与标准品或样品中非标记抗原（抗体）的浓度成反比。临床使用较多的竞争法是测定乙型肝炎病毒 e 抗体（HBeAb）和乙型肝炎病毒核心抗体（HBcAb）的测定，只是二者测定的模式有所区别。测定核心抗体时，包被的是核心抗原在固相载体上，通过待测抗体与酶标抗体和固相抗体竞争性结合的方式，测定核心抗体；而测定 e 抗体时，固相包被的是 e 抗体，再加入样品和酶标 e 抗原，通过固相 e 抗体与待测 e 抗体和酶标抗原竞争性结合，测定 e 抗体的量。竞争法测抗原原理如图 7-2 所示。

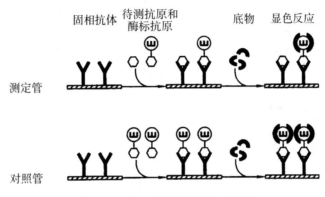

图 7-2 竞争法测抗原原理示意图

（三）间接法

此法常用于测定抗体，属于非竞争性结合实验。其原理是将抗原包被在固相载体上，再与待检样品中的抗体结合成固相抗原—抗体复合物，再加入酶标记的抗抗体与固相免疫复合物中的抗体结合，在固相上形成抗原—待测抗体—酶标二抗复合物。经过洗涤，然后测定加底物后的显色程度（OD 值），确定待检抗体含量。间接法测抗体原理如图 7-3 所示。

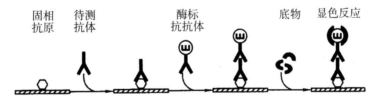

图 7-3 间接法测抗体原理示意图

间接法由于采用的酶标二抗仅针对一类免疫球蛋白分子，通常为抗人 IgG，所以只需变换包被抗原，即可用一种酶标二抗检测各种抗原的抗体。如果非特异性 IgG 过高，容易干扰本试验的特异性，通常该类样品需稀释后才能测定。

（四）捕获法

捕获法又称为反向间接法，目前常用于传染病的急性期诊断中 IgM 抗体的检测。如用抗原包被的间接法直接测定 IgM 抗体时，因标本中存在 IgG 抗体，后者将竞争性结合固相抗原，干扰测定。在临床检验中测定抗体 IgM 时多采用捕获包被法。先用抗人 IgM 抗体包被在固相上，以捕获血清标本中的总 IgM。然后加入与特异性 IgM 相结合的抗原，继而加针对抗原的特异性酶标记抗体，再与底物作用，显色深浅与标本中的 IgM 量成正相关。此法常用于甲型肝炎病毒（HAV）IgM 抗体和乙型肝炎病毒核心 HBc-IgM 的检测。捕获法原理如图 7-4 所示。

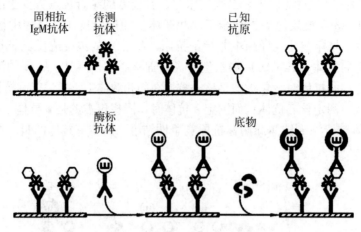

图 7-4　捕获法原理示意图

三、ELISA 条件的选择

（一）固相载体的选择

理想的固相载体应结合抗体（抗原）的容量大，且结合稳定，极少脱落；固相化后仍应保持抗体（抗原）的免疫活性，而且为使反应充分进行，最好其活性基团能朝向反应溶液；固相化方法应简便易行、快速经济。能够作为固相载体的原料种类很多，包括纤维素、葡萄球菌、聚苯乙烯、交联右旋糖酐、尼龙膜、聚丙烯酰胺、磁性微粒等。目前最常用的聚苯乙烯。

新的酶标板一般不需要处理，用双蒸水冲洗后就可以使用。理论上酶标板为一次性使用品，但是不少研究者发现用超声波处理，或用 Triton X-100、20% 酒精处理后仍可应用。但如果空白孔的显色较深或阳性孔显色不好时应弃去。

（二）固相载体的吸附条件

固相载体吸附多为物理吸附，与其结合的抗原或抗体称为免疫吸附剂，将抗原或抗体固相化的过程称为包被。由于载体的不同，包被的方法也不同。吸附条件与 pH、蛋白质浓度、温度、离子强度和吸附时间有关。较好的吸附条件是：离子强度为 0.05~0.10 mol/L、pH 9.0~9.6 的碳酸盐缓冲液作为抗体或抗原的稀释液，蛋白质浓度为 1~100 μg/mL，37 ℃吸附 3 小时或者 4 ℃过夜。用于包被的抗原或抗体浓度也不宜过大，以免过多的蛋白质分子在固相载体表面形成聚集，影响反应的稳定性与均一性。

抗原或抗体包被后，固相载体表面不能被包被蛋白完全覆盖，可非特异地吸附加入的标本和酶标记物中的蛋白质，导致显色本底偏高。在这种情况下，需用 1%~5% 牛血清白蛋白或 5%~20% 小牛血清包被一次，可以消除这种干扰，这一过程称为封闭，经清洗后即可应用。

（三）酶标抗体使用浓度的确定

在聚苯乙烯微量滴定板孔中加入过量的抗体包被，温育后冲洗，把酶标记物做系列倍比稀释，加入到孔中，温育，冲洗，再加入底物显色、比色。以酶标记物的稀释度为横坐标，OD 值为纵坐标制作曲线。找出 OD 值为 1 时，相对应酶标记物的稀释度即为最佳稀释度。但是需要注意的是，最佳稀释度只是在固定的条件下得到的结果，所以实验条件一旦固定，不能随意更改，以保证结果的重复性和准确性。将得到的最佳稀释度提高半个至一个滴度作为工作浓度。酶标记物的滴度能够反映酶标记物的质量，酶标记的滴度越高，敏感性就越强，用于工作浓度的稀释度就越大，非特异性结合就越少。

第四节　膜载体的酶免疫技术

膜载体的酶免疫技术又称为固相膜免疫测定，与 ELISA 相类似，其特点是以微孔膜作为固相。固相膜可被液体穿过流出，液体也可以通过毛细管作用在膜上向前移行。利用这种性能建立了两种不同类型的快速检验方法。常用的固相膜为硝酸纤维素膜和 PVDF 膜。下面介绍几种膜载体的酶免疫试验。

一、免疫渗滤试验和免疫层析试验

在固相膜免疫测定中，有穿流形式的，称为免疫渗滤试验（IFA）；有横流形式的，称为免疫层析试验（ICA）。IFA 最初是用酶作为标记物，后来使用胶体金代替酶作为标记物。

二、斑点酶免疫吸附试验

斑点酶免疫吸附试验（dot-ELISA）的特点：①以吸附蛋白质能力很强的 NC 膜为固相载体。②底物与酶反应后形成有色沉淀，使固相膜染色。

Dot-ELISA 的操作步骤大概如下：在面积为 96 孔大小硝酸纤维膜中央点加抗原 1~2 μL，形成一个抗原吸附的小点。干燥后分别放入 ELISA 板孔中，按 ELISA 方法操作，最后加入底物，如在膜上出现不溶性有色沉淀，染色为斑点，即为阳性。因 NC 膜吸附能力强，包被后需再进行封闭。若将 NC 膜裁剪成膜条，并在同一张膜条上不同位置点有多种抗原，将整个膜条与同一份血清反应，可同时获得多个检测结果。Dot-ELISA 的优点是灵敏度比 ELISA 高 6~8 倍，试剂用量少，不需要特殊的设备，并且试验结果可以长期保存。Dot-ELISA 的缺点是操作麻烦，洗涤的操作很不方便。临床检验常应用这一系统做各种蛋白质、激素、药物和抗生素的定量测定。欧盟公司生产用于检测自身抗体谱的免疫印迹条，就是基于这样的原理。

三、免疫印迹法

免疫印迹法（IBT）又称酶联免疫电转移印斑法（EITB），也称 Western Blot。免疫印迹法是将蛋白质电泳分离与酶免疫测定相结合形成的检测蛋白质的技术。免疫印迹法分为三个步骤：第一步为 SDS-聚丙烯酰胺凝胶电泳（SDS-PAGE）。抗原等蛋白样品经 SDS 处理后带负电荷，从负极向正极泳动，相对分子质量越小，泳动速度就越快，将蛋白质按相对分子质量大小和所带电荷的多少进行分离。此时分离效果肉眼不可见。第二步为电转移。将在凝胶中已经分离的条带转移至 NC 膜上，此时肉眼仍不能见到分离的蛋白质条带。第三步为测定步骤，进行酶免疫定位。将带有蛋白质条带的 NC 膜（相当于包被了抗原的固相载体）依次与特异性抗体和酶标抗抗体反应后，加入反应底物，使区带染色。常用的 HRP 底物为 3，3-二氨基联苯胺（呈棕色）和 4-氯-1-萘酚（呈蓝紫色）；目前也有使用鲁米诺为底物，反应后发射波长为 428 nm 的光，需要特殊设备进行检测或使用 X 线胶片（放射自显影片）感光记录下来。阳性反应的条带清晰可辨，并可根据电泳时加入的相对分子质量标准，确定各组分的相对分子质量。免疫印迹法综合了 SDS-PAGE 的高分辨力和 ELISA 法的高特异性和敏感性，广泛应用于分析抗原组分及其免疫活性，并可用于疾病的诊断。此法作为艾滋病病毒感染患者的确诊试验。

四、酶联免疫斑点试验

酶联免疫斑点试验（ELISPOT）结合了细胞培养技术和 ELISA 技术，在单细胞水平检测 T 细胞分泌的细胞因子或者 B 细胞分泌抗体的分泌情况。该技术原理是以培养板的板底或者 PVDF 膜、硝酸纤维素膜等为基质，包被针对待测抗原的单克隆抗体，捕获细胞分泌的细胞因子。细胞分解后，再与生物素标记的二抗结合，用酶标记亲和素与生物素结合，加入底物显色后，可在膜局部形成"紫色"斑点，即表明有细胞因子的产生。应用在该技术中的单克隆抗体比 ELISA 中的捕获抗体要求更高，因为涉及细胞培养，还要求该抗体无毒、无内毒素、亲和力高等。与传统 ELISA 相比，ELISPOT 具有以下特点：①灵敏度高，比传统 ELISA 高 2~3 个数量级。②单细胞水平的活细胞功能检测，检测的是单个活细胞的分泌情况。③操作经济、简便，并可以进行高通量筛选。该法具有较高的特异性和灵敏度，目前国内外广泛应用于临床试验或临床检验的高通量检测中。

第五节 酶免疫技术的应用

酶免疫测定应用十分广泛，几乎所有可溶性抗原、抗体均可以使用该方法测定，酶免疫技术具有高特异性和高灵敏度，并且操作简便，试剂容易保存，与放射免疫技术相比，无污染，在临床工作中已经取代放射免疫技术，成为临床免疫测定的主流技术。

均相酶免疫测定主要用于药物和小分子物质的检测。非均相免疫测定中的 ELISA 应用更为广泛，ELISA 广泛用于传染病的诊断，病毒性疾病如病毒性肝炎（甲肝抗体、"乙肝三对"、丙肝抗体、丁肝抗体、戊肝抗体）、风疹病毒、疱疹病毒、轮状病毒等；细菌如结核杆菌、幽门螺杆菌等。也用于一些蛋白质检测，如各种免疫球蛋白、补体、肿瘤标志物（甲胎蛋白、癌胚抗原、前列腺特异性抗原等）。

酶免疫检测技术是基于抗原抗体的特异反应，也有它的局限性。

抗原抗体的特异反应，实际上取决于单克隆抗体所针对的抗原决定簇，因而受试剂中包被所用抗原抗体的纯度，抗体的特异性，酶标记物的稳定性、特异性、纯度、亲和力以及制备工艺等诸多因素的影响。例如胰岛素和 C 肽，二者具有交叉的抗原性而难以分开，通常检测的只能称为"免疫反应性"胰岛素或 C 肽，而不是"真"或"纯"胰岛素、C 肽的测定，因此抗体的特异性就显得举足轻重。在包被抗原测定抗体时，还要求抗原具有该抗体识别的所有抗原决定簇，保证抗原抗体的充分结合，但是目前技术上还存在一定的困难。

酶免疫分析以固相酶免疫测定为主，在测定中要注意固相不同部位包被抗原（抗体）量不均一引起的表面效应，温育时要防止边缘孔与中心孔反应条件不一致引起的边缘效应，以及抗原、抗体间比例不合适引起的钩状效应。还得注意操作简易的"一步法"常比"两步法"易发生钩状效应，之前临床上用"一步法"检测乙肝表面抗原，已经更改为"两步法"。

需要指出的是，随着技术进步，特别是第三代基因工程抗体技术、抗体制备技术和标技术的进步，酶免疫技术方法学上的进步，基本消除了抗原、抗体间的非特异性交叉反应，保证了分析的准确性。总之，随着科学发展和技术创新，酶免疫分析技术必将越来越完善，特别是与现代化技术的融合发展，自动化程度越来越高，准确度和精密度越来越好，将为人类的健康事业做出更大的贡献。

第八章

流式细胞术

第一节 流式细胞仪的构造与数据显示

一、流式细胞仪的基本构造

（一）流式细胞仪的分类

按照仪器构造和功能，流式细胞仪可分为三大类：第一类为台式机，其光路调节系统固定，操作简单，适用于临床工作；第二类为大型机，其分辨率高，可选配多波长激光器，部分机型可分选，因此适合科研工作的多方面需要；第三类为新型流式细胞仪，可配备 2~7 个激光器，同时检测 5~20 种荧光，分选速度高达 50 000 个/秒。21 世纪，科学家和更多厂家致力于新型流式细胞仪的研制，并在荧光染料、标记技术、细胞样品制备技术和分析软件等方面不断推陈出新。

（二）流式细胞仪的基本结构

不同流式细胞仪有其特殊的结构，但基本结构相同，均具有光学系统、液流系统和电子系统；分选型流式细胞仪还具有分选系统。

1. 光学系统　光学系统由激发光光源、光束成形和收集系统组成。

（1）激发光光源：激发光光源包括弧光灯和激光。弧光灯主要包括氙灯和高压汞灯两种，其发出的波长范围覆盖紫外和可见光范围，经过滤光片过滤后可得到多个波长的激发光，适合激发 DNA 和特殊染料；其缺点是单一谱线的能量低。现代流式细胞仪多采用激光作光源，其光谱范围窄（单波长）、能量高、稳定性高，可分为气体激光器、染料激光器和半导体激光器。气体激光器可分为氩离子激光（激发光波长 488 nm），氦—氖离子激光（激发光波长 633 nm），氪离子激光（激发光波长 647 nm）和氪—氩离子激光（激发光波长 568 nm）。激发光光束的宽度与细胞的大小接近，为了保证样品中细胞所受到的光照强度一致，需将样品流与激光束正交。台式机的光路调节通常在安装时完成，一般无须调试（固定光路）；而大型机和分选型流式细胞仪需要在工作前校准光路。

（2）光束成形和收集系统：光束成形和收集系统主要由多组透镜、光学滤片和小孔组成，其作用是去除干扰信号。

2. 液流系统　液流系统包括流动室和液流驱动系统，流动室内鞘液包绕样品流。样品流被包绕其外的鞘液形成流体聚焦，形成细胞沿轴心呈匀速流动状态，使每个细胞通过激光照射区的时间相同（图 8-1）。

3. 电子系统　电子系统由光电转换器、前置放大电路、模数转换电路和数据处理系统组成，其作用是将产生的各种光信号成比例地转换成电信号，再进行数字化处理后转入电子计算机。光电转换器由光电二极管和光电倍增管组成，将光信号转换为电信号。电信号由前置放大电路转换为电压并进行放大，放大信号的方式有两种：线性放大器使输入信号和输出信号呈线性放大关系，适用于 DNA 含量、RNA 含量和总蛋白质含量等测定；对数放大器使输入信号和输出信号间呈对数放大关系，适用于细胞膜抗原等免疫荧光信号检测。模数转换电路将模拟的电压峰值转换为数字化信号，即放大后的电压值

（模拟信号）转换为通道数（数字信号）。数据处理系统由电子计算机和各种应用软件组成，操作者通过软件完成样本检测、数据采集和结果分析。

4. 分选系统　具有分选功能的流式细胞仪才配有分选装置，通过分选把带有某种特性的细胞从混杂群体中分离出来，目的是对感兴趣细胞作进一步培养和研究。按原理流式分选可分为两种：通道式分选和电荷式分选。

（1）通道式分选：通道式分选的装置为机械控制捕获管，在封闭的流动室内捕获管伸入液流，将符合要求的细胞吸入收集管，由于机械惯性的影响，最大分选速度仅达到 300 个/秒。由于通道式分选的速度较慢，这种方式正逐步被淘汰，被高速的电荷式分选取代。

（2）电荷式分选：电荷式分选装置主要包括压电晶体、喷嘴、液流充电电路和高压电极板。压电晶体位于流动室上端，通过高频电信号使液流产生同频震动并均匀断裂为稳定小液滴，一般每秒产生 4 万滴，每个液滴含有一个细胞或不含任何细胞。喷嘴位于流动室的下端，高频震液滴流由此喷出，形成液滴。液流充电电路由逻辑电路控制，对符合分选条件的液滴（含目的细胞）充电。高压电压板为位于喷嘴下方的两个高压（数千伏）电极板，带电荷的液滴在电场中偏转，落入细胞收集管中，而不带电荷的液滴垂直落下不被收集（图 8-2）。

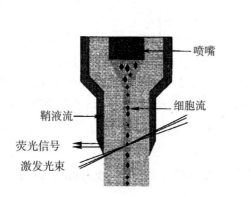

图 8-1　流式细胞仪的流动室结构

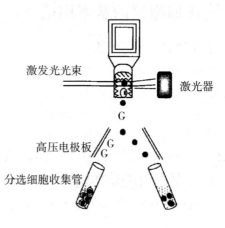

图 8-2　电荷式分选装置的示意图

二、主要参数及意义

流式细胞术检测的信号包括两类：散射光信号和荧光信号。

（一）散射光信号

激光束照射细胞时，光以相对小的角度（0.5°~10°）向前方散射，称为前向散射光（FS），由激光束前 1°~6° 方向的前向散射光检测器来检测；激光束照射细胞时，细胞内颗粒成分对光发生折射，在激发光轴 90° 方向设置检测器检测的光称为侧向散射光（SS）。FS 信号的强弱与细胞的大小呈正比；而 SS 由细胞内结构复杂性决定，细胞内颗粒多、结构复杂则 SS 信号强。

（二）荧光信号

荧光信号的接收方向与激发光—液流形成的平面垂直，经过多组滤光片的分离，形成多个不同波长的荧光信号。荧光信号可来自细胞自发荧光，细胞膜分子与荧光素标记抗体或 DNA、RNA、钙离子和活性氧结合的染料发射的荧光。配备单个激光器（如 488 nm 氩离子激光）的流式细胞仪可检测 3~4 种波长的荧光，而配备两个或更多激光器的大型机可检测 5~20 种波长的荧光，按发射光波长可分别命名为 FL1，FL2，FL3，FL4，FL5，…，FL20。

三、流式细胞技术的常用染料

用于流式细胞技术的理想染料应该包括如下 4 个方面的要求：①对激发光有较强的吸收。②产生光量子强度高，以获得强检测信号。③激发光光谱与发射光光谱间有较大的差距，以减少激发光对发射荧光信号的影响。④易于和抗体、抗原等被标记物结合，结合后不影响抗原、抗体活性。常用来标记蛋白或线粒体膜的荧光物质见表8-1，其中FITC、PE、ECD和PC5应用最为广泛，它们均可用488 nm氩离子激光激发，最大发射光波长间有较大的距离，可配为一组进行多荧光染色分析。

表8-1 常用标记蛋白的荧光染料

荧光染料	中文名称	荧光颜色	激发波长（nm）	最大发射波长（nm）
Fluorescein isothiocyanate/FITC	异硫氢酸荧光素	绿色	488	510
R-phycoerythrin/PE	藻红蛋白	橙色	488	578
PE-Texas red，ECD	藻红蛋白-德州红	橙色	488	620
PE-Cyaniding 5，PE-Cy5	藻红蛋白-花青素5	红色	488	667
Peridinin chlorophyll protein，PerCP	多甲藻叶绿素蛋白	红色	488	677
PE-Cyaniding 7，PE-Cy7	藻红蛋白-花青素7	深红色	488	785
PerCP-Cy 5.5	叶绿素蛋白-花青素5.5	红色	488	695
Rhodamamine 123，Rh123	罗丹明123（结合线粒体膜）	绿色	488	525
Allohycocyanin，APC	别藻蓝蛋白	红色	650	660

四、流式细胞仪的工作原理

流式细胞仪检测的标本为悬浮的细胞、细菌、真菌、花粉和人工制备微球等颗粒状样品。按照检测目的，使细胞内的靶分子与荧光探针结合，或对细胞膜分子进行免疫荧光染色。当细胞样品和鞘液流经仪器的激光照射区，单个细胞可发射散射光和荧光，光电倍增管将光信号转化为电信号，并在信号放大和数字化转换后存储于计算机。检测者采用软件分析数据，以图像和数据表形式显示、输出。具有分选功能的流式细胞仪，按照实验中设计的分选细胞特征设计参数，符合参数要求的细胞所形成的液滴被充电，在流经电极偏转板的高压静电场时发生偏转，落入指定的收集器中，完成细胞分选。

五、流式细胞技术的数据显示与分析特点

流式细胞仪在检测时针对单个细胞记录各种检测信号，这些信号经过模/数电路转换成数字信号后，存储到计算机。目前数据存储的格式有两种，列表模式和图形模式。前者将每个细胞的各个检测参数以列表或矩阵方式存储，可对原始数据进行再处理和分析，但文件体积较大；后者只能记录一次结果的图形数据，可用于显示和打印，文件体积小，但是不能进行再次分析。目前多采用列表模式存储数据，离线后利用分析软件对获得的数据进行分析，以图形和数值结合的方式来显示数据，例如直方图、散点图、二维等高图和假三维图等（图8-3）。

（一）单参数直方图

单参数分析时可采用单参数直方图来表示（图8-3A）。图中的 X 轴代表荧光或散射光的强度，用通道表示，通道和转换前的光信号间呈对数或线形的对应关系；Y 轴代表通道内出现的具有相同光信号特性细胞的频度，一般而言为相对细胞数，而非绝对细胞数。在直方图中设门分析后，计算机可对选定区域的数据进行定性或定量分析，以分析区域内细胞数目，门内百分比和占总检测细胞数目的百分比，以及平均荧光强度、细胞的荧光变异系数（CV）、荧光强度的中值和峰值道数等。

（二）散点图

为了研究两个参数或更多参数之间的关系，可用二维或三维散点图显示。以双参数散点图为例，图中每个点代表一个细胞，该点在图中有两个参数值。若把该图每个点分别投射到 X 轴和 Y 轴可分别得到两个直方图，但两个直方图无法反向转换为一个双参数散点图，原因是双参数散点图中每个点还联系着两个参数的对应关系，以及复合该点对应 X 轴和 Y 轴细胞的总数，即后者携带的信息量大。

（三）等高图

等高图类似地图中所使用的等高线，把代表相同数目的点依次连接起来形成密闭的曲线，越往里面

的曲线代表细胞的数目越多，等高线密集的地方代表着细胞数目变化最快的地方。当细胞数目变化不大的情况下，等高线间设为等间距，便于观察局部；当细胞数目变化较大时，等高线间设为对数间距，便于观察总体。采用软件可在等高线间加入伪彩，使结果显示更为直观和方便。

（四）假三维图

假三维图是在二维双参数图的基础上，用计算机软件将细胞数目设为 Z 轴，来立体展示二维参数的细胞分布。图中的一维不是参数而是细胞数目，因为此图实际仍为二维图，故称为假三维图。

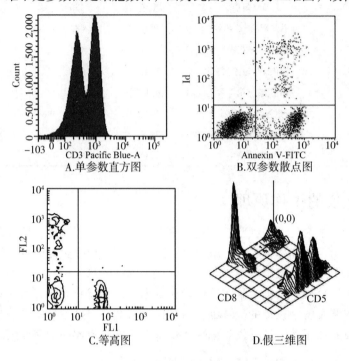

图 8-3　流式细胞术数据展示图

（五）多参数组合分析

当数据的参数多于 3 个时，单张图无法同时显示全部参数。目前多采用"设门"技术，先利用部分参数选定分析目标，再用多个双参数散点图和直方图进一步分析门内细胞群体特征。此外，可采用多参数矩阵，来统计多参数组合细胞的百分率、荧光强度，作数据的综合展示。

六、设门分析技术

流式细胞术通过设门技术选定符合特定参数的细胞群体，并对该群体做分析，设门技术是数据收集和分析的关键。门是指在一张选定的图（例如单参数直方图和双参数散点图）上，按科学意义划分出特定范围的细胞群体。按形状可分为圆形门、多边形门、矩形门、线性门和十字门等。例如，在图中用多边形门可将外周血中淋巴细胞、单核细胞和粒细胞分别设为 A 门、B 门和 C 门；与门同时存在的是区，区在门内或由门划分。将 A 门细胞展示在 FL1-CD3-FITC 和 FL2-CD19-PE 双参数散点图内，十字门将其分为 D1，D2，D3 和 D4 区，D1 和 D4 区分别为成熟 B 细胞和 T 细胞。

七、多荧光分析技术与荧光补偿

当采用两种以上荧光抗体对细胞膜分子和细胞内分子标记分析时，不同荧光素发射光谱间有不同程度的重叠，即不同荧光素光谱落到了同一个滤光片里，被同一个荧光检测通道检测到。荧光补偿是指在流式细胞多色分析中，纠正荧光素发射光谱重叠的过程，即从一个被检测的荧光信号中去除任何其他的干扰荧光信号。因此在多荧光分析时需要准备各个单荧光素染色的样本，通过调节使每个荧光通道中重叠进来的荧光被消除。例如，FITC（FL1）和 PE（FL2）双标记后，检测 PE 荧光时，FL2 通道也接受了 FITC 发出的部分荧光；但补偿调节过度时 FL1 通道细胞团堆积于基线；适度补偿消除 FITC 荧光对 FL2 通道检测 PE 荧光的干扰。

第二节 流式细胞术的技术要求

流式细胞术检测的对象主要是细胞和其他微粒，并按实验需要进行荧光标记，因此如何制备单细胞悬液，以及如何组合使用荧光标记抗体至关重要，本节重点介绍单个细胞悬液标本的制备和免疫荧光染色。

一、单细胞悬液的制备

流式细胞分析必须基于单细胞的基础上，外周血、骨髓是天然的单细胞悬液，而新鲜实体组织、培养细胞、石蜡包埋组织和脱落细胞等均可制备为细胞悬液。

（一）新鲜实体组织细胞悬液的制备

将新鲜组织制备为单细胞悬液的关键是水解细胞外的胶原纤维和其他蛋白，使细胞游离出来，此过程还要尽可能保持细胞结构和功能不受损伤。常采用的方法有酶消化法、机械法和化学消化法。酶消化法是制备新鲜实体组织标本最常用的方法，首先将组织剪切为小块，将组织放置于离心管中，加入预先配制的酶（胃蛋白酶、木瓜蛋白酶和蛋白酶 K 等），在 37 ℃消化 30 分钟，终止消化后用 300 目筛网过滤可得到单细胞。针对不同组织要调整消化液内酶的种类、浓度、缓冲液和消化时间。

（二）外周血、骨髓细胞悬液的制备

新鲜分离的抗凝外周血是天然的细胞悬液，血液中含有淋巴细胞、单核细胞、粒细胞、红细胞和血小板，可直接用于标记和分析。根据实验需要，也可在溶解红细胞后，或自全血中分离单个核细胞再进行标记和分析。骨髓有核细胞可先采集骨髓液并用肝素抗凝，再采用淋巴细胞分离液法获得其中的白细胞。

（三）培养细胞悬液的制备

悬浮生长的细胞可直接收集，磷酸盐缓冲液洗涤后调节为合适密度用于免疫标记和分析。贴壁生长的培养细胞需要采用细胞刮刮取，或采用含胰酶消化液消化细胞，使其从培养瓶壁脱落，期间需要温和吹打促进脱落和分散。终止消化后用 300 目筛网过滤，用磷酸盐缓冲液洗涤 2 次并调节为合适密度后用于免疫标记和分析。

（四）石蜡包埋组织悬液的制备

石蜡包埋组织为免疫组化的经典标本，近年来自石蜡包埋组织获取单细胞的技术已较成熟，促进了流式细胞术在回顾性研究中的应用，可参考如下步骤制备标本：①将石蜡包埋组织切为 40 ~ 50 μm 厚切片，取 3 ~ 5 片放到玻璃离心管中。②加入二甲苯 5 mL 室温处理 1 ~ 2 天，期间换二甲苯 1 ~ 2 次。③水化：弃去二甲苯，依次加入 100%、95%、70% 和 50% 酒精 5 mL，每步 10 分钟，离心去除酒精；加入蒸馏水 5 mL，10 分钟后弃去。④消化：加入 2 mL 0.5% 胃蛋白酶，37 ℃消化 30 分钟，期间振荡 1次。⑤洗涤和收获：加入磷酸盐缓冲液终止消化，300 目筛网过滤，收集细胞悬液，离心后再用磷酸盐缓冲液洗涤 2 次，调为合适密度用于标记和检测。

（五）其他来源细胞悬液的制备

临床工作中可用宫颈脱落细胞、食管拉网脱落细胞、尿液脱落细胞和胸、腹腔积液脱落细胞制备细胞悬液。按照常规方法获得上述细胞后，离心富集后采用 300 目筛网过滤，磷酸盐缓冲液（PBS）洗涤后可制备为单细胞悬液。除上述脱落细胞外，临床中经常遇到肿瘤组织、淋巴结等活检及各种内镜下取得的少量标本，但分析结果往往对疾病的诊断有重要意义，其细胞悬液的制备方法可参照实体组织来进行。

二、荧光抗体选择原则

用作免疫荧光标记的抗体多为 IgG 类单克隆抗体，主要为 IgG1、IgG2a 和 IgG2b。多抗一般不做第

一抗体使用，常在标记荧光素后作第二抗体使用。在免疫表型分析中，常常把多种荧光素标记抗体组合使用，但并非多种抗体均可以自由组合在一起使用，必须通过实验验证抗体组合与单独使用无差别时才可以使用。常用荧光素的强弱：PerCP < FITC < ECD < APC < PE。

进行多荧光分析时还需要考虑荧光素本身的光量子强度对实验的影响，弱表达的分子采用强荧光素标记抗体，而强表达抗原可采用弱荧光素标记抗体。此外，不同荧光素在不同型号的仪器中被检测的荧光素强度也有差异：①FACS Vantage 仪器检测的几种荧光素强度大小顺序为 PerCP < FITC < Cy5.5 < PerCP-Cy5 < PE < APC。②FACS Calibur 仪器检测的几种荧光素强度大小顺序为 PerCP-Cy5.5 < FITC < PerCP < PerCP-Cy5 < APC < PE。

三、荧光标记方法

（一）直接标记法

直接标记法是采用荧光素标记的抗体作第一抗体，直接与细胞表面或细胞内抗原结合，对目的分子进行标记的方法。具有操作简单、背景染色低、信噪比大的优点，是首选的方法。将细胞调节为（5 ~ 10）×10⁶/mL，取细胞悬液 100 μL，加入一种或多种不同荧光素标记的抗体，充分混匀后按照说明书要求 4 ℃或室温反应至规定时间，磷酸盐缓冲液洗涤 3 次，悬于 500 μL 立即上机检测。若不能即刻检测，可用 1% 的甲醛溶液固定 4 ℃冰箱保存，24 小时内分析。

（二）间接标记法

间接标记法是采用未标记的抗体先和细胞共同孵育，洗去未结合抗体后，再和荧光素标记的第二抗体反应的标记方法。间接法的优点：①第一抗体为非标记，其价格相对便宜。②使用荧光素标记二抗可标记多种第一抗体，具有通用性。③使用荧光素标记二抗使信号得到放大，便于检测和观察。但间接法也存在缺点，如反应时间长和非特异染色增加。一般检测单个分子时采用间接标记或直接标记，而同时检测多个分子时采用直接标记。

（三）对照设置

流式细胞术显示的荧光强度是相对的、可调的，为确认检测结果，必须要做一系列对照。

1. 同型对照　抗原和抗体的结合具有特异性，利用该原理对细胞进行免疫荧光标记。但除高变区与特定抗原的表位结合外，抗体蛋白的其他区域也会和细胞表面其他蛋白质结合导致非特异的荧光标记，如 Fc 段与许多细胞表面的 Fc 受体结合，此外当部分死细胞的膜不完整时，抗体可进入细胞内且不容易洗脱。因此必须使用与第一抗体同种属来源、类和型相同的非免疫抗体作为对照，称为同型对照。该对照为流式细胞术所特有，且必须做。

2. 荧光补偿对照　按照荧光抗体的组合分别准备调节荧光补偿的单染管，如用 FITC-CD4、PE-CD8 和 PerCP-CD3 作外周血 T 淋巴细胞亚群分析时，需要设置 FITC-CD4、PE-CD8 和 PerCP-CD3 各自单独染色管，用软件作每两个荧光素间的荧光补偿。

3. 阳性对照　流式细胞检测的阴性对照通过同型对照和荧光补偿来调节，但要阴性和阳性结果的设门还需要阳性对照来共同界定。

第三节　流式细胞术在免疫学检查中的应用

流式细胞技术具有高度敏感、特异和多参数分析的优势，在基础免疫学研究和临床医学方面的应用日益广泛。本节分别阐述其在淋巴细胞亚群分析、淋巴细胞功能分析和自身免疫病检测等方面的应用，同时介绍细胞周期及细胞凋亡分析。

一、淋巴细胞亚群分析

淋巴细胞亚群是参与并调节体内免疫细胞功能的主要细胞，可分为 T 淋巴细胞、B 淋巴细胞和 NK

细胞。正常状态下，人体内的免疫细胞保持一定数量和比例，而其数量和比例发生异常时，常伴随疾病的发生。

1. T 淋巴细胞　成熟的 T 淋巴细胞表面表达特有的标志 $TCR_{\alpha\beta}/TCR_{\gamma\delta}$ 和 CD3，$TCR_{\alpha\beta}$ 和 CD3 阳性 T 细胞再按照 CD4 和 CD8 表达情况分为不同的细胞亚群，$CD3^+CD4^+CD8^-$ 为辅助性 T 细胞（Th）；$CD3^+CD4^-CD8^+$ 为细胞毒性 T 细胞（Tc）。目前临床多采用 CD3、CD4 和 CD8 三色标记或 CD45、CD3、CD4 和 CD8 四色标记对外周血 T 细胞作精确的分类检测和定量分析。Th 细胞按照产生细胞因子的不同，还可分为不同的功能亚群，如辅助细胞免疫应答的 Th1 亚群，辅助体液免疫应答的 Th2 亚群。

2. B 淋巴细胞　外周血中成熟的 B 细胞为 5%～15%，其特有的标志为 B 细胞抗原受体（BCR），即膜表面免疫球蛋白；成熟 B 细胞还表达 CD19、CD20、CD21 和 CD22 分子；检测 CD5 分子可将外周血 B 淋巴细胞分为 B_1 和 B_2 两群，正常人外周血以 B_2 为主。B_2 细胞接受抗原刺激后，经历活化、增殖和活化，转变为浆细胞，分泌高亲和力的抗体；B_1 细胞参与固有免疫应答、免疫调节和自身免疫病，但其比例增加提示 B 淋巴细胞源性的肿瘤。

3. 自然杀伤（NK）细胞　正常人外周血 NK 细胞约占 10%，主要的表面标志为 CD16、CD56 和 CD2 等，NK 细胞在免疫监视和抗感染免疫中具有重要作用。NK 细胞还通过抑制 B 细胞和 T 细胞的增殖分化参与机体的免疫调节，其自身可释放 IFN-γ、IFN-β 和多种集落刺激因子参与免疫调节。通过流式细胞分析表面标志，$CD3^-CD16^+CD56^+$ 为外周血 NK 细胞。

二、淋巴细胞功能分析

Tc 和 NK 细胞活化后可杀伤靶细胞，活化后表面标志、细胞分泌细胞因子均可发生变化；活化的淋巴细胞部分将分化为记忆细胞。应用流式细胞术可对细胞内因子、活化细胞、记忆细胞的标志，以及靶细胞凋亡进行分析。

（一）细胞内细胞因子标记

细胞内细胞因子检测前须用特异性（抗原）或非特异性物质（生长因子、促有丝分裂原等）刺激，并阻断细胞因子外运；染色后将细胞膜固定和"打孔"，促进荧光抗体进入细胞内。检测表面分子时，可用醛类溶液固定细胞，而进行细胞内细胞因子检测则需用 70% 酒精固定细胞过夜，检测前离心弃去固定液，将细胞悬浮于含 0.1% 的 Triton X-100（或皂角素等）磷酸盐缓冲液，处理 30 分钟后，参照膜分子染色的方法进行免疫荧光标记、洗涤和检测分析，但抗体稀释液和洗涤液中均含有 Triton X-100 或皂角素等去垢剂。

（二）活化和记忆性细胞的检测

未经抗原刺激的 T 细胞为初始 T 细胞，抗原刺激后活化分化参与应答过程，部分细胞将分化为记忆性 T 细胞，三种细胞的表面标志分别为 $CD45RA^+CD45RO^-$（初始 T 细胞），$CD45RA^+CD45RO^+$（活化 T 细胞）和 $CD45RA^-CD45RO^+$（记忆 T 细胞）。T 细胞活化后细胞表面的 TCR 和 IL-2 受体表达以及细胞内细胞因子 IL-1、IL-2 和 IFN-γ 也增加。

（三）杀伤功能的检测

Tc 和 NK 细胞杀伤靶细胞后，死亡细胞的细胞膜通透性增加，PI、EB 等被活细胞拒染的物质可进入细胞内，流式细胞仪分析其在细胞内的含量以判断靶细胞被杀伤的情况。荧光素双醋酸酯（FDA）可进入活细胞内，在细胞内被脂酶水解为可发射荧光的物质，当细胞被杀伤时，荧光物质从细胞内溢出，流式细胞仪分析，可测定尚含有荧光物质的活细胞，从而对杀伤效应作出评估。

三、自身免疫病 HLA 基因检测

研究发现，部分自身免疫病与某些 HLA 基因型密切相关。强直性脊柱炎（AS）是一种慢性、进行性的炎症疾病，主要累及骶髂关节、脊柱、脊柱软骨和四肢关节，发生进行性炎症与增生，严重影响患者正常生活，甚至失去劳动力。研究表明，58%～97% 的 AS 患者为 HLA-B27 阳性，正常人 HLA-B27

的阳性率仅为 2% ~7%。临床可采用 HLA-B27（FITC）和 CD3（PE）双色荧光标记后流式细胞检测：在 FS 和 SS 双参数图中找淋巴细胞；在 FS 和 CD3 双参数图中找到 CD3 阳性 T 细胞；然后在 HLA-B27 单参数直方图中分析 HLA-B27 阳性 T 细胞的百分率，健康对照者为阴性。

四、获得性免疫缺陷综合征（AIDS）诊断、治疗中应用

人免疫缺陷病毒（HIV）感染后，病毒选择性侵犯人 $CD4^+Th$ 细胞，病毒的 RNA 经反转录形成单链 DNA，在转录后形成双链 DNA 整合人宿主 DNA。当 HIV 由潜伏期进入发病期，AIDS 患者的 $CD4^+Th$ 细胞被复制—组装—释放的病毒破坏，表现出 $CD4^+Th$ 数目显著下降，$CD4^+Th/CD8^+Tc$ 下降的特征性表现。流式细胞术检测 AIDS 病免疫功能在临床应用日益广泛，动态监测免疫功能的变化，对判断治疗的时机非常重要。HIV 携带者体内病毒未复制时，T 细胞无显著变化；随病毒复制增加，$CD4^+Th$ 数目开始下降。三色或四色荧光标记后分析 $CD4^+Th$ 和 $CD8^+Tc$ 细胞亚群比例，配合血细胞计数仪，即双平台法可对 $CD4^+Th$、$CD8^+Tc$ 及 T 细胞总数准确测定。近年来，以四色荧光标记结合定量用荧光微球的分析法（单平台）被开发，用于监测 HIV 携带者的免疫状态。当 $CD4^+Th < 350/\mu L$，或介于 $350/\mu L$ 和 $500/\mu L$ 间，但下降迅速时，应使用药品治疗，抑制病毒复制。

五、白血病和淋巴瘤分型

目前白血病、淋巴瘤的诊断已经从单纯的细胞形态学诊断，发展为应用形态学、免疫学、细胞遗传学以及分子生物学指标来综合诊断。抗血细胞表面（抗原）单克隆抗体的研制，以及流式细胞术的发展，使快速准确分析白血病和淋巴瘤免疫学表型成为可能。分析时，常采用 FS、SS 和一个或多个免疫荧光参数来选定白血病细胞，并分析其分化抗原的表达。应用流式细胞术可检测白血病胞质内髓过氧化物酶等蛋白、细胞内 DNA 含量和细胞内免疫球蛋白类别，使得白血病和淋巴瘤分型更为准确。

六、细胞周期分析

细胞周期是指持续分裂的细胞从一次有丝分裂结束到下一次有丝分裂结束所经历的过程，细胞内 DNA 的含量并不恒定，而是随细胞增殖周期时相不同发生变化。细胞第一次分裂到进入第二次分裂开始前的阶段为 G_0 期，其 DNA 含量为二倍体（2n）。G_1 期指第二次分裂开始到本次 DNA 复制之前的过程，本期积累能量和原料，主要为 DNA 复制作准备，其 DNA 含量仍然为二倍体（2n）。S 期为 DNA 复制期，DNA 含量由二倍体（2n）增长到四倍体（4n）。G_2 期是指 DNA 复制结束到有丝分裂开始前，此期 DNA 含量为 4n；G_2 期细胞大量合成蛋白，为有丝分裂作准备。M 期是指本次有丝分裂开始到结束的过程，在细胞分裂为两个子代细胞前，DNA 含量为 4n。增殖的细胞群体中，每个细胞所处的细胞周期可以是不同步的，但人体内特定细胞群体处于不同周期细胞的百分率是相对稳定的。病理状态下，如微生物感染、放射线辐射、肿瘤等情况下，细胞周期分布将发生改变，甚至出现与正常细胞 DNA 含量有差异的非整倍体细胞或超四倍体细胞。检查细胞周期与 DNA 倍体，有助于肿瘤、感染、免疫增殖及免疫缺陷病的诊断，并作为治疗方案和预后判断的检测指标。

流式细胞术分析细胞周期与 DNA 倍体的原理是基于 DNA 与核酸染料结合，荧光物质的量与 DNA 的含量成正比，通过仪器检测分析 DNA 的相对含量，再以 DNA 的含量为标志，分析各周期细胞的百分率。不同染料的特性与染色方法均不相同，其中 PI 与 7-AAD 在细胞周期和 DNA 倍体分析中应用最为广泛，两者均可采用 488 nm 的激光器激发。进行核酸染色前要使细胞充分分散，再固定细胞（甲醇或乙醇溶液）并将细胞膜打孔（Triton X-100 等处理细胞），染料与细胞反应后不需要洗涤直接上机分析。

七、细胞凋亡检测

凋亡细胞发生一系列变化，包括细胞膜内外翻转、基因组 DNA 被酶切和片段化、凋亡相关蛋白表达和线粒体膜电位改变等，流式细胞术已成为细胞凋亡研究的重要工具。

（一）PI 单染法

凋亡细胞发生 DNA 降解，凋亡晚期细胞膜通透性增加，片段化的 DNA 被释放到细胞外；凋亡小体释放也将带走部分 DNA，因此凋亡细胞呈现核酸低染色。利用该原理，在处理因素作用后收集细胞，乙醇或甲醇溶液固定；染色前采用去垢剂通透细胞膜，待细胞与核酸染料 PI 结合后流式细胞术分析。正常生长细胞处于 G_0/G_1、S 和 G_2/M 期细胞具有一定比例，在横坐标为 PI 的单参数直方图中凋亡细胞出现在 G_1 期前（Sub-G_1），也称亚二倍体峰或凋亡峰。PI 单染法的局限性为特异性不高，因为细胞碎片、非整倍体细胞和机械损伤细胞均可出现在 Sub-G_1 位置，因此该方法不适合检测早期凋亡。

（二）Annexin V/PI 双染法

磷脂酰丝氨酸（PS）为分布于细胞膜的磷脂，凋亡早期 PS 发生重分布，由细胞膜内侧翻转到细胞膜外侧。Annexin V 是一种磷脂结合蛋白，在含钙、镁离子的缓冲液中，Annexin V 特异结合 PS。凋亡早期细胞膜对 PI 拒染，PI 可进入晚期凋亡或坏死细胞。采用 Annexin V 和 PI 对未固定细胞染色，流式细胞术分析后通常以双参数散点图展示数据：左上象限为坏死细胞（Annexin V-/PI+）；右上象限为晚期细胞（Annexin V+/PI+）；左下象限为活细胞（Annexin V-/PI-）；右下象限为早期凋亡细胞（Annexin V+/PI-）。

凋亡细胞线粒体膜电位（MMP）往往发生改变，染料罗丹明 123（Rh123）可进入活细胞与线粒体结合，Rh123 染色性降低预示 MMP 下降、细胞发生凋亡。近年发现线粒体膜蛋白 7A6 在凋亡早期暴露于膜外，是一种特异性较好的凋亡标志。细胞凋亡时核酸内切酶不对称切割 DNA 双链，产生系列 DNA 3′端。利用外源脱氧核苷酸末端转移酶（TdT）进入细胞催化荧光和生物素标记 dUTP 连接到 DNA 3′端，分析标记的荧光可对凋亡进行准确分析。此外，应用凋亡的生物学特性和流式细胞术的高度灵敏性，还可用荧光标记抗体检测 caspase-3、肿瘤坏死因子（TNF）家族及其受体等标志。

第九章

荧光免疫技术

荧光免疫技术（FIA）创始于 20 世纪 40 年代初，是将荧光标记及检测技术与抗原抗体反应相结合而建立的一种标记免疫技术，具有高度的敏感性、特异性和直观性。荧光免疫技术的基本原理是将已知的抗原或抗体标记上荧光染料，再用这种荧光抗体（或抗原）作为探针检测组织或细胞内的相应抗原（或抗体），利用荧光检测设备来确定被测抗原（或抗体）的定位、性质和数量。

经典的荧光免疫技术是以荧光物质标记抗体对抗原进行检测，借助荧光显微镜观察荧光形态判断有无待测抗原或确定其在组织或细胞中的定位，故而又被称为荧光抗体技术（FAT）或荧光免疫显微技术。随着现代技术的不断完善，荧光免疫测定方法也有了很大的改进和发展，使荧光免疫技术的应用扩大到对体液中多种微量或超微量物质的定量检测。目前应用到临床检测的荧光免疫测定方法主要有时间分辨荧光免疫测定、荧光偏振免疫测定和荧光酶免疫测定等。

第一节 荧光标记物的制备

一、荧光和荧光物质

（一）荧光的基本知识

1. 荧光 荧光是指某些物质吸收外界能量进入激发态，当其恢复至基态时吸收的能量以电磁辐射的形式释放所发出的光（图 9-1）。具备产生荧光特性的物质就称为荧光物质。可以引发荧光的能量种类很多，由光激发所引起的荧光称为光致荧光；由化学反应所引起的荧光称为化学荧光；由 X 线或阴极射线引起的荧光分别称为 X 线荧光或阴极射线荧光。荧光免疫技术一般应用光致荧光物质进行标记。

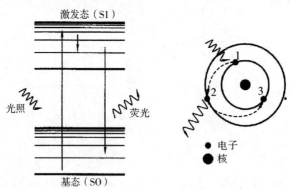

图 9-1 荧光的产生示意图

2. 荧光的特性

（1）获能发光：荧光物质在接受能量后引发荧光，一旦停止供能，荧光现象随即终止。

（2）特定光谱：每种荧光物质有其特定的激发光谱和发射光谱，通常激发光波长小于发射光波长。

（3）荧光效率：荧光分子不可能将全部吸收的光能量都转变成荧光，会有部分光能量以其他形式释放。荧光效率即是指荧光分子将吸收的光能转变成荧光的效率，以发射荧光强度与激发光强度的比值来表示，光强度通常以光量子数来计算。

荧光效率 = 发射荧光的光量子数（荧光强度）/吸收光的光量子数（激发光强度）

激发光波长和荧光测定波长也会影响荧光效率，因为每种荧光物质在其特定的激发光谱和发射光谱中，其中某一波长处为其最大吸收峰和最大发射峰（图9-2）。选择接近最大吸收峰的波长作为激发光波长，于接近于最大发射光波长测定荧光，得到的荧光强度最大，荧光效率也最高。

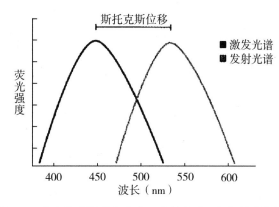

图9-2　荧光物质的激发光谱、发射光谱以及斯托克斯位移

（4）荧光猝灭：荧光分子在受到激发光较长时间照射后辐射能力会减弱甚至猝灭，激发态分子不能回复到基态，所吸收的能量无法以荧光的形式发射，因此荧光物质的保存应注意避免光（特别是紫外光）的直接照射和与其他有荧光猝灭作用的化合物接触。在荧光抗体技术中可利用这样一些非荧光色素物质如亚甲蓝、碱性复红、伊文思蓝或低浓度的过锰酸钾、碘溶液等对标本进行复染，可以帮助减弱非特异性荧光本质，使特异荧光显示更突出。

（5）荧光寿命：荧光分子受激发后处于激发状态的平均时间，即受激发之后的荧光分子从激发态回到基态的时间。对于大部分常用的荧光物质，从能量跃迁至激发态至发出荧光的时间为0.5~20ns。

（6）斯托克斯位移：表示分子发光特性的物理常数，指发射峰波长与最大吸收峰波长之间的差，一般把发射峰与激发波长的差也叫作斯托克斯位移（图9-2）。这个常数表示的是荧光分子在回到基态以前，在激发态寿命期间能量的消耗。斯托克斯位移大，表示发射光谱与激发光谱重叠少，荧光辨识度高。

（二）荧光物质

1. 荧光色素　荧光色素也常被称作荧光染料，是指受到某一波长的光激发后能产生荧光的物质。许多物质都可以产生荧光现象，但只有那些能产生明显荧光并能作为染料使用的有机化合物才能成为荧光色素或荧光染料。理想的荧光染料应具备水溶性、荧光颜色明亮、灵敏度高、毒性小、稳定性好等特征。目前开发出荧光染料的种类很多，已接近2 000种。在临床实验室中常用于标记抗体的荧光素主要有以下几种：异硫氰酸荧光素（FITC）、四乙基罗丹明（RIB200）、四甲基异硫氰酸罗丹明（TRITC）、藻红蛋白（PE）、德克萨斯红（Texas red）、花青类（carbocyanine，Cy；如Cy2、Cy3、Cy5等）（表9-1）。

表9-1　临床实验室常用的荧光物质特性及主要应用

荧光物质	最大吸收光谱（nm）	最大发射光谱（nm）	应用
FITC	490~495	520~530（黄绿色）	FAT，荧光偏振免疫测定
RIB200	570~575	595~600（橘红色）	FITC的衬比染色或双标记FAT
TRITC	550	620（橘红色）	FITC的衬比染色或双标记FAT
PE	490~560	595（红色）	双标记FAT，流式细胞术
Eu^{3+}螯合物	340	613（橘红色）	时间分辨荧光免疫测定

（1）异硫氰酸荧光素（FITC）：使用最广泛的荧光染料，为黄色或橙黄色结晶粉末，易溶于水或酒精等溶剂，室温可保存 2 年，低温干燥可保存多年。FITC 相对分子质量为 389.4，最大吸收光波长为 490～495 nm，最大发射光波长 520～530 nm，经激发后呈现明亮的黄绿色荧光。FITC 有两种同分异构体，其中异构体 I 型在荧光效率、稳定性、与蛋白质结合能力等方面都更好。在碱性条件下，FITC 的异硫氰酸基在水溶液中与免疫球蛋白的自由氨基经碳酰胺化而形成硫碳氨基键，成为标记荧光免疫球蛋白，即荧光抗体。反应式如下（图 9-3），一个免疫球蛋白分子上最多能标记 15～20 个 FITC 分子。

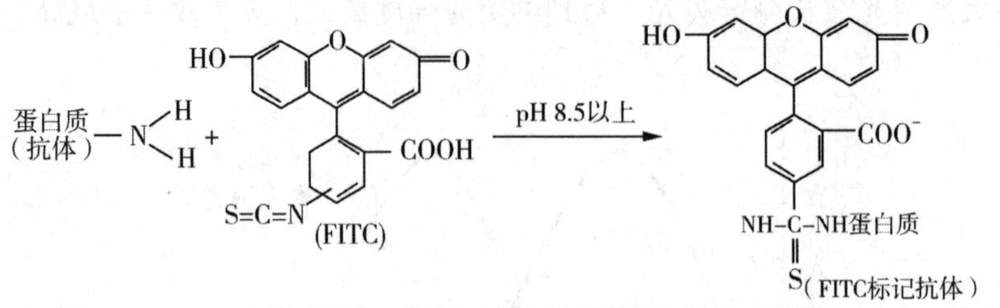

图 9-3　FITC 免疫球蛋白标记反应式

（2）四乙基罗丹明（RIB200）：为橘红色粉末，相对分子质量 580，不溶于水，易溶于酒精和丙酮，性质稳定，可长期保存。RIB200 的最大吸收光波长为 570～575 nm，最大发射光波长为 595～600 nm，呈现明亮的橙红色荧光。在碱性条件下易与蛋白质的赖氨酸 ε-氨基反应结合而标记在蛋白分子上。

（3）四甲基异硫氰酸罗丹明（TRITC）：为紫红色粉末，较稳定。最大吸收光波长为 550 nm，最大发射光波长为 620 nm，呈橙红色荧光。与 FITC 的黄绿色荧光对比鲜明，常用于双重标记或对比染色。

（4）藻红蛋白（PE）：红藻中提取的一种藻胆蛋白，为天然荧光色素，最大吸收光谱为 490～560 nm，最大发射光波长为 595 nm，呈现明亮的红色荧光。其特点是相对分子质量大，达 240 kD，一个免疫球蛋白分子只能结合一个 PE 分子；非特异性吸附弱；荧光强而稳定，灵敏度高，具有较小的荧光背景，不易猝灭，荧光保存期较长，是目前流式荧光技术中最常用的荧光染料之一。

（5）花青类荧光染料：能与细胞内蛋白质结合，最常用的为 Cy3、Cy5 等。这类染料的荧光特性与传统荧光色素类似，但水溶性和光稳定性较强，荧光量子产率高，对 pH 等环境不敏感，常用于多重染色。其中 Cy5 为使用激光扫描共聚焦显微镜常用的荧光染料。

2. 其他荧光物质

（1）酶作用后产生荧光的物质：某些化合物本身并无荧光效应，一旦经酶作用可形成具有强荧光的物质，这类化合物也被称为荧光底物。碱性磷酸酶的底物 4-甲基伞形酮—磷酸酯、β 半乳糖苷酶的底物 4-甲基伞形酮—半乳糖苷和辣根过氧化酶的底物对羟基苯乙酸等，都具有荧光底物的特性，可用于酶免疫荧光分析。

（2）镧系元素螯合物：某些 3 价稀土镧系元素如铕（Eu^{3+}）、铽（Tb^{3+}）、铈（Ce^{3+}）等的螯合物经激发后可发射特征性的荧光。镧系金属螯合物具有独特的荧光特性，即狭窄的荧光发射峰，很大的斯托克斯位移，以及比背景荧光长的多的荧光寿命，主要用于时间分辨荧光免疫测定。

（3）量子点（QDs）：近年来研制的一种新型荧光物质，又称半导体纳米晶体，是由几百或几千个纳米级颗粒构成的半导体材料。与传统的染料分子标记比较，量子点标记具有荧光时间长，灵敏度高，可产生多种颜色，检测方便和应用范围广等优点。当某一波长的激发光对多种大小不同的量子点进行照射时，可以同时观察到多种颜色，因而可同时探测细胞或组织的不同物质，实现一元激发多元探测。量子点还可与抗体、链霉亲和素等多种分子进行耦联，检测靶分子的分布和功能。

二、荧光标记物的制备

（一）荧光抗体的制备

荧光抗体是将荧光素与特异性抗体结合而形成的耦合物，此耦合物仍保留抗体的活性，同时又具有荧光素的示踪作用。荧光抗体的制备包括两个关键的步骤：抗体的荧光素标记和荧光抗体的鉴定。

1. 抗体的荧光素标记

（1）抗体要求：用于荧光素标记的抗体要求是特异性强、纯度高、亲和力高。一般为单克隆抗体，或经特异性抗血清提纯后的高效价免疫球蛋白。如果含有 γ 球蛋白以外的蛋白质，会引起非特异性荧光的出现。

（2）荧光素要求：适用于标记抗体的荧光素应尽量符合以下要求：①具有能与蛋白质分子形成共价键的化学基团，与蛋白质结合后不易解离，未结合的色素及其降解产物易于清除。②荧光效率高。③耦合物产生的荧光颜色与背景组织的自发荧光对比鲜明，易于辨析。④与蛋白质结合后不影响蛋白质原有的生化与免疫性质。⑤标记方法简单，安全无毒。⑥与蛋白质的结合物稳定，易于保存。

（3）标记方法：常用的抗体标记方法有搅拌法和透析法两种。

1）搅拌法是指将一定浓度的荧光染料溶液逐滴加入待标记的抗体溶液中，在室温持续搅拌一段时间后，离心取上清。搅拌法适用于标记体积较大、蛋白质含量较高的抗体溶液。此法的优点是标记时间短，荧光素用量少，但往往会有较强的非特异性荧光染色。

2）透析法是将待标记的蛋白质溶液置于透析袋中，再放入荧光素溶液中反应过夜。这种方法适用于标记样品量少、蛋白质含量低的抗体溶液。此法标记比较均匀，非特异性荧光也较少，但标记时间长，荧光素用量多。

标记过程中应注意避光操作，并选择适当的搅拌速度以避免气泡产生。

（4）影响标记的因素：①荧光素的质量。②荧光素与蛋白质溶液浓度，以粉末状 FITC 为例，标记浓度以 0.025 ~ 0.05 mg/mL 为宜，标记蛋白质含量以 20 ~ 25 mg/mL 为宜。浓度过低标记过慢，浓度过高标记效果不好。③pH：FITC 标记时应处于碱性环境，以 pH 9.0 ~ 9.5 为最好。过低标记速度慢，过高（大于10）蛋白质容易变性。④温度和时间，温度 4 ~ 25 ℃ 均可。温度低，反应需时长；温度高，反应需时短。FITC 0 ~ 4 ℃ 以 6 ~ 12 小时为宜，20 ~ 25 ℃ 以 1 ~ 2 小时为宜。透析法以 4 ℃ 较长时间反应为好。

（5）标记抗体的纯化：抗体标记后，应立即进行纯化处理以消除或降低非特异性染色和特异交叉染色。①可采用透析法或凝胶过滤法去除游离荧光素。②去除游离荧光素后，结合物中往往还存在未标记和过度标记的蛋白质分子，是降低染色效价和出现非特异性染色的主要因素。常用 DEAE-纤维素和 DEAD-葡聚糖凝胶层析法去除过度标记或未标记的蛋白质分子。③常用肝粉吸收法去除特异性交叉染色抗体，这一步可造成较大的抗体损耗，在必要情况下才使用。

2. 荧光抗体的鉴定 荧光抗体在使用前应鉴定荧光素与蛋白质的结合比率、抗体特异性及抗体效价。

（1）荧光素与蛋白质的结合比率：荧光素与蛋白质的结合比率反映荧光抗体的特异性染色质量，是荧光素抗体结合物中荧光素和蛋白质各自的摩尔浓度的比值（F/P），这一比值表示每个抗体分子上平均结合的荧光素分子数。一般来说，F/P 值越高，说明抗体分子上结合的荧光素越多，标记抗体的灵敏度就高，反之则越低。过度标记会使荧光素分子发出的荧光被邻近的荧光素分子吸收而导致荧光衰减，也可能影响被标记抗体分子的生物活性和溶解度；而 F/P 值过低则荧光过于微弱难以检测。F/P 值以 1 ~ 2 为合适，1 ~ 3.5 为合格。

荧光素与蛋白质结合比率（F/P）的测定和计算方法是：将制备的荧光抗体稀释至 $A_{280\,nm}$ 约为 1.0，分别测读 $A_{280\,nm}$（蛋白质特异吸收峰）和标记荧光素的特异吸收峰（如 FITC 为 $A_{495\,nm}$），按以下公式计算。

$$（FITC）\quad F/P = \frac{2.87 \times A_{495\,nm}}{A_{280\,nm} - 35 \times A_{495\,nm}}$$

一般用于固定标本的荧光抗体以 F/P = 1.5 为宜，用于活细胞染色的以 F/P = 2.4 为宜。

（2）抗体的特异性鉴定：①阳性和阴性对照试验，分别用制得的荧光抗体与已知相应抗原和非相应抗原染色，结果应分别为阳性和阴性。②类属性抗原染色试验，用制得的荧光抗体与已知抗原相近的类属抗原反应，如为阴性结果，说明特异性强；如出现不同程度荧光，说明具有类属反应，特异性较差。③抗体吸收试验，以制得荧光抗体与过量的相应抗原充分反应后，再用于相应抗原染色，应无荧光或荧光显著消退。④染色阻抑试验，用未标记的抗体与相应抗原反应后，再加入荧光抗体染色，应观察不到荧光。

（3）荧光抗体效价测定：可用双向免疫扩散法进行测定，效价大于 1 ∶ 16 者较为理想；或将荧光抗体倍比稀释，对切片标本作荧光抗体染色。能清晰显示特异荧光且非特异染色弱的最大稀释倍数即为该荧光抗体的染色滴度。

3. 荧光抗体的保存　荧光抗体的保存应注意防止抗体失活和荧光猝灭。最好小量分装，并加入 1 ∶ （1 000 ~ 5 000）的叠氮钠防腐，于 - 20 ℃冻存，可保存 3 ~ 4 年。稀释后的抗体不宜长时间保存，在 4 ℃条件仅可保存 1 ~ 3 天。

（二）镧系稀土元素标记物的制备

1. 标记物　镧系元素如铕（Eu^{3+}）、铽（Tb^{3+}）、铈（Ce^{3+}）、钕（Nd^{3+}）和镝（Dy^{3+}）等是用于时间分辨荧光测定的标记物，其中以铕（Eu^{3+}）和铽（Tb^{3+}）最为常用。

2. 标记方法　镧系元素作为金属离子，很难直接与抗原抗体结合，在标记时需要有一种双功能集团的螯合剂。螯合剂分子内或带氨基和羧基，或带有异硫氰酸基和羧酸基，一端与镧系元素离子连接，一端与抗原或抗体的自由氨基（组氨酸、酪氨酸）连接，形成镧系元素离子—螯合剂—抗原（或抗体）复合物。目前常用的镧系元素标记的双功能螯合剂有异硫氰酸—苯基—EDTA（ICB-EDTA），β 奈甲酰三氟丙酮（β-NTA），二乙烯三胺五乙酸（DTPA）等。标记时，不同蛋白质的反应性依赖于蛋白质表面的游离氨基酸数目和蛋白质特异等电点。一般来说，游离氨基酸数目越大，蛋白质等电点越高，蛋白质与螯合剂反应会产生较高的标记率。此外，标记率还与反应体系的 pH、温度和时间有关，标记条件以 pH 9.0 ~ 9.3 的标记结合率最高，反应时间以 14 ~ 24 小时、温度以 （10 ±2）℃为宜。理想的标记率为 5 ~ 15 Eu^{3+}/IgG。在标记系统中引入生物素—亲和素系统可进一步提高检测灵敏度，一般以亲和素（SA）标记 Eu^{3+}，而制备生物素（Bi）耦联的抗体或抗原，在反应中形成 Eu^{3+} SA-Bi-IgG 复合物，可进一步提高荧光信号。

第二节　荧光免疫显微技术

一、基本原理

荧光免疫显微技术是将经典的抗原抗体特异性结合反应、荧光物质标记技术与显微检测技术相结合应用的一门技术。应用最多的是用荧光素标记的抗体（或抗原）检测待测组织、细胞或血清中的抗体（抗原），通过荧光显微镜直接观察呈现特异荧光的抗原抗体复合物，实现对组织或细胞抗原（抗体）进行定性、定位或形态学定向的检测方法。近年来共聚焦显微镜的使用，使得这一技术能更准确地检测抗原表达及组织细胞结构的形态学特性，并做定量分析。

二、荧光免疫显微技术类型

根据抗原抗体反应的结合步骤不同，荧光免疫显微技术分为直接法、间接法、补体法和双抗体标记 4 种。

1. 直接法　是最简便快捷的方法。用荧光素标记特异性抗体，以检查组织、细胞或血清中相应抗原成分的方法 ［图9-4 （a）］。这种方法特异性强，常用于肾穿刺、皮肤活检和病原体检查，缺点是一种荧光抗体只能检查一种抗原，敏感性较差。

2. 间接法　这一方法需要使用两种抗体。先用特异性抗体与相应的抗原结合，洗去未结合的抗体，再用荧光素标记的抗特异性抗体（间接荧光抗体）与特异性抗体相结合，形成抗原—特异性抗体—间接荧光抗体的复合物，因此在形成的复合物上带有比直接法更多的荧光抗体，具有放大效应，所以比直接法更灵敏［图9-4（b）］，是检测血清中自身抗体和多种病原体抗体的重要手段。此法只需制备一种种属间接荧光抗体，适用于同一种属产生的多种第一抗体的标记显示，为临床实验室应用最为广泛的一种免疫荧光技术。

3. 补体法　在间接法的第一步抗原抗体反应时加入补体，形成抗原—抗体—补体复合物，再用荧光标记的抗补体抗体与之相结合，就形成了抗原—抗体—补体—抗补体荧光抗体的复合物。荧光显微镜下所见到的发出荧光的部分即是抗原所在的部位［图9-4（c）］。补体法灵敏度高，且只需一种抗体，适用于各种不同种属来源的特异性抗体的标记显示；但易出现非特异性染色，加上补体不稳定，每次需要采用新鲜血清，操作比较复杂，目前已较少使用。

4. 双抗体标记法　在对同一组织细胞标本上需要检测两种抗原时，可进行双重荧光染色，即将两种特异性抗体（例如抗A和抗B）分别以发出不同颜色的荧光素进行标记，如抗A抗体用异硫氰酸荧光素标记发出黄绿色荧光，抗B抗体用藻红蛋白标记发出红色荧光，将两种荧光抗体按适当比例混合后，与待测标本共孵育，在荧光显微镜下观察形成的抗原抗体复合物，发出黄绿色荧光的即抗A抗体结合部位，发出红色荧光的即抗B抗体结合的部位，可明确定位两种抗原的位置［图9-4（d）］。

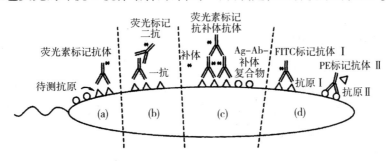

图9-4　几种荧光免疫显微技术示意图

三、荧光检测设备

（一）荧光显微镜

荧光显微镜是荧光免疫技术的基本工具之一，分为透射显微镜和落射显微镜两种类型。荧光显微镜由光源、滤色镜系统和光学系统等主要部件组成，它利用一个高发光效率的点光源，经过滤色系统发出一定波长的光作为激发光，照射被检样品，激发荧光物质发射荧光，通过物镜和目镜系统成像、放大以观察标本的荧光图像，分析样本中产生荧光的成分和结构及定位。

荧光显微镜的结构示意见图9-5。

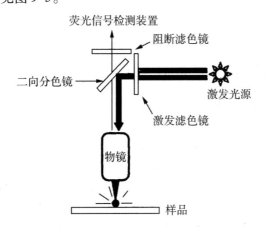

图9-5　荧光显微镜结构示意图

1. 光源　荧光显微镜的光源所起的作用是作为能激发标本内的荧光物质的能源而不是直接照明，所以要求有很强的近单色光源。荧光显微镜多采用50~200W的超高压汞灯作为光源，它可发射很强的紫外光和蓝紫光，辅以激发滤片，足以激发各类荧光物质。

2. 滤色镜系统　由激发滤色镜和阻断滤色镜等组成，是荧光显微镜的重要组件。

（1）激发滤色镜：作用是为被检样品提供最佳波段的激发光。荧光显微镜的光源提供的是特定波长范围内的激发光，由于每种荧光物质都有一个产生最强荧光的激发光波长，为了只让某一波长的激发光照射被检样本，通常在光源和物镜之间安装滤色镜，利用其对光线选择吸收的能力从激发光源发出的光谱中选择通过最适宜波段的光线作为激发光。

（2）阻断滤色镜：位于物镜之上，二向分色镜和目镜之间，用于透过相应波长范围的荧光，阻断或吸收剩余激发光。阻断滤色镜的选用，应视荧光染料的荧光光谱而定。针对不同荧光染料的特点选配适宜的激发滤色镜与阻断滤色镜组合是十分重要的。

（3）二向分色镜：位于由激发光源和激发滤色镜构成的平行光轴与目镜和物镜构成的竖直光轴的垂直相交处，以 45°角斜向安装。二向分色镜的作用为透射长波光线并反射短波光线，在荧光显微镜中承担色光的"分流"作用。

3. 光学系统　包括聚光器、物镜、目镜等。聚光器有明视野、暗视野和相差荧光聚光器等。目镜常用消色差镜头。

（二）激光共聚焦扫描显微镜

激光共聚焦扫描显微技术是一种高分辨率的显微成像技术，它是在荧光显微镜成像的基础上加装激光扫描装置，实现对标本逐点、逐行、逐面的快速连续扫描，不仅对经过荧光标记的组织或细胞标本共聚焦荧光进行定量分析，还能显示荧光沿 Z 轴的强度变化。激光共聚焦扫描显微镜（CLSM）有较高的分辨力，大约是普通光学显微镜的 3 倍，且通过调焦扫描能获得样品不同深度层次的图像，并通过计算机分析和模拟显示细胞样品的立体结构，有显微 CT 之称。激光共聚焦扫描显微镜除了对单标记、双标记或三重标记的细胞及组织标本的荧光进行高灵敏度的快速定量、定位分析外，还可以借助显微 CT 功能在不损失分辨率的前提下对标本深层进行荧光分布的测量，获得组织形态结构信息，以及对活细胞的结构、分子、离子进行实时动态的观察和检测。目前，激光共聚焦扫描显微技术已用于细胞形态定位、立体结构重组、动态变化过程等研究，并提供定量荧光测定、定量图像分析等实用研究手段。荧光显微镜虽然可满足大部分临床试验的要求，但采用 CLSM 的临床实验室还为数不多。

（三）流式细胞仪

流式细胞技术是免疫抗体荧光技术的一种特殊应用，使用的荧光检测设备为流式细胞仪。流式细胞技术的突出特点是可以在保持细胞完整的情况下，对液相中的细胞或悬浮颗粒样物质逐个进行分子水平的分析。借助单克隆抗体技术和荧光染料标记技术的协助，不仅能同时从一个细胞中测得多个特征参数，带有分选系统的流式细胞仪还可根据某一参数对其中具有相同特征的细胞亚群进行分选，以供进一步深入研究。

四、荧光免疫显微技术标本的制作要求

1. 样本制备　可为细胞或组织样本，在标本制作过程中应力求保持抗原的完整性，并在染色、洗涤和封裱过程中不发生溶解和变性。培养细胞样本如为单层贴壁细胞无需特殊处理，悬浮生长细胞可制作为细胞甩片染色后观察。常见的临床标本主要有组织、细胞和细菌三大类。组织标本可制备为石蜡切片或冰冻切片，要求切片越薄越好，切片太厚会消耗激发光造成上层标本不能充分激发，细胞重叠也会引起一些非特异荧光背景。一些组织如肝、脾、淋巴结的标本也可制备成组织印片，方法是用洗净的玻片轻压组织切面使玻片粘上 1~2 层组织细胞。各种体液、穿刺液、细菌培养物或细胞悬液可制成涂片，涂片应薄而均匀。涂片或印片制成后应迅速吹干、封装，置于 -10 ℃保存或立即染色观察。

2. 荧光探针的选择　选择适合的荧光探针是取得理想实验结果的保障。荧光探针的选择需考虑以下几个因素：①荧光检测设备所采用的激发光源。②荧光探针的光稳定性和光漂白性。③荧光探针的特异性和毒性。

3. 载玻片和盖玻片　载玻片和盖玻片必须无明显自发荧光，表面光洁，厚度均匀，载玻片厚度应为 0.8 ~ 1.2 mm，盖玻片厚度为 0.17 mm 左右。

4. 封裱剂　必须无自发荧光，无色透明。

五、荧光染色结果的观测与注意事项

标本进行荧光染色后应立即观察以防时间过久荧光出现猝灭现象，标本观察应在暗室中进行。

荧光染色结果观察：荧光染色必须在每次实验设立严格的阳性对照和阴性对照，并正确区分特异性染色和非特异性染色。结果观察包括两个内容：一是具有荧光的颜色和亮度，二是具有形态学特征，在判断结果时，必须将二者结合起来综合判断。

（1）荧光亮度的判断标准：一般分为四级，"－"表示无或可见微弱的自发荧光；"＋"表示荧光较弱，但清楚可见；"＋＋"表示可见到明亮的荧光；"＋＋＋"表示可见到耀眼的荧光。特异荧光强度"＋＋"以上判定为阳性，对照光应呈"－"或"±"。

（2）荧光图像：由于荧光很易减弱褪色，荧光显微镜摄影技术对于记录荧光图像十分必要，一般研究型荧光显微镜都配有半自动或全自动显微数码相机摄影系统装置，但拍摄时须考虑到光漂白作用，设定适宜的曝光时间，以免荧光猝灭。

第三节　荧光免疫测定技术

免疫测定技术是利用抗原抗体反应检测标本中微量物质的方法。荧光免疫测定技术是基于抗原抗体反应的特异性和敏感性，与荧光标记技术的相结合，在完成抗原抗体反应后，利用特殊仪器测定荧光强度而推算被测物浓度的检测方法。荧光免疫测定分为均相荧光免疫测定和非均相荧光免疫测定。临床实验室常用的非均相荧光免疫测定方法有时间分辨荧光免疫测定和荧光酶免疫测定，常用的均相荧光免疫测定为荧光偏振免疫测定。

一、时间分辨荧光免疫测定

常用荧光素作为标记物的荧光免疫测定往往受血清成分、试管、仪器组件等本底荧光以及激发光源的杂射光的干扰，使含量极微而又具有重要生物学意义的物质的精确定量测定受到很大限制。时间分辨荧光免疫测定技术（TRFIA）是 Soini 和 Kojola 于 1983 年建立的一种新型检测技术。其基本原理是以镧系元素螯合物作为荧光标记物，利用这类荧光物质有长荧光寿命的特点，延长荧光测量时间，待短寿命的自然本底荧光完全衰退后再行测定，利用时间分辨荧光仪测定长寿命镧系螯合物的荧光强度，从而有效地消除非特异性本底荧光的干扰，而精确推测出待测物含量。

（一）基本原理

1. 镧系元素螯合物的主要优势和特点

（1）超长荧光寿命：与普通的荧光物质比较，镧系元素离子螯合物荧光的衰变时间（decay time）很长，为传统荧光的 $10^3 \sim 10^6$ 倍（表9-2），这一特点使得其能通过时间分辨方式与背景荧光区别。

表9-2　常见荧光物质与镧系元素螯合物的荧光寿命

荧光物质	荧光寿命（ns）	荧光物质	荧光寿命（ns）
非特异荧光背景	1 ~ 10	$Sm^{3+}-\beta-NTA$	65 000
人血白蛋白	4.1	$Sm^{3+}-PTA$	60 000
人球蛋白	3.0	$Eu^{3+}-\beta-NTA$	714 000
细胞色素 C	3.5	$Eu^{3+}-NTA$	925 000
FITC	4.5	$Tb^{3+}-PTA$	96 000
罗丹明 B	3.0	$Dy^{3+}-PTA$	1 000

（2）最大的斯托克斯位移：如本章第一节中所述，斯托克斯位移是指荧光物质激发光谱中的最大吸收波长和发射光谱的最大发射波长之间的差。普通荧光物质荧光光谱的斯托克斯位移为几十纳米，激发光谱和发射光谱通常有部分重叠，存在互相干扰。而镧系元素螯合物的斯托克斯位移可高达 200 nm（Eu^{3+} 270 nm，Tb^{3+} 250 nm），这种特性可避免激发光谱和荧光发射光谱以及生物基质发射的光谱重合，从而排除激发光和背景荧光的干扰。

（3）狭窄的荧光发射峰：镧系螯合物的激发光光谱较宽，最大激发波长为 300~500 nm；而发射光谱很窄，甚至不到 10 nm，利用这一特点可采用只允许发射荧光通过的滤光片，能进一步降低本底荧光，提高信号检测的特异性和灵敏性。

（4）不同稀土离子螯合物间良好的可分辨性：由于不同稀土离子螯合物的荧光具有不同的波长和寿命，这种良好的可分辨性使得 TRFIA 在多元待测物免疫分析中具有独特的优势。

2. 时间分辨信号原理　利用镧系元素长荧光寿命、荧光光谱较大的斯托克斯位移、狭窄的发射光谱的特点，当用时间分辨荧光仪测量镧系元素螯合物的荧光时，在脉冲光源激发之后，采用延缓测量时间的方式，待血清、容器、样品管和其他成分的短半衰期荧光衰变消失后，再打开取样门仪器记录长寿命镧系元素螯合物发射的特异性荧光。即通过时间分辨，极大地降低了本底荧光，实现了高信噪比，这是 TRFIA 高灵敏度、高精密度和低干扰的原因之一。

3. 解离增强原理　镧系元素螯合物（如 Eu^{3+} 螯合物）与待测标本中的抗原或抗体生成的 Eu^{3+}—螯合剂—抗原（或抗体）复合物在弱碱性溶液中被激发后的荧光信号强度较弱，加入酸性荧光增强液（FES）使溶液 pH 降至 2~3，可将 Eu^{3+} 从复合物上解离下来，并与增强液中的另一种螯合剂（β-二酮体，Triton X-100 等）螯合形成一种胶态分子团，这种分子团在激发光的激发下能发出极强的荧光，使原来微弱的荧光信号增强百万倍。这种分析方法使用了解离增强步骤，因此称为解离增强镧系元素荧光免疫分析（DELFIA）。

（二）TRFIA 的反应类型

目前常用的有双位点夹心法、固相抗体竞争法和固相抗原竞争法。

1. 双位点夹心分析法　将针对被测物上不同抗原决定簇的两个单克隆抗体，一个包被于固相载体，另一个用 Eu^{3+} 标记，经过免疫反应形成固相抗体—待测抗原—Eu^{3+} 抗体免疫复合物。在酸性增强剂作用下，Eu^{3+} 从复合物上完全解离与增强液中的另一种螯合剂结合，在 340 nm 激发光照射下发射出很强的荧光信号，其强弱与待测抗原含量相关（图 9-6）。这一方法通常用于测定蛋白质类大分子化合物。

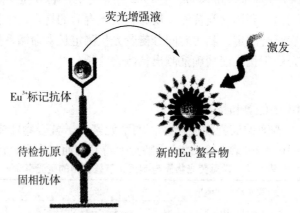

图 9-6　解离增强时间分辨荧光免疫测定示意图（双位点夹心法）

2. 固相抗体竞争法　固相抗体与 Eu^{3+} 标记抗原和样品中的待测抗原竞争性结合，温育洗涤后在固相中加入增强液，测定荧光强度。样品中的抗原浓度越高，固相抗体结合的 Eu^{3+} 标记抗原量就越少，反之亦然，即固相抗体上的荧光信号强度与样品中的抗原浓度成反比。

3. 固相抗原竞争法　固相抗原、样品中的待测抗原与 Eu^{3+} 标记抗体竞争性结合，温育洗涤后在固相中加入增强液，测定荧光强度。样品中的抗原浓度越高，固相抗原上结合的 Eu^{3+} 标记抗体量就越少，反之亦然，即固相抗原上的荧光信号强度与样品中的抗原浓度成反比。

固相抗体竞争法与固相抗原竞争法适用于一些小分子半抗原化合物，如多肽、甲状腺激素和一些药物等。

（三）方法学评价

TRFIA 极大地提高了荧光免疫技术的灵敏度，使得检测下限由普通荧光免疫技术的 10^{-8} mol/L 提高至 $10^{-18} \sim 10^{-15}$ mol/L，其灵敏度可以与放射免疫技术相媲美，适用于体液中极微量生物活性物质的定量检测。

二、荧光酶免疫测定

荧光酶免疫测定（FEIA）是在酶免疫分析法（EIA）的基础上于 20 世纪 80 年代末发展起来的一种非放射性标记免疫分析技术。

（一）基本原理

以酶标抗体（或抗原）作为示踪物，与待检抗原（或抗体）反应，由高活性的酶催化酶反应荧光底物，生成稳定且高效的荧光物质，通过测定荧光强度确定待检抗原或抗体的含量（图 9-7）。

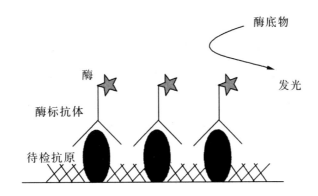

图 9-7 荧光酶免疫测定示意图

荧光酶免疫测定技术中最常选用的是高活性的碱性磷酸酶（ALP）及 β 半乳糖苷酶，它们的底物分别为 4-甲基伞形酮-磷酸酯（4-MUP）和 4-甲基伞形酮-半乳糖苷（4-MUG）。这两种底物均不发出荧光，但经酶催化后 4-MUP 和 4-MUG 会产生游离 4-甲基伞形酮（4-MU），4-MU 经紫外光激发后可发出高强度的特征性荧光。通过荧光测量仪记录产生的荧光强度，可计算出待检抗原或抗体的含量。

（二）方法类型

反应模式与常规酶免疫测定法相同，仅使用的酶和底物不同。

（三）方法学评价

荧光酶免疫测定技术结合了酶和荧光测定技术，灵敏度较常规酶免疫技术提高 10 ~ 100 倍；标记物稳定，有效期长；操作简单；但荧光测定时应考虑到血清和其他生物样品的背景荧光的干扰。

三、荧光偏振免疫测定

荧光偏振免疫测定（FPIA）始于 20 世纪 70 年代，是基于荧光偏振现象及免疫学原理发展起来的分析方法。

（一）基本原理

荧光偏振现象是指荧光物质经单一波长的偏振光照射后，吸收光能跃入激发态；在恢复至基态时，释放能量并发出相应的偏振荧光。偏振荧光的强度与荧光物质受激发时分子转动的速度成反比，物质分子在溶液中的旋转速度又与分子大小成反比，大分子物质旋转慢，发出的偏振荧光强；小分子物质旋转快，发出的偏振荧光弱（图9-8）。

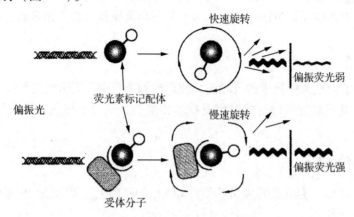

图9-8　荧光偏振免疫测定示意图

FPIA是一种均相竞争荧光免疫分析法。荧光素（如FITC）标记的小分子抗原和待测标本中小分子抗原与相应抗体发生竞争性结合，反应平衡后，结合状态的荧光素标记小分子抗原量与待测标本中小分子抗原成反比。经490 nm偏振光激发，发射出525~550 nm的偏振光，偏振光的强度与荧光素受激发时分子转动的速度成反比。游离的荧光素标记抗原分子小，转动速度快，激发后发射的光子散向四面八方，检测到的偏振荧光信号很弱；而与抗体大分子结合的荧光素标记抗原分子大，转动速度慢，激发后产生的荧光比较集中，偏振光信号比未结合时强得多。因此，待测抗原越少，荧光标记抗原与抗体结合量就越多，当激发光照射后测得的偏振荧光信号越强。根据荧光偏振程度与抗原浓度成反比的关系，以抗原浓度为横坐标，荧光偏振强度为纵坐标，绘制竞争结合抑制标准曲线。通过测定的偏振光强度大小，从标准曲线上就可精确地换算出样品中待测抗原的相应含量。

（二）方法学评价

与其他免疫学分析方法相比，FPIA的优点是操作简便，易于自动化进行；荧光标记试剂稳定，使用寿命长；样品用量少；方法精密度高、重复性好等。缺点是仪器设备昂贵，药品试剂盒专属性强，需进口；灵敏度较非均相荧光免疫分析方法稍低。

FPIA特别适用于小分子物质（特别是药物浓度）的测定。目前已有数十种药物（如环孢素、卡马西平、苯妥英钠、丙戊酸、地高辛、氨茶碱、苯巴比妥等）、激素、毒品等用FPIA进行分析。但它不适宜大分子物质的测定。

第四节　荧光免疫技术在检验医学中的应用

荧光免疫技术根据其原理不同而在临床检验医学中应用于各个领域。荧光免疫显微技术主要用于组织学中抗原或抗体的定位、定性检查，因为其既具备抗原抗体反应的高度特异性，又能在荧光显微镜下清晰地显示形态，直观性强。激光共聚焦扫描显微镜具有更高的分辨率，成像清晰，且通过对不同层面的连续扫描，能够提供更为准确的定位和定量信息。在临床检验中，荧光免疫显微技术多用于自身免疫性疾病、细菌、病毒和寄生虫的检验诊断中。荧光免疫测定技术则具备高灵敏度、高精确度，易于自动化进行，临床检验中侧重于对血液或体液标本中各种生物活性物质的定量检测。

一、血清中自身抗体的检测

这是荧光免疫显微技术在临床检验中的重要应用，主要使用间接荧光免疫法。例如对抗核抗体（ANA）的检测，不仅可以做到定性检测，还可以通过解读不同类型的荧光图像（均质型、颗粒型、核膜型、核仁型等），对自身免疫性疾病的诊断起重要的辅助作用。其他如抗平滑肌抗体、抗线粒体抗体、抗（胃）壁细胞抗体、抗甲状腺球蛋白抗体、抗甲状腺微粒体抗体、抗骨骼肌抗体及抗肾上腺抗体等也常使用这一方法进行检测。

二、免疫病理检测

可用于组织中免疫球蛋白、补体和抗原抗体复合物的检测，常采用直接免疫荧光法。一些组织特征性的荧光图像具有非常重要的诊断价值，例如基底膜显示颗粒状或块状崎岖不平的，以免疫球蛋白 G（IgG）为主的荧光染色，可诊断为红斑狼疮；基底膜显示管状或线状荧光，而以免疫球蛋白 G 为主者，为类天疱疮；真皮的乳头体内显示以免疫球蛋白 A（IgA）为主的颗粒状荧光，为疱疹样皮炎；多种脉管炎可显示管壁或管周荧光染色。

三、各种病原体检测

荧光抗体染色法检测梅毒螺旋体抗体是梅毒特异性诊断的常用方法之一，在病毒学检验中也具有重要意义，目前已有多种免疫荧光检测病毒试剂盒面世。而在细菌学检验中主要用于菌种的鉴定，还可以检测血清中的抗体，用于流行病学调查和临床回顾诊断。

四、细胞表面抗原和受体检测

进行荧光染色后可用荧光显微镜观察或利用流式细胞仪进行分析，对于细胞免疫功能检测、白血病分型诊断具有重要的诊断价值。

五、体液生物活性物质检测

时间分辨荧光免疫测定的应用范围十分广泛，包括激素、蛋白质、多肽、核酸、神经递质、受体、细胞因子、肿瘤标志物等；荧光酶免疫测定可用于多种抗原抗体的检测，如病毒抗体、细菌及毒素抗原、肿瘤标志物、过敏原、心肌损伤标志物和凝血因子等；荧光偏振免疫测定则特别适用于小分子物质的测定，包括药物、激素、维生素等，尤其在血药浓度监测方面应用十分广泛。

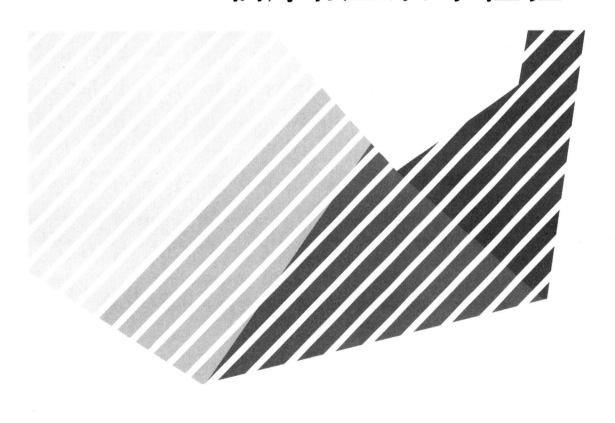

第四篇

临床微生物学检验

第十章

细菌检验的基本技术

细菌检验是利用细菌学基本知识和技术，结合临床实际，对患者标本进行检验。包括对感染病原菌的分离培养、病原菌代谢产物的检测及机体感染后免疫应答产物的检测等。临床细菌学检验不仅可以为感染性疾病提供快速、准确的病原学诊断，指导临床合理应用抗菌药物，而且可以监控医院内感染，进一步研究感染性疾病的病原体特征，不断提高诊断水平。

第一节　细菌的形态学检查法

细菌的形态学检查是细菌检验的重要方法，不仅可以为后续的进一步检验提供参考依据，更重要的是可以通过细菌形态学检查迅速了解标本中有无细菌及菌量的大致情况；对少数具有典型形态特征的细菌可以作出初步诊断，为临床选用抗菌药物治疗起到重要的提示作用。临床标本的细菌形态学检查方法主要包括染色标本和不染色标本的检查。

一、显微镜

细菌体积微小，必须借助显微镜放大后才能观察。细菌的一般形态结构可用光学显微镜观察，而细菌内部的超微结构则需用电子显微镜观察。

1. 普通光学显微镜　普通光学显微镜以可见光作为光源，波长 $0.4 \sim 0.7\ \mu m$，最大分辨率 $0.2\ \mu m$，约为波长的一半。人肉眼能分辨的最小距离是 $0.2\ mm$，因此用油镜放大 1 000 倍，$0.2\ \mu m$ 的微粒即被放大到肉眼可见的 $0.2\ mm$。一般细菌都大于 $0.2\ \mu m$，故可用普通光学显微镜进行观察。

2. 暗视野显微镜　暗视野显微镜是在普通光学显微镜上装暗视野聚光器，使照明光线不直接进入物镜，只允许被标本反射和衍射的光线进入物镜，背景视野变暗，菌体发亮。观察时黑暗的背景中可见到发亮的菌体，明暗反差提高了观察效果，常用于不染色标本的动力及运动状况检查。

3. 荧光显微镜　荧光显微镜以高压汞灯作为光源，能发出 $280 \sim 600\ nm$ 波长的光线，主要在 $365 \sim 435\ nm$ 之间。根据使用荧光素的不同选择不同波长的光线作为激发光。因其波长比可见光短，故分辨率高于普通光学显微镜。细菌预先经相应的荧光素处理，然后置于荧光显微镜下激发荧光，在暗色背景中可见到发荧光的菌体。用于观察细菌的结构及鉴别细菌。

4. 相差显微镜　相差显微镜是利用相差板的光栅作用，在普通光学显微镜基础上配制特殊相差板，采用特殊相差目镜制成。当光线透过标本时，标本不同部位因密度不同，引起光位相差异，相差板的光栅作用改变直射光的光位相和振幅，把光位相差异转为光强度差异，从而显示细菌不同部位的差异。多用于不染色活细菌的形态、内部结构及运动方式的观察。

5. 电子显微镜　电子显微镜以电子流代替光源，其波长与可见光相差几万倍，因而分辨能力得到极大提高，能分辨直径 $1\ nm$ 的微粒。目前使用的电子显微镜有透射电子显微镜（TEM）和扫描电子显微镜（SEM）两类。TEM 可用于观察细菌、病毒的超微结构；SEM 主要适合对细菌、病毒等表面结构及附件和三维立体图像的观察。电子显微镜观察要做特殊制片，无法观察活体微生物，因而在微生物学检验中不常使用。

二、不染色标本的检查

不染色标本一般用于观察细菌的动力及运动情况，但不能清楚地看到细菌的形态及结构特征。有动力的细菌在镜下呈活泼有方向性的运动，有明显位移；无动力的细菌则在原位颤动，呈不规则的布朗运动。常用的方法有压滴法和悬滴法，以普通光学显微镜观察，如用暗视野显微镜，效果更好。

在临床上，有时通过不染色标本的动力检查可对某些病原菌作出初步鉴定。如疑似霍乱患者，可取其米泔水样便，制成压滴或悬滴标本，高倍镜或暗视野下观察细菌动力，若见穿梭样运动的细菌，则同法再制备一标本片并加入 O1 群霍乱弧菌抗血清，若细菌的活跃运动现象消失，称为制动试验阳性，可初步推断为"疑似 O1 群霍乱弧菌"。另外，螺旋体由于不易着色并有特征性的形态特点，也可用不染色标本作暗视野显微镜观察。

三、染色标本的检查

细菌标本经染色后，不仅能清晰地看到细菌的形态、大小及排列方式，还可根据染色结果将细菌进行分类。染色标本与周围环境在颜色上形成鲜明对比，可在普通光学显微镜下进行观察。一般形态学检查均需染色。

（一）常用染料

用于细菌染色的染料，大部分是人工合成的含苯环的有机化合物，在其苯环上带有色基和助色基。色基赋予化合物颜色，助色基可增加色基与被染物的亲和力。助色基有的为碱性（如—NH_2），有的为酸性（如—OH），因此助色基的性质决定染料的酸碱性。常用染料一般均难溶于水，易溶于有机溶剂，实验室配制时通常制成盐类水溶液。

1. 碱性染料　常用的碱性染料有碱性亚甲蓝、结晶紫及碱性复红等，这些染料电离后色基带正电荷，易与带负电荷的被染物结合。多数细菌等电点（pI）为 2~5，在中性、碱性以及弱酸性环境中都带负电荷，易被碱性染料着色，故细菌学检查中常用此类染料。

2. 酸性染料　常用的有伊红、酸性复红及刚果红等，这些染料电离后色基带负电荷，不易与细菌结合，不常用于细菌染色。必要时可降低菌液的 pH，使细菌带正电荷，方可着色。

3. 中性染料　是碱性染料与酸性染料的复合物，如瑞氏染液中的伊红亚甲蓝、吉姆萨染液中的伊红天青等，可用于较特殊染色技术。

（二）常用的细菌染色法

根据所用染料是一种还是多种，细菌染色法分为单染色法和复染色法。单染色法是用一种染料染色，细菌涂片染成同一颜色，可观察到形态、大小及排列等特点，但不能显示细菌染色特性。复染色法是用两种或两种以上染料进行染色，将不同细菌或同一细菌的不同结构染成不同颜色。复染色法不仅可以观察细菌的形态结构，还可根据染色反应鉴别细菌，故又称鉴别染色法。临床常用的主要有革兰染色和抗酸染色。

1. 革兰染色　本法是细菌学检验中最经典、最常用的染色方法，沿用至今已有百余年历史，是一种包括初染、媒染、脱色和复染的鉴别染色技术。通过此染色法，可将细菌分为革兰阳性（G^+）菌和革兰阴性（G^-）菌两大类，并可初步识别细菌，缩小范围，有助于进一步鉴定。有时结合细菌特殊形态结构及排列方式，对病原菌可做出初步鉴定。

革兰染色的原理至今尚未完全清楚，有以下几种学说。①细胞壁学说：G^+菌细胞壁结构较致密，肽聚糖层厚，脂质含量少，乙醇不易透入，G^-菌细胞壁结构较疏松，肽聚糖层少，脂质含量多，乙醇易渗入。②等电点学说：G^+菌的等电点低（pI 2~3），G^-菌等电点较高（pI 4~5），在相同 pH 条件下，G^+菌所带负电荷比 G^-菌多，与带正电荷的结晶紫染料结合较牢固且不易脱色。③化学学说：G^+菌细胞内含有大量核糖核酸镁盐，可与结晶紫和碘牢固地结合成大分子复合物，不易被乙醇脱色，G^-

菌细胞内含极少量的核糖核酸镁盐,吸附染料量少,形成的复合物分子也较小,故易被乙醇脱色。目前认为,细胞壁结构与化学组成上的差异是染色反应不同的主要原因。

革兰染色可用于菌落涂片和标本涂片。菌落涂片不仅可观察细菌的形态染色特点,更重要的是可以为后续选择合适的鉴定程序提供参考依据。另外,由于 G⁺菌和 G⁻菌细胞壁结构存在很大差异,对一些抗生素表现出不同的敏感性,且二者产生的致病物质及作用机制不同,因此革兰染色尚可为临床选择用药提供参考,帮助临床制定有针对性的治疗方案。在临床上除少数标本(如粪便、血液)外,绝大多数标本在分离培养前都要进行革兰染色。

2. 抗酸染色 抗酸染色是细菌着色后不被盐酸乙醇脱色的染色方法,其中最具代表性的是姜—尼染色法。经此法染色可将细菌分为抗酸性细菌和非抗酸性细菌两大类。由于临床上绝大多数细菌为非抗酸性细菌,所以抗酸染色不作为临床上常规的细菌检查项目,只针对性用于结核病、麻风病等疾病的细菌检查。疑似结核分枝杆菌感染的标本,经抗酸染色后在油镜下观察,根据所见结果报告"找到(或未找到)抗酸菌",可作出初步鉴定。另外,若改变脱色剂,诺卡菌属也可呈弱抗酸性。目前认为,抗酸染色性的差异可能与菌体中所含的分枝菌酸、脂类等成分有关。

3. 荧光染色 荧光染色是用能够发荧光的物质对标本进行染色,在荧光显微镜下观察发荧光的细菌。此法具有敏感性强、效率高、结果易于观察等特点,故在临床细菌鉴定中有很大的应用价值。目前主要用于结核分枝杆菌、麻风分枝杆菌、白喉棒状杆菌及痢疾志贺菌等病原菌的检测。如痰标本涂片、固定后用荧光染料金胺 O 法(也称金胺 O-罗丹明 B 法)染色,在荧光显微镜下可观察到呈金黄色荧光的菌体。

4. 负染色 是一种使标本的背景着色而细菌不着色的染色方法。常用染液有墨汁,也可用酸性染料如刚果红、水溶性苯胺黑等,因酸性染料带负电荷,故菌体不着色,只能使背景着色。实际工作中还可用墨汁负染色法配合单染色法(如吕氏亚甲蓝)检查细菌的荚膜,镜下可见黑色背景中蓝色菌体周围包绕一层无色透明的荚膜。

5. 特殊染色 细菌的特殊结构如芽胞、鞭毛及荚膜等和其他结构如细胞壁、核质及胞质颗粒等,用普通染色法均不易着色,必须用相应的特殊染色才能染上颜色。常用的特殊染色法有细胞壁染色、荚膜染色、芽胞染色、鞭毛染色及异染颗粒染色等。鞭毛染色后在显微镜下不仅可以观察到有无鞭毛,还可进一步观察到鞭毛的位置和数量,在细菌鉴定,尤其是非发酵菌的鉴定中具有重要价值。荚膜染色用于有荚膜细菌的鉴定,如肺炎链球菌、流感嗜血杆菌、炭疽芽胞杆菌及产气荚膜梭菌等的鉴定。异染颗粒主要用于白喉棒状杆菌的鉴定,如疑为白喉棒状杆菌感染,进行涂片检查,除证实为革兰阳性典型棒状杆菌外,尚需用异染颗粒染色检查有无异染颗粒,若有方可初步报告"检出形似白喉棒状杆菌",为临床早期诊断提供依据。

第二节 细菌的培养与分离技术

细菌培养是用人工方法,提供细菌生长繁殖所需的营养和最适生长条件,如温度、湿度及气体环境等,使细菌迅速生长繁殖。细菌的分离技术是指将临床标本或其他培养物中存在的多种细菌通过一定方式使之分开,形成由一个细菌繁殖而来的肉眼可见的细菌集落,即菌落,供鉴定、研究细菌用。细菌培养与分离技术的目的在于鉴定细菌的种类和保存菌种,为进一步确定细菌的致病性、药物敏感性提供依据。

一、培养基

培养基是用人工方法配制而成,适合微生物生长繁殖需要的混合营养基质。适宜的培养基不仅用于细菌的分离、纯化、传代及菌种保存等,还可用于研究细菌的生理、生化特性。因此,掌握培养基的制备技术及其原理,是进行细菌学检验的重要环节和必不可少的手段。

（一）培养基的主要成分及其作用

细菌的生长繁殖除需要一定的营养物质，如含氮化合物、糖类、盐类、类脂质及水外，有的还需加入特殊营养物质，如维生素的辅助生长因子或某些其他特殊因子；有的则需加入指示剂或抑制剂，以利于细菌的分离和鉴定。

1. 营养物质　营养物质提供细菌生长繁殖所需的能量、合成菌体的原料以及激活细菌酶的活性和调节渗透压等作用。细菌需要的营养物质主要有氮源、碳源、无机盐及生长因子。

（1）蛋白胨：是由动物或植物蛋白质经酶或酸碱分解而产生的中间产物，是培养基中最常用的成分之一，主要供给细菌氮源，合成菌体蛋白质、酶类等，另外还具有缓冲作用。由于蛋白质的来源和消化程度不同，制得的蛋白胨质量相差很大。按照生产原料的性质，蛋白胨可分为植物胨和动物胨两类。蛋白胨经喷雾干燥成粉末，吸水性较强，保存时应干燥密封，防止潮解结块。

（2）肉浸液：是用新鲜牛肉（去掉脂肪、肌膜及肌腱等）浸泡煮沸制成的肉汤。肉浸液中包括含氮和非含氮两类浸出物，还有一些生长因子。作为细菌生长所需要的氮源和碳源，由于加热后大部分蛋白质凝固，仅留少部分氨基酸和其他含氮物质，不能满足细菌生长需要，故在制作培养基时，一般需加入 $1\% \sim 2\%$ 蛋白胨和 0.5% 的 NaCl。

（3）牛肉膏：又称牛肉浸膏，是肉浸液加热浓缩而得到的一种棕黄色至棕褐色的膏状物。其中不耐热的物质如糖类已被破坏，故其营养价值不及肉浸液，但因无糖，可作为肠道细菌鉴别培养基的基础成分。

（4）糖（醇）类：含有细菌所需的碳源。制备培养基所应用的糖（醇）类很多，常用的糖类有单糖（如葡萄糖、阿拉伯糖等）、双糖（如乳糖、蔗糖等）、多糖（如菊糖、淀粉等）；醇类有甘露醇、卫矛醇及侧金盏花醇等。在培养基中加入糖（醇）类物质，除提供细菌作为碳源和能源外，主要利用细菌对糖（醇）类利用能力的差异鉴别细菌。

（5）血液：血液除能增加培养基中蛋白质、多种氨基酸、糖类及无机盐等营养成分外，还能提供辅酶、血红素等特殊生长因子。此外，还可以观察细菌的溶血现象。

（6）鸡蛋与动物血清：此二者虽非基本成分，但对某些营养要求高的细菌则是必需成分，如培养结核分枝杆菌的鸡蛋培养基和培养白喉棒状杆菌的吕氏血清斜面等。

（7）无机盐：细菌生长繁殖需要多种无机盐类，其需要浓度在 $10^{-3} \sim 10^{-4}\,mol/L$ 的元素为常量元素，其需要浓度在 $10^{-6} \sim 10^{-8}\,mol/L$ 的元素为微量元素。前者如磷、硫、钾、钠、镁、钙及铁等，后者如钴、锌、锰及铜等。

（8）生长因子：是一些细菌生长所必需而自身不能合成的物质。通常为有机化合物，包括 B 族维生素、某些氨基酸、嘌呤及嘧啶等。少数细菌还需要特殊的生长因子，如流感嗜血杆菌需要 X 因子和 V 因子。这些生长因子常存在于动物血清、酵母浸液、肝浸液及鸡蛋等中。因此，在培养营养要求高的细菌时，常加入上述物质，以满足其生长需要。

2. 水　水是良好的溶剂，细菌所需要的营养物质必须先溶于水，营养的吸收与代谢均需有水才能进行。制备培养基常用不含杂质的蒸馏水或离子交换水。

3. 凝固物质　即赋形剂。制备固体培养基时，必须加入凝固物质，如琼脂、明胶、卵白蛋白及血清等。理想的凝固物质应具有以下特性：①本身不被细菌利用。②在微生物生长温度范围内保持固体状态，凝固点的温度对微生物无害。③不因消毒灭菌而破坏，透明度好，黏着力强。目前认为最合适的凝固物质是琼脂。

（1）琼脂：是从石花菜、紫菜及江蓠类海生植物中提取的一种胶体物质，其化学成分主要为胶体多糖类。具有在 100 ℃溶解，45 ℃以下时凝固的特性。琼脂本身无营养价值，仅作为培养基的赋形剂。

（2）明胶：是由动物胶原组织（如皮、肌腱等）经煮沸熬制而成，主要含蛋白质。由于此类蛋白质缺乏必需氨基酸，故营养价值不大。明胶制成的培养基在 24 ℃以上溶解，20 ℃以下凝固，故不宜在 35 ~ 37 ℃环境中培养。因有些细菌可分解明胶使其液化，所以一般不用明胶作赋形剂，但可用于制备鉴别培养基，观察细菌对明胶有无液化作用。

4. 抑制剂　是一类能抑制或减少非检出菌生长而有利于检出菌生长的物质。抑制剂种类很多，如胆盐、煌绿、玫瑰红酸、亚硫酸钠、某些染料及多种抗生素等。不同培养基应根据需要选择合适的抑制剂。

5. 指示剂　为了观察和鉴别细菌是否分解利用糖类、氨基酸等物质，常在某些培养基中加入一定种类的指示剂。常用的酸碱指示剂有酚红、溴甲酚紫、溴麝香草酚蓝、中性红及甲基红等。在进行厌氧菌培养时，还需在培养环境中加入氧化还原指示剂，常用的有亚甲蓝和刃天青。

（二）培养基的分类

培养基的种类很多，一般按其用途及物理性状进行分类。

1. 按用途分类　分为基础培养基、营养培养基、选择培养基、鉴别培养基和特殊培养基。

（1）基础培养基：是含有细菌生长所需基本营养成分的培养基，常用的有肉浸液（俗称肉汤）、普通琼脂平板等。广泛用于细菌的检验，也是配制其他培养基的基础成分。

（2）营养培养基：在基础培养基中加入血液、血清及生长因子等一些特殊成分，供营养要求较高和需要特殊生长因子的细菌生长繁殖的培养基，最常用的是血琼脂平板（BAP）和巧克力色琼脂平板。

（3）选择培养基：在培养基中加入某些种类的抑制剂，抑制标本中非目的菌生长，选择性地促进目的菌生长的培养基。如 SS（Salmonella-Shigella）琼脂平板中的胆盐能抑制革兰阳性菌，枸橼酸钠和煌绿能抑制大肠埃希菌，从而有利于沙门菌和志贺菌的分离。选择培养基多为固体平板培养基。

（4）鉴别培养基：利用细菌分解糖类和蛋白质的能力不同及代谢产物的差异，在培养基中加入特定作用底物和指示剂，观察细菌生长过程中分解底物所释放的不同产物，通过指示剂的反应不同来鉴别细菌。例如糖发酵管、克氏双糖铁琼脂（KIA）等。也有一些培养基将选择和鉴别功能结合在一起，在选择的同时起一定的鉴别作用，如 SS 琼脂平板、伊红亚甲蓝（EMB）琼脂平板、麦康凯（MAC）琼脂平板等。

（5）特殊培养基：包括厌氧培养基、细菌 L 型培养基等。前者是培养专性厌氧菌的培养基，除含有合适的营养成分外，还加入还原剂以降低培养基的氧化还原电势，如庖肉培养基、硫乙醇酸盐培养基等，并在液体培养基表面加入凡士林或液状石蜡以隔绝空气。后者是针对细胞壁缺损的细菌 L 型，由于胞内渗透压较高，故必须采用高渗低琼脂培养基。

2. 按物理性状分类　可分为液体、固体和半固体培养基三种，其区分主要取决于培养基中有无凝固剂及凝固剂的多少。

（1）液体培养基：各营养成分按一定比例配制而成的水溶液或液体状态的培养基，肉汤是最常用的液体培养基。此类培养基常用于增菌培养，也可用于接种纯种细菌观察细菌生长现象。

（2）半固体培养基：在液体培养基中加入 0.3%～0.5% 琼脂即为半固体培养基。多用于观察细菌的动力、保存菌种等，可根据细菌的营养要求加入特殊营养成分。

（3）固体培养基：在液体培养基中加入 1.5%～2.0% 琼脂则为固体培养基。如制成平板，多用于微生物的分离纯化、鉴定及药敏试验等；也可制成斜面或高层用于鉴定及菌种的短期保存。

此外，还可根据培养基的组成成分是否明确，将其分为合成培养基、天然培养基和半合成培养基。

（三）培养基的制备

不同培养基制备的过程不完全相同，但其制备程序基本相似，可分为调配、溶解、校正 pH、分装、灭菌、质量检验及保存等步骤。

1. 调配　按培养基配方准确称取各成分的用量，混悬于装有定量蒸馏水的锥形瓶中，振摇混合。有些成分，如指示剂、抑制剂等应在校正 pH 后方可加入。

2. 溶解　将调配好的混合物加热使其完全溶解。如有琼脂成分，应注意防止外溢。溶解完毕，注意补足失去的水分。

3. 校正 pH　用 pH 比色计或精密 pH 试纸进行校正，一般将 pH 调至 7.2～7.6，也有酸性或碱性培养基。培养基经高压灭菌后其 pH 可发生 0.1～0.2 的变动。如用 NaOH 校正，高压灭菌后 pH 下降

0.1~0.2；若用 Na_2CO_3 校正，高压灭菌后 pH 升高 0.1~0.2。商品干燥培养基一般已校正 pH，用时无需再校。

4. 分装　根据需要将培养基分装至不同容量的锥形瓶、试管等容器中。分装量不宜超过容器的 2/3，以免灭菌时外溢。

（1）液体培养基：分装量为试管长度的 1/4~1/3，灭菌后直立待用。

（2）半固体培养基：分装量约为试管长度的 1/3，灭菌后直立凝固待用。

（3）琼脂斜面：通常在溶解后分装于试管，加塞灭菌后趁热摆放成斜面，斜面长度约为试管长度的 2/3。

（4）琼脂高层：分装量约为试管长度的 1/3，灭菌后直立凝固待用。

（5）琼脂平板：培养基高压灭菌后冷却至 50~60 ℃时，以无菌操作倾注于灭菌平皿内，水平旋转平板，待琼脂凝固后将平板翻转，置 4 ℃冰箱保存备用。倾注培养基时，切勿将平皿盖全部打开，以免空气中的尘埃及细菌落入。新制成的平板表面有冷凝水，不利于细菌分离，故通常将平板置于 35 ℃温箱 30 分钟左右，待平板表面干燥后使用。

5. 灭菌　不同成分、性质的培养基可采用不同的方法灭菌。

（1）高压蒸汽灭菌法：由耐热物质配制成的培养基（如普通琼脂）常用此法灭菌。通常在一个大气压下，当蒸汽压力达到 103.4 kPa 时，温度可达 121.3 ℃，维持 15~20 分钟即可杀死细菌的繁殖体和芽胞；含糖培养基以 68.95 kPa，10~15 分钟为宜，以免破坏糖类物质。

（2）间歇蒸汽灭菌法：不耐高热的物质配制成的培养基，如糖类、明胶、血清、鸡蛋及牛乳等常用此法。将需灭菌物置于流动蒸汽灭菌器内，使温度达到 80~100 ℃，维持 15~30 分钟，杀死其繁殖体，但芽孢尚有残存。取出后置 35 ℃温箱过夜，使芽孢变成繁殖体，次日再蒸，如此连续 3 次，可达到灭菌目的。若有些物质不耐 100 ℃，可将温度降至 75~80 ℃，并适当延长加热时间，也可达到灭菌目的。

（3）滤过除菌法：对高营养液态的不耐热培养基，如血清、细胞培养液等，可用滤过除菌。

（4）血清凝固器灭菌法：含有血清、鸡蛋的培养基可用血清凝固器进行间歇灭菌。

6. 质量检验　每批培养基制成后须经检验方可使用。质量检验包括两方面内容。①无菌试验：将灭菌后的培养基置 35 ℃温箱培养过夜，判定是否灭菌合格。②效果检验：按不同的培养要求，接种相应菌种（符合要求的标准菌株），观察细菌的生长、菌落形态、色素、溶血及生化反应等特征，判断培养基是否符合要求。

7. 保存　制备好的培养基应注明名称、制作日期，存放于冷暗处或 4 ℃冰箱，一般不超过 7 天，如用塑料袋密封，保存期可延长，但最多两周。

培养基校正 pH 后如有沉淀或浑浊，需过滤澄清后方可使用。液体或半固体培养基常用滤纸过滤，固体培养基趁热以纱布过滤。

二、细菌的人工培养

细菌培养是一项专业性很强的技术。不仅要有坚实的细菌学理论基础，还要有熟练的操作技能和严格的无菌观念。

（一）无菌技术

无菌技术是指防止微生物进入物品或机体，同时防止待检物中可能存在的病原微生物污染周围环境及工作人员的规范化操作技术。无菌技术是保证细菌检验质量，防止污染和病原菌扩散的基础。微生物学工作者必须具有严格的无菌观念和掌握熟练的无菌操作技术。在进行无菌操作时应注意如下要点。

（1）无菌室在使用前用紫外线灯照射 30 分钟至 1 小时，也可用 5% 苯酚或 5% 来苏水喷雾消毒。

（2）所用物品均应在使用前严格进行灭菌，在使用过程中不得与未经灭菌的物品接触，如不慎接触应立即更换无菌物品。

（3）无菌试管或烧瓶在开盖前后，瓶（管）口应过火焰 1~2 次，以杀死可能附着于管口或瓶口的细菌。开盖后的管口及瓶口应尽量靠近火焰，试管及烧瓶应尽量平放或斜放，切忌口部向上和长时间暴露于空气中。

（4）接种环（针）于每次使用前后，应彻底灭菌。

（5）倾注琼脂平板应在无菌室或超净工作台内进行，分离接种标本应在生物安全柜中进行，以防杂菌污染标本或标本中病原菌污染环境及物品。

（6）在使用无菌吸管时应用橡皮吸球轻轻吹吸，吸管上端应塞有棉花，切不可用口吹出液体。

（二）细菌的接种与分离方法

从临床标本中分离出病原菌并进行准确鉴定，除选择合适的培养基外，还要根据待检标本的类型、培养目的及所使用培养基的性状，采用不同的接种与分离方法。临床微生物实验室常用的接种与分离方法有如下几种。

1. 平板划线法　是细菌分离培养常用的一种方法。其目的是使标本或培养物中混杂的多种不同细菌分散生长，形成单个菌落。根据菌落的形态及特征，挑选单个菌落进行纯培养，为进一步对目的菌进行鉴定和研究提供条件。依据标本含菌量的多少，可以选择分区划线法和连续划线法两种方法。

2. 琼脂斜面接种法　该法主要用于纯种增菌及保存菌种。挑取单个菌落从斜面底部自下而上划一条直线，再从底部开始向上划曲线接种，尽可能密而均匀，或直接自下而上划曲线接种。

3. 液体接种法　用于肉汤、蛋白胨水及糖发酵管等液体培养基的接种。用接种环从平板上挑取单个菌落，倾斜液体培养管，先在接近液面的试管壁上研磨并蘸取少许液体与之调和（以试管直立后液体淹没培养物为准）。此接种法应避免接种环与液体过多接触，更不应在液体中搅拌，以免形成气溶胶，造成实验室污染。

4. 穿刺接种法　用于半固体培养基或双糖铁、明胶等具有高层的培养基接种，以保存菌种或观察细菌的动力和生化反应。方法是用接种针挑取细菌纯培养物，于半固体培养基的中心处向下垂直穿刺接种，直至试管底部上方 5 mm 左右（不能穿至试管底），接种后的接种针沿原穿刺路线退出；或在双糖铁琼脂斜面中心穿刺，沿原路退出，并用接种针在斜面划曲线。

5. 涂布接种法　本法常用于纸片药物敏感试验，也可用于细菌计数。用棉签蘸取适量菌液，于不同角度反复涂布于培养基上，使菌液均匀分布于琼脂表面，然后贴上药敏纸片培养。计数细菌时应取定量菌液用 L 型玻璃棒涂布。

6. 倾注平板法　本法用于兼性厌氧菌或厌氧菌的稀释定量培养和饮水、饮料、牛乳及尿液等标本的活菌计数。

（三）细菌的培养方法

常用细菌培养方法包括需氧（普通）培养法、二氧化碳培养法、微需氧培养法及厌氧培养法。为了提高检验的阳性率，同一标本常同时采用两种或三种不同的培养方法。

1. 需氧培养法　是指需氧菌或兼性厌氧菌在有氧条件下的培养，是临床细菌室最常用的培养方法。将已接种细菌的琼脂平板、斜面或液体培养基置于 35 ℃温箱培养 18～24 小时，一般细菌可在培养基上生长，但若标本中的细菌量少或是生长缓慢的细菌（如分枝杆菌），则需延长培养至 3～7 天，甚至 4～8 周后才能观察到生长迹象。

2. 二氧化碳培养法　有些细菌初次分离培养时需置于 5%～10% CO_2 环境才能生长良好，如脑膜炎奈瑟菌、淋病奈瑟菌及布鲁菌等。常用以下方法供给 CO_2。

（1）二氧化碳培养箱：是一台特制的培养箱，能自动调节 CO_2 的含量和温度，使用较为方便。

（2）烛缸法：是一种简单易行的方法。取有盖磨口标本缸或玻璃干燥器，在盖及磨口处涂以凡士林。将接种细菌的培养基放入缸中，点燃蜡烛后放在缸内稍高于培养物的位置，加盖密封。随燃烧产生的 CO_2 增加，蜡烛自行熄灭，此时缸内 CO_2 浓度为 5%～10%。最后连同容器一起置于 35 ℃温箱培养。

3. 微需氧培养法　有些微需氧菌，如空肠弯曲菌、幽门螺杆菌等，在大气中及绝对无氧环境中均不能生长，在含有 5%～6% O_2、5%～10% CO_2、85% N_2 左右的气体环境中才能生长。将标本接种至相应培养基中，置于上述气体环境中，放入 35 ℃温箱培养即为微需氧培养法。

4. 厌氧培养法　厌氧菌对氧敏感，培养需在低氧化还原电势的厌氧环境中进行。厌氧培养法可分为物理法、化学法和生物法。常用方法包括厌氧罐培养法、气袋法及厌氧手套箱法等。

（四）细菌的生长现象

1. 细菌在固体培养基上的生长现象　将标本或培养物划线接种到固体培养基表面后，经培养出现可见的菌落和菌苔。菌落是单个细菌在培养基上分裂繁殖而成的肉眼可见的细菌集落；菌苔是由众多菌落连接而成的细菌群落。菌落具有一定稳定性，是衡量菌种纯度和鉴定细菌的重要依据。观察方法一般可用肉眼进行观察，若菌落太小，可借助放大镜检查。

（1）细菌菌落的描述：大小（直径以 mm 计）、形状（露滴形、圆形、菜花形及不规则形等）、突起或扁平、凹陷、边缘（光滑、波形、锯齿形及卷发状等）、透明度（不透明、半透明及透明）、颜色、表面（光滑、粗糙）及黏度等。根据细菌菌落表面特征不同，可将菌落分为三型。①光滑型菌落（S 型菌落）：菌落表面光滑、湿润及边缘整齐，新分离的细菌大多呈光滑型菌落。②粗糙型菌落（R 型菌落）：菌落表面粗糙、干燥，呈皱纹状或颗粒状，边缘大多不整齐。R 型菌落多为 S 型细菌变异失去菌体表面多糖或蛋白质形成。R 型细菌抗原不完整，毒力和抗吞噬能力都比 S 型细菌弱。但也有少数细菌新分离的毒力株就是 R 型，如炭疽芽胞杆菌、结核分枝杆菌等。③黏液型菌落（M 型菌落）：菌落黏稠、有光泽。多见于有厚荚膜或丰富黏液层的细菌，如肺炎克雷伯菌等。

（2）与鉴定细菌有关的菌落特征：如溶血现象、色素及特殊气味等。

2. 细菌在液体培养基中的生长现象　有三种生长现象。①浑浊生长：大多数细菌在液体培养基中生长繁殖后呈现均匀浑浊。②沉淀生长：少数呈链状排列的细菌，如链球菌、炭疽芽胞杆菌等呈沉淀生长。③表面生长：专性需氧菌一般呈表面生长，常形成菌膜。

3. 细菌在半固体培养基中的生长现象　半固体培养基琼脂含量少，有鞭毛的细菌在其中仍可以自由游动，除沿穿刺线生长外，在穿刺线两侧也可见羽毛状或云雾状浑浊生长，为动力试验阳性。无鞭毛的细菌只能沿穿刺线呈明显的线状生长，穿刺线两边的培养基仍然澄清透明，为动力试验阴性。

（五）培养基的选择

临床标本送往实验室后，应立即接种到合适的培养基中。培养基的选择主要依据标本类型和可能存在的病原菌。如痰标本一般选用血琼脂平板、中国蓝/MAC 琼脂平板、巧克力色琼脂平板。常用的培养基如下。

1. 血琼脂平板　适于各类细菌生长，若无特殊要求，一般细菌检验标本的分离都应接种此平板（粪便标本除外）。

2. 巧克力色琼脂平板　其中含有 V 因子和 X 因子，适于含有奈瑟菌属、嗜血杆菌属细菌标本的接种。

3. 肠道选择培养基　此类培养基含有不同种类的抑制剂及特定底物和指示剂，有利于目的菌的检出，在此类平板上菌落颜色不同，便于鉴定菌种。常用的有中国蓝琼脂平板、EMB 琼脂平板、MAC 琼脂平板及 SS 琼脂平板等。依据抑制剂抑制能力的强弱，选择培养基又分为强选择和弱选择培养基，临床使用强选择培养基时最好加种弱选择培养基以配对互补。

4. 血液增菌培养基　用于对血液、骨髓及无菌体液等标本进行增菌培养，以提高阳性检出率。

5. 碱性琼脂或 TCBS 琼脂　用于从粪便中分离霍乱弧菌及其他弧菌。

第三节　细菌的生物化学鉴定技术

不同种类的细菌具有不同的酶系统，因而对底物的分解能力各异，其代谢产物也不尽相同。利用生物化学方法直接或间接地测定细菌的代谢产物，从而鉴别细菌的反应称为细菌的生化反应或生物化学试验。在临床细菌检验工作中，除根据细菌的形态、染色、培养特性进行初步鉴定外，绝大多数从标本中新分离的未知细菌的属、种的鉴定都依靠生化试验、血清学试验和分子生物学试验。掌握各种生化反应的原理和应用是细菌鉴定的基础。

一、碳水化合物代谢试验

1. 糖（醇、苷）类发酵试验

（1）原理：由于不同细菌含有发酵不同糖（醇、苷）类的酶，故分解糖类的能力各不相同，产生的代谢产物也随细菌种类而异，有的仅产酸，有的产酸产气。因此可利用细菌对糖类的分解特性鉴别细菌。

（2）培养基：在培养基中加入 0.5%～1% 糖类（单糖、双糖或多糖）、醇类（甘露醇、肌醇等）及苷类（水杨苷等）。培养基有液体、半固体、固体等几种类型。

（3）应用：是细菌生化试验中最主要和最基本的试验，特别是对肠杆菌科细菌的鉴定尤为重要。如大肠埃希菌可发酵葡萄糖及乳糖，沙门菌属只能发酵葡萄糖，不发酵乳糖；即使两种细菌均可发酵同一种糖类，所产生的代谢产物也不尽相同，如大肠埃希菌和志贺菌属均可发酵葡萄糖，但前者产酸、产气，而后者仅产酸。

2. 氧化—发酵试验（O-F 试验）

（1）原理：细菌在分解葡萄糖的过程中，必须有分子氧参加的称为氧化型。这类细菌通常是专性需氧菌，在无氧环境中不能分解葡萄糖。细菌在分解葡萄糖的过程中，可以进行无氧降解的称为发酵型，此类细菌无论在有氧或无氧的环境中都能分解葡萄糖，通常为兼性厌氧菌。不分解葡萄糖的称为产碱型。O-F 试验又称 Hugh-Leifson（HL）试验，利用此试验可区分细菌的代谢类型。

（2）培养基：Hugh-Leifson 培养基（含有酸碱指示剂）。

（3）应用：用于细菌种属间的鉴别。肠杆菌科细菌为发酵型，非发酵菌通常为氧化型或产碱型。也可用于葡萄球菌属与微球菌属间的鉴别，前者发酵葡萄糖，后者氧化葡萄糖。

3. β 半乳糖苷酶试验（ONPG 试验）

（1）原理：有些细菌可产生 β 半乳糖苷酶，可分解邻-硝基酚-β-D-半乳糖苷（ONPG）。ONPG 为无色，经 β 半乳糖苷酶水解后，可生成黄色的邻-硝基酚。

（2）试剂：0.75 mol/L ONPG 溶液，该溶液为无色，若变为黄色，应弃之。

（3）应用：主要用于迟缓发酵乳糖菌株的快速鉴定。具有半乳糖苷渗透酶和 β 半乳糖苷酶两种酶的细菌可迅速分解乳糖。前者将乳糖送入细胞内，后者分解进入菌细胞的乳糖为葡萄糖和半乳糖。缺乏半乳糖苷渗透酶（或是其活性很弱）的细菌，即不能很快将乳糖运送到菌细胞内，通常需要几天时间乳糖才被分解称迟缓分解乳糖。ONPG 与乳糖的分子结构相似，且分子较小，不需半乳糖苷渗透酶的运送就可进入菌细胞内，由菌细胞内的 β 半乳糖苷酶将其分解为半乳糖和黄色的邻-硝基酚。采用 ONPG 试验，可将迟缓分解乳糖的细菌迅速取得阳性结果。迅速及迟缓分解乳糖的细菌 ONPG 试验阳性，如埃希菌属、枸橼酸杆菌属、克雷伯菌属等。不发酵乳糖的细菌如沙门菌属、变形杆菌属等均为阴性。

4. 七叶苷水解试验

（1）原理：某些细菌能水解七叶苷生成葡萄糖和七叶素，后者与培养基中的二价铁离子或铅离子结合形成黑色化合物，使培养基呈现黑色。

（2）培养基：七叶苷培养基、胆汁七叶苷培养基。

（3）应用：主要用于鉴别 D 群链球菌与其他链球菌，如粪肠球菌七叶苷试验阳性，肺炎链球菌阴性。也可用于革兰阴性杆菌的鉴定。克雷伯菌属、肠杆菌属和沙雷菌属能水解七叶苷。

5. 甲基红（MR）试验

（1）原理：细菌在代谢过程中分解葡萄糖产生丙酮酸，并进一步将丙酮酸代谢为乳酸、乙酸、甲酸等，使培养基的 pH 下降至 4.5 以下，加入甲基红指示剂即显红色，为甲基红试验阳性。若细菌分解葡萄糖产酸量少，或产生的酸进一步转化为其他物质如醇、酮、醛、气体和水，则培养基的酸碱度维持在 pH 6.2 以上，加入甲基红指示剂呈黄色，为甲基红试验阴性。

（2）培养基：葡萄糖蛋白胨水培养基。

（3）应用：主要用于大肠埃希菌和产气肠杆菌的鉴别，前者为阳性，后者为阴性。此外沙门菌属、志贺菌属、变形杆菌属、枸橼酸杆菌属等为阳性，肠杆菌属、哈夫尼亚菌属等为阴性。

6. V-P 试验

（1）原理：细菌在代谢过程中分解葡萄糖生成丙酮酸，并将丙酮酸脱羧生成乙酰甲基甲醇，乙酰甲基甲醇在碱性溶液中，被空气中的氧氧化为二乙酰（丁二酮），二乙酰可与培养基中的精氨酸所含的胍基结合，形成红色化合物，即 V-P 试验阳性。培养基中的胍基太少时，加入少量肌酸或肌酸酐等含胍基的化合物，可加速此反应。试验时加入 α 萘酚能加速此反应。

（2）培养基：葡萄糖蛋白胨水培养基。

（3）应用：本试验常与甲基红试验联合应用。前者为阳性的细菌，后者多为阴性，反之亦如此。如大肠埃希菌、沙门菌属及志贺菌属等甲基红试验呈阳性反应，V-P 试验则呈阴性反应。相反，如沙雷菌属、阴沟肠杆菌等，V-P 试验阳性，而甲基红试验阴性。需注意，某些细菌如奇异变形杆菌，35 ℃培养甲基红试验和 V-P 试验同时有阳性反应，后者常延迟出现。

二、蛋白质和氨基酸代谢试验

细菌分解蛋白质的酶类有两类，蛋白酶和肽酶。蛋白酶是胞外酶，能分解蛋白质为多肽或二肽，有时可形成少量氨基酸。肽酶主要是胞内酶，能水解肽类为游离氨基酸。不同细菌分解蛋白质的能力不同，可用于鉴别细菌。

1. 吲哚试验

（1）原理：有些细菌具有色氨酸酶，可分解蛋白胨中的色氨酸，生成吲哚，吲哚与对二甲氨基苯甲醛作用，形成红色的玫瑰吲哚。

（2）培养基：蛋白胨水培养基。

（3）应用：主要用于肠杆菌科细菌的鉴定。有些细菌产生吲哚量少，需用乙醚或二甲苯提取后才能与试剂起反应。如黄杆菌。

2. 硫化氢试验

（1）原理：某些细菌能分解培养基中的胱氨酸、半胱氨酸等含硫氨基酸，生成硫化氢，与铅或亚铁离子生成黑色硫化物。

（2）培养基：醋酸铅培养基或克氏双糖铁或三糖铁琼脂培养基（KIA、TSI 琼脂）。

（3）应用：主要用于肠杆菌科的鉴别。肠杆菌科中沙门菌属、爱德华菌属、枸橼酸杆菌属、亚利桑那菌属和变形杆菌属细菌，绝大多数阳性，其他菌属阴性，但沙门菌属也有硫化氢阴性菌种。此外，腐败假单胞菌、口腔类杆菌和某些布鲁菌也呈阳性。

3. 尿素酶试验

（1）原理：某些细菌能产生尿素酶，分解尿素生成大量的氨，使培养基呈碱性，酚红指示剂也随之变红。

（2）培养基：尿素培养基。

（3）应用：主要用于肠杆菌科中的变形杆菌属、摩根菌属和普罗威登菌属的鉴定。普通变形杆菌和奇异变形杆菌、摩根菌和雷极普罗威登斯菌阳性，斯氏和产碱普罗威登菌阴性。此外，对于巴德菌属和假单胞菌属细菌的鉴定等也具有一定价值。

4. 苯丙氨酸脱氨酶试验

（1）原理：某些细菌可产生苯丙氨酸脱氨酶，使苯丙氨酸脱去氨基，形成苯丙酮酸和游离的氨，苯丙酮酸与三氯化铁试剂结合形成绿色化合物。若延长反应时间，会引起退色。

（2）培养基：苯丙氨酸琼脂培养基。

（3）应用：本试验特异性较高，主要用于肠杆菌科细菌的鉴定。变形杆菌属、摩根菌属和普罗威登菌属细菌均呈阳性，肠杆菌科其他细菌均呈阴性。

5. 氨基酸脱羧酶试验

（1）原理：能产生氨基酸脱羧酶的细菌，可使氨基酸脱去羧基，生成胺和 CO_2。虽然不同细菌产生的脱羧酶种类各异，但氨基酸经脱羧后所产生的胺，均可使培养基变碱，指示剂变色。最常测定的氨基酸有三种：赖氨酸、鸟氨酸和精氨酸，分别可被脱羧成尸胺、腐胺和精胺。

（2）培养基：氨基酸脱羧酶培养基和氨基酸对照培养基。

（3）应用：沙门菌属中除伤寒和鸡沙门菌之外，其余沙门菌属的鸟氨酸和赖氨酸脱羧酶均呈阳性。志贺菌属中除宋内和鲍氏志贺菌外，其他志贺菌均呈阴性。对链球菌和弧菌科细菌的鉴定也有重要价值。

三、碳源利用试验

1. 枸橼酸盐利用试验

（1）原理：某些细菌利用铵盐作为唯一氮源，并能以枸橼酸盐作为唯一碳源时，可在枸橼酸盐培养基上生长分解枸橼酸钠，生成碳酸钠，使培养基变碱。

（2）培养基：枸橼酸盐培养基。

（3）应用：有助于肠杆菌科细菌的鉴定。枸橼酸杆菌、沙门菌属、克雷伯菌属、黏质和液化沙雷菌及某些变形杆菌阳性。埃希菌属、志贺菌属、爱德华菌属和耶尔森菌属均为阴性，此外，铜绿假单胞菌、洋葱假单胞菌和嗜水气单胞菌也能利用枸橼酸盐。

2. 丙二酸盐利用试验

（1）原理：细菌利用丙二酸盐作为唯一碳源时，能将丙二酸钠分解，生成碳酸钠，使培养基变碱。

（2）培养基：丙二酸盐培养基。

（3）应用：多用于肠杆菌科细菌的鉴别。克雷伯菌属和亚利桑那菌属阳性。枸橼酸杆菌属、肠杆菌属和哈夫尼亚菌属有不同反应型，其余菌属呈阴性。

3. 醋酸盐利用试验

（1）原理：细菌可利用铵盐作为唯一氮源，同时利用醋酸盐作为唯一碳源时，可在醋酸盐培养基上生长，生成碳酸钠，使培养基变为碱性。

（2）培养基：醋酸盐培养基。

（3）应用：肠杆菌科中埃希菌属为阳性，志贺菌属为阴性。铜绿假单胞菌、荧光假单胞菌及洋葱假单胞菌等也为阳性。

4. 马尿酸盐水解试验

（1）原理：具有马尿酸水解酶的细菌，可水解马尿酸为苯甲酸和甘氨酸。前者与三氯化铁试剂结合，形成苯甲酸铁沉淀。后者在茚三酮（强氧化剂）的作用下，经氧化脱氨基反应，生成氨、CO_2 和相应的醛，而茚三酮生成还原型茚三酮。反应过程中形成的氨和还原型茚三酮，与残留的茚三酮起反应，形成紫色化合物。

（2）培养基：马尿酸钠培养基。

（3）应用：主要用于链球菌的鉴定，B 群链球菌分解马尿酸钠，呈阳性，其余链球菌呈阴性。也可用于弯曲菌的鉴定。

5. 乙酰胺利用试验

（1）原理：许多非发酵菌产生脱酰胺酶，可使乙酰胺经脱酰胺释放氨基，使培养基变为碱性。如果被检菌利用乙酰胺，根据指示剂的不同培养基发生阳性改变。如不生长，或稍有生长，培养基颜色不变为阴性。

（2）培养基：乙酰胺培养基。

（3）应用：主要用于非发酵菌的鉴定。铜绿假单胞菌、去硝化产碱杆菌（包括去硝化亚种和木糖氧化亚种）、食酸假单胞菌为阳性，其他非发酵菌大都为阴性。

四、呼吸酶类试验

1. 氧化酶试验

（1）原理：氧化酶也称细胞色素氧化酶，是细胞色素呼吸酶系统的终末呼吸酶。具有氧化酶的细菌首先氧化细胞色素 C，然后氧化型细胞色素 C 再使对苯二胺氧化，生成有颜色的醌类化合物。使用盐酸二甲基对苯二胺时，产物呈紫红色；使用盐酸四甲基对苯二胺时，产物呈蓝色。

（2）试剂：1% 盐酸二甲基对苯二胺或 1% 盐酸四甲基对苯二胺。

（3）应用：主要用于肠杆菌科和非发酵菌的鉴定，前者多为阴性，弧菌科、非发酵菌多为阳性。此外奈瑟菌属、莫拉菌属也呈阳性。

2. 过氧化氢酶（触酶）试验

（1）原理：有些细菌具有过氧化氢酶，可把过氧化氢分解成水和新生态氧，进而形成分子氧出现气泡。

（2）试剂：3% 过氧化氢溶液。

（3）应用：主要用于革兰阳性球菌的初步鉴定。葡萄球菌属和微球菌属触酶试验呈阳性，链球菌属触酶试验呈阴性。金氏杆菌属细菌的触酶试验也呈阴性。

3. 硝酸盐还原试验

（1）原理：硝酸盐还原试验包括两个过程：一是在合成代谢过程中，硝酸盐还原为亚硝酸盐和氨，再由氨转化为氨基酸和细胞内其他含氮化合物；其次是在分解代谢过程中，硝酸盐或亚硝酸盐代替氧作为呼吸酶系统中的终末受氢体。硝酸盐还原的过程因细菌不同而异，大肠埃希菌等仅使硝酸盐还原为亚硝酸盐；假单胞菌等能使硝酸盐或亚硝酸盐还原为氮；有的细菌则可使其还原为亚硝酸盐和离子态的铵。硝酸盐还原试验是测定还原过程中所产生的亚硝酸。

（2）培养基：硝酸盐培养基。

（3）应用：本试验常用于细菌的鉴定。肠杆菌科细菌均能还原硝酸盐为亚硝酸盐，铜绿假单胞菌、嗜麦芽窄食单胞菌等可产生氮气。厌氧菌如韦荣球菌等也能还原硝酸盐为亚硝酸盐。

五、其他生化或鉴定细菌常用试验

1. 凝固酶试验

（1）原理：葡萄球菌可产生两种凝固酶。一是结合在细胞壁上的结合凝固酶，使血浆中的纤维蛋白原变成纤维蛋白而附着于细菌表面，发生凝集，玻片法可检测结合凝固酶；另一种是分泌至菌体外的游离凝固酶，类似凝血酶原物质，可被血浆中的协同因子激活变成凝血酶样物质，使纤维蛋白原变为纤维蛋白，从而导致血浆凝固，游离凝固酶可用试管法检出。

（2）试剂：兔血浆。

（3）应用：作为鉴定葡萄球菌致病性的重要指标。金黄色葡萄球菌产生凝固酶，使血浆凝固。而表皮及腐生葡萄球菌的凝固酶则呈阴性。

2. 卵磷脂酶试验

（1）原理：在钙离子存在的情况下，有些细菌产生的卵磷脂酶，即 α 毒素，能迅速分解卵磷脂，生成甘油酯和水溶性磷酸胆碱。产生卵磷脂酶的细菌，培养 3 小时后，即在菌落周围形成乳白色浑浊环，6 小时后可扩大至 5 ~ 6 cm。

（2）培养基：1% 卵黄琼脂培养基。

（3）应用：主要用于厌氧菌的鉴定。蜡样芽胞杆菌、产气荚膜梭菌、诺维梭菌卵磷脂酶试验阳性，其他梭菌阴性。

3. DNA 酶试验

（1）原理：DMA 酶可使脱氧核糖核酸（DNA）长链水解成由几个单核苷酸组成的寡核苷酸链。DNA 长链可被酸沉淀，寡核苷酸链则可溶于酸。DNA 琼脂平板上加入盐酸后，具有 DNA 酶的菌落周围会出现透明环。

（2）培养基：0.2% DNA 琼脂平板。

（3）应用：在阳性球菌中金黄色葡萄球菌产生 DNA 酶，在肠杆菌科中沙雷菌和变形杆菌可产生 DNA 酶。

4. 胆汁溶菌试验

（1）原理：胆汁或胆盐可溶解肺炎链球菌，可能由于胆汁或去氧胆酸钠降低了细菌细胞膜上的表面张力，或者是由于胆汁或去氧胆酸钠激活了细菌体内的自溶酶，使细菌的细胞膜破损或使菌体裂解，发生自溶。

（2）培养基：10% 去氧胆酸钠或纯牛胆汁。

（3）应用：主要用于肺炎链球菌和 α 链球菌的鉴别。前者阳性，后者阴性。

5. CAMP 试验

（1）原理：B 群链球菌（无乳链球菌）产生一种 CAMP 因子，能促进葡萄球菌的 β 溶素的溶血活性，在 B 群链球菌和葡萄球菌生长线交界处溶血力增加，出现箭头型透明溶血区。

（2）培养基：血琼脂平板。

（3）应用：主要用于鉴定 B 群链球菌（阳性），其他链球菌阴性。

6. 氢氧化钾拉丝试验

（1）原理：革兰阴性细菌的细胞壁容易在稀碱溶液中破裂，释放出未断裂的 DNA，导致细菌悬液呈现黏性，用接种环搅拌后可拉出黏丝，而革兰阳性细菌在稀碱溶液中没有此种变化。

（2）试剂：40 g/L 氢氧化钾水溶液。

（3）应用：主要用于革兰阴性菌与易脱色的革兰阳性菌的鉴别。大多数革兰阴性菌如假单胞菌、无色杆菌、黄杆菌、产碱杆菌在 5～10 秒内出现阳性反应，不动杆菌、莫拉菌反应较慢，多在 60 秒内出现阳性；而革兰阳性菌在 60 秒以后仍为阴性。

7. 杆菌肽试验

（1）原理：A 群链球菌对杆菌肽几乎 100% 敏感，而其他群链球菌绝大多数对杆菌肽耐药。

（2）培养基：血琼脂平板。

（3）应用：用于鉴别 A 群链球菌与其他链球菌。

8. 奥普托欣试验

（1）原理：奥普托欣可能是干扰肺炎链球菌叶酸的生物合成，几乎所有的肺炎链球菌都对奥普托欣敏感，而其他链球菌则耐药。

（2）培养基：血琼脂平板。

（3）应用：用于肺炎链球菌与其他链球菌的鉴别。

9. O/129 抑菌试验

（1）原理：O/129 即二氨基二异丙基蝶啶，对弧菌属、邻单胞菌属细菌有抑制作用，而对气单胞菌则无抑制作用。

（2）培养基：碱性琼脂平板。

（3）应用：主要用于弧菌科的属间鉴别，弧菌属、邻单胞菌属细菌对 O/129 敏感，而气单胞菌属耐药。此外，发光杆菌属敏感，假单胞菌属耐药。

六、合生化试验

1. 克氏双糖铁或三糖铁琼脂培养基试验

（1）原理：双糖铁（或三糖铁）培养基是以酚红做指示剂，含有葡萄糖和乳糖（蔗糖），其中葡萄糖含量仅为乳糖（蔗糖）1/10 的固体培养基。能发酵乳糖（和蔗糖）或同时发酵葡萄糖的细菌产酸量较大，使 KIA（或 TSI）的斜面和底层均呈黄色；只能发酵葡萄糖，而不发酵乳糖（和蔗糖）的细菌，产酸量较少，在最初培养的 8～10 小时也可使深层和斜面均呈黄色。连续培养 18～24 小时后，斜面部分的酸由于挥发、氧化和被细菌降解氨基酸所产生的胺类中和，斜面部分又恢复红色。底层由于处于缺氧状态，细菌分解氨基酸产生的酸一时不被氧化，依然呈黄色；如果发酵糖类产生气体，可在培养基中出现气泡或气体冲破琼脂的裂隙；有些细菌能分解培养基中的含硫氨基酸，产生的 H_2S 在酸性条件下遇铅或铁离子形成硫化铅或硫化亚铁，在底层形成黑色的沉淀物。

（2）培养基：KIA 或 TSI 琼脂培养基。

（3）应用：主要用于肠杆菌科细菌的初步鉴定。

2. 动力—靛基质—尿素酶（MIU）试验

（1）原理：MIU 培养基是以酚红为指示剂的含色氨酸和尿素的半固体培养基。产生色氨酸酶的细菌降解色氨酸形成吲哚，加入吲哚试剂后，培养基上层变红；产生尿素酶的细菌能分解尿素产氨，使整个培养基变碱呈红色；有动力的细菌除沿穿刺线生长外，在穿刺线两侧也可见羽毛状或云雾状浑浊生长。

（2）培养基：MIU 培养基。

（3）应用：常用于肠杆菌鉴定。

第四节 细菌的非培养检验技术

细菌学检验除了细菌的直接分离培养与鉴定外，对于培养时间长或难以培养的细菌以及细菌毒素、耐药基因等，还可以通过非培养检验技术进行直接检测，快速、准确地作出病原学诊断。

一、免疫学检验技术

利用免疫学技术进行感染性疾病的病原学诊断，可以用已知的特异性抗体检测标本中的微生物抗原成分，或者用已知的微生物抗原检测患者血清中相应的特异性抗体及其效价的动态变化。检测抗原、抗体的免疫技术很多，本节介绍几种主要的方法。

（一）抗原检测

1. 凝集试验 感染早期血液、脑脊液等体液标本中可能存在细菌抗原成分，可以通过凝集反应进行检测，如脑膜炎奈瑟菌乳胶凝集试验，将脑膜炎奈瑟菌某些血清型的多价抗体吸附于聚苯乙烯颗粒上，检测患者血清或脑脊液标本中的抗原，阳性结果出现肉眼可见的乳胶颗粒凝集现象，有助于流行性脑脊髓膜炎快速诊断。

2. 免疫荧光技术 免疫荧光技术（IFA）是利用抗原和抗体的特异性反应与荧光示踪技术相结合的显微镜检查手段。既保持了血清学反应的高特异性，又极大地提高了检测的敏感性，常用的方法有直接法和间接法。

直接法是以荧光物质标记已知抗体，制成荧光抗体，以此来浸染固定在玻片上的未知细菌，若为相应细菌，则两者发生特异性结合，在荧光显微镜下出现荧光，借此鉴定细菌。间接法是以荧光物质标记抗免疫球蛋白抗体（抗 Ig 抗体），先将已知抗体与待检标本充分反应，如果标本中有相应细菌，则形成抗原—抗体复合物，其中的抗体与随后加入的荧光标记抗 Ig 抗体进一步结合，在荧光显微镜下观察。间接法敏感性高于直接法，常用于检测链球菌、脑膜炎奈瑟菌、致病性大肠埃希菌、痢疾志贺菌、伤寒沙门菌等。

3. 酶联免疫吸附试验（ELISA） 是临床细菌检验中应用较为广泛的免疫学技术，既可用于抗原、抗体检测，也可以检测细菌代谢产物，最小可测值为纳克（ng）甚至皮克（pg）水平。常用 ELISA 试验有间接法、双抗体夹心法、竞争法和捕获法。ELISA 优点是价廉、快速简便、无须特殊设备，试剂多为商品化的试剂盒，比较稳定，可用机器判读结果，便于自动化和一次性检测大量标本。

除以上方法外，对流免疫电泳、免疫印迹试验、发光免疫技术等也用于临床标本中细菌的检验。

（二）抗体检测

病原体感染人体后可刺激机体免疫应答而产生特异性抗体，抗体产生量常随着病程延长而增多，因此可以用已知的微生物抗原成分检测患者血清中有无相应的抗体及其效价的动态变化，辅助诊断感染性疾病，以抗体效价明显高于正常人水平或患者恢复期抗体效价比急性期升高4倍以上才有意义。由于抗体主要存在于机体血清中，体外的抗原—抗体反应也称为血清学反应，如协助诊断肠热症的肥达试验以及协助诊断斑疹伤寒的外斐试验均为细菌感染的血清学诊断方法。

二、分子生物学检验技术

分子生物学技术的快速发展与完善，为微生物检验提供了一个新的途径，使诊断更加快速、简便和准确。

（一）核酸杂交技术

DNA两条链之间依靠氢键将互补核苷酸连接起来，当DNA受热时，两条链之间的氢键打开，形成两条核苷酸单链，此过程称为变性。在适当条件下，分开的两条单链又借碱基的互补性通过氢键恢复成双链，此过程称为复性。若来自两个不同个体的单链DNA相互结合成互补的DNA双链，这个过程则称为杂交。利用这一特性，将特定序列的DNA片段用酶、荧光物质或放射性核素标记作为探针，在一定条件下，探针与待测细菌中的DNA按碱基互补原则杂交，通过检测杂交信号鉴定标本中有无相应微生物的基因。该技术特异性强、敏感、简便、快速，已用于细菌毒素、耐药基因以及结核分枝杆菌、空肠弯曲菌、衣原体等检测。

（二）聚合酶链反应

聚合酶链反应（PCR）是一种模拟天然DNA复制过程的DNA体外扩增技术，又称无细胞分子克隆技术。应用这种技术可在数小时内将研究的基因或片段扩增百万倍，从微量的样品中获得足够的DNA供分析研究之用。PCR技术敏感、简便、快速，特异性高，已成为细菌学研究的有力工具之一，只要选择合适的引物，所有细菌都可用PCR进行检测。但绝大多数细菌感染，通过细菌培养3～4天即可出具报告并明确药敏结果，此类病原体不推荐用PCR技术检测。对于目前传统培养方法需时长、敏感性太低，或者不能培养的病原体，适合应用PCR技术进行检测。如结核分枝杆菌培养需2～5周才出现可见菌落；麻风分枝杆菌迄今不能人工培养，麻风病的病原诊断依靠从组织活检中取材作抗酸染色镜检，阳性率很低；沙眼衣原体感染时常无特殊症状，而且常规培养颇为困难，不易得到及时诊治和预防控制。其他如军团菌、肺炎支原体、立克次体等，PCR技术为此类病原体快速检测提供了新的手段。此外，PCR技术在细菌的毒素基因如霍乱肠毒素、肠毒素型大肠埃希菌产生的 *LT* 基因和 *ST* 基因等、耐药基因检测及流行病学调查中也得到日益广泛的应用。

荧光定量PCR技术（RT-PCR）由PCR技术发展而来，克服了PCR技术易产生假阳性的不足，而且能准确定量。目前，RT-PCR在血流感染致病菌检测方面不断研发新产品，有些试剂盒可在6小时内直接检测25种血流感染常见的致病菌和真菌，在HBV、HCV、HIV等病毒检测方面也有广泛应用。

（三）生物芯片技术

生物芯片是近年来发展起来的一项新技术，通过微加工技术和微电子技术在固体芯片表面构建微型生物化学分析系统，可对基因、蛋白质、细胞及其他生物组分进行大信息量的检测分析。常用的生物芯片有基因芯片和蛋白质芯片。

1. 基因芯片　基因芯片也称DNA微阵列，是将已知的核酸片段按特定的排列方式固定在硅片、玻片或塑料片表面，制成核酸探针，利用碱基互补原理，使其与待测DNA样品进行杂交反应，从而获得需要的生物学信息。一张芯片上可集成有成千上万密集排列的分子微阵列，能够在短时间内分析大量的生物分子，快速准确地获取样品中的生物信息。检测病原菌的芯片技术对靶基因的选择有两种策略：一种是选择细菌的核糖体基因（如16S rRNA），另一种是选择细菌的"特异基因"。基因芯片也可用于病原微生物耐药基因的表达谱检测、突变分析等。目前，应用于阳性血培养物的商品化基因芯片有的可在1小时左右检测包括 *mecA*、*vanA*、*vanB*、*kpc* 耐药基因及革兰阴性菌、革兰阳性菌和酵母菌在内的27种病原菌。芯片技术为临床感染性疾病的实验室诊断提供了一个快速、灵敏、准确、高通量的检测平台。

2. 蛋白质芯片 蛋白质芯片是按特定排列方式，在经过特殊处理的硅片、玻片、塑料片等固相材料表面固定许多蛋白质分子，这些蛋白质分子可以是抗原、抗体及配体等，可检测相应的抗体、抗原及蛋白质。

三、细菌毒素检验技术

（一）内毒素检验

内毒素是革兰阴性菌细胞壁的脂多糖，在菌体死亡裂解后释放出来，具有多种生物学效应，引起的败血症是导致患者死亡的主要原因。内毒素的测定，主要用于快速诊断患者是否发生革兰阴性细菌感染；检测注射用液和生物制品有无内毒素污染。

通常用鲎试验来检测内毒素。鲎是海洋中的大型节肢动物，其血液及淋巴液中有一种有核变形细胞，胞浆内有 20 ~ 30 个致密大颗粒，内含凝固酶原及凝固蛋白原。当内毒素与鲎变形细胞溶解物（鲎试剂）接触时，可激活凝固酶原，继而使可溶性的凝固蛋白原变成凝胶状态的凝固蛋白，使鲎试剂变成凝胶状态，据此检测内毒素，特异性高，灵敏度可达 $0.005 ~ 0.000\ 5\ \mu g/mL$，2 小时内可得出结论，有利于早期诊断和治疗。

（二）外毒素检验

外毒素检验主要用于鉴定待检菌及区分产毒株与非产毒株。

1. 体内毒力试验 细菌外毒素对机体的毒性作用可被相应抗毒素中和，若先给动物注射已知的抗毒素，然后再注射相应的外毒素，则动物不产生中毒症状，据此鉴定细菌是否产生与抗毒素相对应的外毒素。例如取两只小白鼠，一只腹腔注射破伤风抗毒素，30 分钟后于小白鼠后肢肌内注射破伤风外毒素；另一只直接于后肢肌内注射破伤风外毒素，仅注射外毒素的小白鼠表现出破伤风特征，而先注射抗毒素的小白鼠不出现症状。

2. 体外毒力试验 外毒素抗原性强，可刺激机体产生相应的抗体。在体外用已知的外毒素抗体与待测外毒素（抗原）进行抗原—抗体反应，从而鉴定细菌是否产生该种毒素，如测定白喉毒素的 Elek 平板毒力测定。

除上述方法外，细菌的外毒素还可以用 ELISA 法测定，如葡萄球菌肠毒素、肠毒素型大肠埃希菌 *LT* 基因及 *ST* 基因等的测定。

四、降钙素原检验技术

降钙素原（PCT）是降钙素的前肽，由 116 个氨基酸组成，分子量为 13kD，是 11 号染色体上降钙素 I 基因（CALCI）的表达产物。在无感染状态下，甲状腺外的 CALCI 表达被抑制，主要局限于甲状腺和肺的神经内分泌细胞有一定程度的表达，因此正常人群血清 PCT 浓度极低（ < 0.1 ng/mL），而细菌感染时可诱导全身各种组织细胞 CALCI 表达，导致 PCT，连续性释放，尤其是当严重感染时 PCT 水平大量升高，感染控制后血中 PCT 水平也会随之下降，因此 PCT 可以作为细菌感染的标志物，在多种感染性疾病的早期快速诊断、病程监测、指导用药等方面发挥着重要作用。此外，在病毒感染时 PCT 始终不升高或轻度升高，PCT 也用以鉴别细菌性与病毒性感染。值得注意的是某些非感染因素如创伤、手术、急性呼吸窘迫综合征等也可导致 PCT 含量增加。

PCT 多采用免疫化学发光法进行定量检测，该方法采用胶体金免疫层析技术，胶体金标记的小鼠单克隆抗降钙素抗体和绵羊多克隆抗降钙素抗体与待检标本中的 PCT 结合，形成一个双抗体夹心的复合物，然后通过发光比色测出 PCT 的浓度。该方法特异性强，无交叉反应，其检测最低限为 10 ng/L，整个检测过程可以在 2 小时完成。还有一种半定量检测 PCT 的金标法，采用制备好的 PCT 检测卡，整个检测过程不超过 30 分钟，此法不依赖仪器，操作简便快速，适用于床旁检验。

五、动物实验

动物实验在微生物学诊断中主要用于病原菌的分离和鉴定、测定细菌的毒力、制备免疫血清以及建立致病菌的动物模型等。此外还可用动物血液、肌肉、脏器等配制细菌培养基，制备动物来源的细胞株。常用的动物有小鼠、大鼠、豚鼠、家兔和绵羊等。实验动物以体内微生物和寄生虫的控制程度可分为基础动物（CV）、清洁动物（CL）、无特定病原体动物（SPF）和无菌动物（GF）、悉生动物（GB）4个等级。基础动物饲养在开放系统中，微生物控制上要求不携带人畜共患病和动物烈性传染病病原，主要用于教学中。清洁动物又称最低限度疾病动物，该动物种群均来自剖宫产，除不携带基础动物排除的病原外，还不能携带对动物危害大或干扰实验结果的病原，如小鼠鼠痘病毒。无特定病原体动物不携带任何对动物和人有危害及干扰实验的病原，是国际标准的实验动物，适用于科研及疫苗生产。无菌动物来自剖宫产或无菌卵的孵化，体内外不能检出任何微生物，主要用于某些特殊研究。悉生动物与无菌动物属于一个级别，是给无菌动物引入某些已知微生物，如植入正常肠道菌群，用于肠道菌群相关研究的动物模型。

选择动物主要考虑动物对测试菌感染的敏感性、遗传种系特征、动物体内或体表微生物群特点以及实验动物的体重、年龄、性别和数量等。动物接种途径主要有皮内注射、皮下注射、肌内注射、腹腔注射、静脉注射及脑内注射。接种后应观察动物的食欲、神态、局部变化，必要时测量血压、体重及血液学指标。动物采血方法主要有心脏采血，采血量大，操作熟练时反复采血不引起动物死亡，常用于家兔和豚鼠；绵羊一般采取颈静脉采血；小白鼠、大白鼠可以用尾部采血，也可以摘取眼球取血；家兔少量采血可采取耳缘静脉和耳中央动脉。

第十一章

抗菌药物敏感试验

第一节 临床常用的抗菌药物

一、青霉素类

青霉素类抗菌药物主要包括天然青霉素、耐青霉素酶青霉素、广谱青霉素、青霉素＋β内酰胺酶抑制剂。

1. 天然青霉素 有青霉素 G、青霉素 V，作用于不产青霉素酶的革兰阳性、革兰阴性球菌，厌氧菌。

2. 耐青霉素酶青霉素 有甲氧西林、奈夫西林、苯唑西林、氯唑西林、双氯西林、氟氯西林，作用于产青霉素酶的葡萄球菌。

3. 广谱青霉素 又分为氨基组青霉素、羧基组青霉素、脲基组青霉素。氨基组青霉素有氨苄西林、阿莫西林，作用于青霉素敏感的细菌、大部分大肠埃希菌、奇异变形杆菌、流感嗜血杆菌等革兰阴性杆菌；羧基组青霉素有羧苄西林、替卡西林，作用于产β内酰胺酶肠杆菌科细菌和假单胞菌，对克雷伯杆菌和肠球菌无效，可协同氨基糖苷类抗菌药物作用于肠球菌；脲基组青霉素有美洛西林、阿洛西林、哌拉西林，作用于产β内酰胺酶肠杆菌科细菌和假单胞菌。

青霉素与青霉素结合蛋白（PBP）结合，抑制细菌细胞壁合成。

二、头孢菌素类

头孢菌素类根据发现的先后和抗菌作用将其命名为第一代、第二代、第三代、第四代头孢菌素。

1. 第一代头孢菌素 有头孢噻啶、头孢噻吩、头孢氨苄、头孢唑啉、头孢拉定、头孢匹林、头孢羟氨苄。

2. 第二代头孢菌素 有头孢孟多、头孢呋辛、头孢尼西、头孢雷特、头孢克洛、头孢丙烯、氯碳头孢。

3. 第三代头孢菌素 有头孢噻肟、头孢曲松、头孢他啶、头孢唑肟、头孢哌酮、头孢克肟、头孢布烯、头孢地尼、头孢泊肟。

4. 第四代头孢菌素 有头孢匹罗、头孢噻利、头孢吡肟和头孢吡普。

头孢菌素与青霉素结合蛋白结合，发挥抑菌和杀菌效果，不同的头孢菌素与不同的青霉素结合蛋白结合。对于革兰阳性球菌的抗菌效果：第一代头孢菌素＞第二代头孢菌素＞第三代头孢菌素；对于革兰阴性杆菌的抗菌效果：第一代头孢菌素＜第二代头孢菌素＜第三代头孢菌素；第四代头孢菌素对于革兰阳性球菌和革兰阴性杆菌的作用几乎相同，并具有抗假单胞菌作用。

三、其他β内酰胺类

1. 单环类 单环β内酰胺类抗菌药物主要有氨曲南和卡芦莫南。对革兰阴性菌作用强，如脑膜炎奈瑟菌、淋病奈瑟菌、流感嗜血杆菌、铜绿假单胞菌。对革兰阳性菌和厌氧菌无作用。

2. 拉氧头孢类　头霉烯类有头孢西丁、头孢替坦、头孢美唑。对革兰阳性菌有较好的抗菌活性，对厌氧菌有高度抗菌活性，但对非发酵糖菌无效。拉氧头孢烯类具有第三代头孢菌素的特点，抗菌谱广，杀菌作用强，对产 β 内酰胺酶的革兰阴性菌有很强的抗菌作用，对产酶的金黄色葡萄球菌也具有一定的抗菌活性。

3. 碳青霉烯类　碳青霉烯类除了嗜麦芽窄食单胞菌、耐甲氧西林葡萄球菌（MRS）、屎肠球菌和某些脆弱类杆菌耐药外，对几乎所有的由质粒或染色体介导的 β 内酰胺酶稳定，因而是目前抗菌谱最广的抗菌药物，具有快速杀菌作用，包括亚胺培南、美罗培南、必阿培南、帕尼培南、多利培南。其作用特点和机制是：①具有良好穿透性。②与 PBP1、PBP2 结合，导致细菌细胞的溶解。③对质粒和染色体介导的 β 内酰胺酶稳定。

4. β 内酰胺酶抑制剂的复合制剂　与 β 内酰胺类抗菌药物联用能增强后者的抗菌活性，有克拉维酸、舒巴坦和他唑巴坦。

（1）克拉维酸：与青霉素类的复合制剂对产 β 内酰胺酶（2a、2b、2c、2d、2e 型）的细菌有抑菌活性。

（2）舒巴坦：常与氨苄西林或头孢哌酮联合应用于肠道感染，可抑制由质粒或染色体介导 β 内酰胺酶的细菌。对不动杆菌属的作用强。

（3）他唑巴坦：他唑巴坦抑酶作用范围广，几乎包括所有 β 内酰胺酶。酶抑制作用优于克拉维酸和舒巴坦。

（4）复合制剂种类：加酶抑制剂的复合制剂用于产 β 内酰胺酶的革兰阴性和阳性细菌。包括：①氨苄西林—舒巴坦。②替卡西林—克拉维酸。③阿莫西林—克拉维酸。④哌拉西林—他唑巴坦。⑤头孢哌酮—舒巴坦。

四、氨基糖苷类

按其来源分为：①由链霉菌属发酵滤液提取获得，有链霉素、卡那霉素、妥布霉素、核糖霉素、巴龙霉素、新霉素。②由小单胞菌属发酵滤液中提取，有庆大霉素、阿司米星。③半合成氨基糖苷类，有阿米卡星、奈替米星、地贝卡星等。氨基糖苷类抗菌药物对需氧革兰阴性杆菌有较强的抗菌活性，对阳性球菌有一定的活性。

氨基糖苷类抗菌药物作用机制为：①依靠离子的吸附作用，吸附在菌体表面，造成膜的损伤。②和细菌核糖体 30S 小亚基发生不可逆结合，抑制 mRNA 的转录和蛋白质的合成，造成遗传密码的错读，产生无意义的蛋白质。

五、喹诺酮类

1. 第一代喹诺酮类　为窄谱抗菌药物，对革兰阳性球菌无作用，主要作用于大肠埃希菌，且迅速出现耐药，已较少应用于临床，主要为萘啶酸。

2. 第二代喹诺酮类　对革兰阴性和阳性细菌均有作用，比较这类药的抗菌活性强度依次为环丙沙星、氧氟沙星、罗美沙星、氟罗沙星、培氟沙星、诺氟沙星。

3. 第三代喹诺酮类　对革兰阳性菌作用高于第二代的 4~8 倍，对厌氧菌也有作用，有司帕沙星、妥舒沙星、左氧氟沙星、加替沙星、格帕沙星、莫西沙星等。

喹诺酮类作用机制是：①通过外膜孔蛋白和磷脂渗透进入细菌细胞。②作用 DNA 旋转酶，干扰细菌 DNA 复制、修复和重组。

六、大环内酯类

国内常用的有红霉素、吉他霉素、麦迪霉素、乙酰螺旋霉素。新一代大环内酯类有克拉霉素、罗红霉素、地红霉素、氟红霉素、阿奇霉素、罗地霉素和醋酸麦迪霉素。对流感嗜血杆菌、军团菌、支原体、衣原体等具有强大抗菌作用。

作用特点和机制是：①可逆结合细菌核糖体 50S 大亚基的 23S 单位，抑制细菌蛋白质合成和肽链延伸。②肺部浓度较血清浓度高。③新一代大环内酯类具有免疫调节功能，能增强单核—巨噬细胞系统吞噬功能。

七、糖肽类和环脂肽类

1. 糖肽类 目前有万古霉素、替考拉宁。万古霉素和替考拉宁对革兰阳性球菌具有强大的活性，对 MRS 非常敏感。其作用机制是能与细菌细胞壁肽聚糖合成的前体 D-丙氨酰-D-丙氨酸末端结合，阻断肽聚糖合成从而阻止细胞壁合成。

2. 环脂肽类 以达托霉素为代表，通过扰乱细胞膜对氨基酸的转运，从而阻碍细菌细胞壁肽聚糖的生物合成，改变细胞质膜的性质；另外，还能通过破坏细菌的细胞膜，使其内容物外泄而达到杀菌的目的。

八、磺胺类

磺胺类分成三类：①口服吸收好，可用于全身感染的药物，按清除速度又分为短效、中效、长效三类，有磺胺甲基异噁唑、磺胺嘧啶、磺胺林。②口服吸收差，主要在肠道起作用的药物，有柳氮磺嘧啶银、磺胺二甲氧嘧啶。③主要用作局部应用的药物，有磺胺米隆、磺胺醋酰钠。

九、四环素、氯霉素、林可霉素类

1. 四环素类 分为短效、中效和长效。短效四环素有：土霉素、四环素；中效四环素有：地美环素、美他环素；长效四环素有：多西环素、米诺环素。四环素为广谱抗菌药物，对革兰阳性菌和阴性菌，如部分葡萄球菌、链球菌、肺炎链球菌、大肠埃希菌等有一定的抗菌作用，对立克次体、支原体、螺旋体、阿米巴等敏感。其作用机制主要与细菌的 30S 核糖体亚单位结合，阻止肽链延伸，抑制蛋白质合成。临床上四环素类常作为衣原体、立克次体感染的首选药物。

替加环素是米诺环素的衍生物，是第一个应用于临床的新型甘氨酰环素类抗菌药物。替加环素抗菌谱广泛，覆盖革兰阳性菌、革兰阴性菌、厌氧菌和快生长的分枝杆菌。

2. 氯霉素类 包括氯霉素、甲砜霉素。其作用机制为作用于细菌 70S 核糖体的 50S 亚基，使肽链延长受阻而抑制蛋白合成。

3. 林可酰胺类 包括盐酸林可霉素、克林霉素。主要作用于革兰阳性球菌和白喉棒状杆菌、破伤风梭菌等革兰阳性杆菌。各种厌氧菌，特别是对红霉素耐药的脆弱类杆菌对该药敏感。其作用机制是与细菌 50S 核蛋白体亚基结合，抑制蛋白合成，并可干扰肽酰基的转移，阻止肽链延长。沙眼衣原体对本类抗菌药物敏感。克林霉素是治疗肺部厌氧菌感染、衣原体性传播性疾病的首选药物。

十、其他抗菌药物

1. 链阳菌素 奎奴普丁—达福普汀是美国开发的用于临床的第一个注射用链阳菌素抗菌药物复合制剂。链阳菌素主要对革兰阳性菌具有抗菌活性，对部分革兰阴性菌和厌氧菌也有抗菌活性。

2. 噁唑烷酮类 利奈唑胺为噁唑烷酮类合成抗菌药物，用于治疗由需氧的革兰阳性菌引起的感染，利奈唑胺是细菌蛋白质合成抑制剂。

3. 硝基咪唑类 硝基咪唑类药物对革兰阳性、阴性厌氧菌，包括脆弱类杆菌有良好的抗菌作用，对需氧菌无效。其作用机制是硝基环被厌氧菌还原而阻断细菌 DNA 合成，阻止 DNA 转录、复制，导致细菌死亡。临床上使用的有甲硝唑和替硝唑。

第二节 一般细菌的抗菌药物敏感试验

一、抗菌药物的选择

一般细菌指的是非苛养菌和常规需氧菌、兼性厌氧菌。抗菌药物敏感试验（AST）的抗菌药物选择基于以下原则。①受试菌的特性：受试菌固有耐药的抗菌药物应当排除在 AST 的药物选择之外。例如万古霉素不用于革兰阴性杆菌。此外，针对特定的细菌研制的药物应当只在此特定细菌 AST 抗菌药物选择之列。例如头孢他啶可用于铜绿假单胞菌 AST，而不用于金黄色葡萄球菌 AST。②根据当地常见病原菌的实际获得性耐药情况选择。例如当地医院某种细菌对于某一抗菌药物的耐药十分普遍，那么这种药物的使用就应当受到限制，不应纳入在 AST 的药物选择之列。反之，如果对某一抗菌药物的敏感十分常见，这一药物也不一定需要被纳入 AST 的药物选择之列。③所使用的 AST 方法：某些抗菌药物采用特定的 AST 方法时耐药性检测结果不可靠，则这些药物不应纳入 AST 检测。④感染的部位：某些抗菌药物例如呋喃妥因，只能在尿道发挥药效，那么从体内其他部位分离的细菌 AST 就不应选择呋喃妥因。⑤当地医院使用的药物：选择做 AST 的药物应在当地医院使用的药物范围之内。上述原则应当和临床医生密切合作，共同制定，以确保 AST 报告所蕴含的信息对于指导患者的治疗切实有效。

AST 的抗菌药物应首选可预测同类药物敏感性的代表药物。例如，对于葡萄球菌的 AST 只需选择青霉素和苯唑西林，其结果即可预测对其他所有 β 内酰胺类药物的敏感性。与其类似，对于肠球菌的 AST 只需选择氨苄西林即可预测对不同青霉素类药物的敏感性；由于对头孢菌素类固有耐药，肠球菌的 AST 则不应选择头孢菌素类。而对于肠杆菌科 AST 的药物选择，则缺乏可预测 β 内酰胺类药物敏感性的代表药物：对头孢唑啉耐药的细菌不一定对头孢替坦耐药，对头孢替坦耐药的细菌不一定对头孢他啶耐药。当缺乏代表药物时，AST 就需要进行更多种类的抗菌药物敏感试验。而当两种药物的活性有重叠时，不需重复试验，如头孢曲松和头孢噻肟的活性极其类似，选择其中一种进行 AST 即可预测另外一种药物的敏感性。合理选择 AST 抗菌药物可减少临床微生物实验室时间与资源的浪费。

二、纸片扩散法

在微量稀释法普及之前，1966 年 Kirby、Bauer、Sherris 和 Turck 建立了一种实用、方便的检测细菌菌株对多种抗菌药物的敏感性的方法，称为 Kirby-Bauer（K-B）法，被 WHO 推荐为定性药敏试验的基本方法。目前在许多临床微生物实验室，琼脂纸片扩散法被常规用于检测快速生长和某些苛养性病原菌。其标准化方法和解释标准由临床实验室标准化协会（CLSI）的 AST 分委会在 Bauer 等研究的基础上制定，并且随着实验室和临床数据的不断更新而改进。

1. 原理 首先将受试菌均匀地涂布于琼脂平板上，然后将含有定量抗菌药物的纸片贴在平板的表面，纸片一经接触琼脂，其含有的药物立刻向周围扩散，围绕纸片形成递减的浓度梯度。经过培养后，在纸片周围药物抑菌浓度范围内受试菌的生长受到抑制，从而形成无菌生长的透明圈，称为抑菌圈。以毫米（mm）为单位测量每个药敏纸片周围的抑菌圈直径。抑菌圈的大小反映了受试菌对该药物的敏感性，与该药对受试菌的 MIC 呈负相关。

界定对于每一种药物敏感、中介、耐药的参考抑菌圈直径折点，需要对几百株细菌进行试验。以抑菌圈的直径为横轴，以所对应菌株通过肉汤稀释法或琼脂稀释法得到的 MIC 值为纵轴，绘制回归曲线。随着受试菌的 MIC 值增加（耐药程度增加），所对应的抑菌圈直径则减少。如图 11-1 所示，取药物所能达到的最高血清浓度 8 μg/mL 为 MIC 耐药折点，2 μg/mL 为敏感折点，其水平虚线与回归线相交点作垂直线，交于横轴的 18 mm 和 26 mm 即为相对应抑菌圈直径的折点。抑菌圈直径 ≤18 mm 为耐药，直径 ≥26 mm 为敏感，在 19～25 mm 范围内为中介。CLSI M02 系列发布的大多数抗菌药物纸片法的折点标准即是通过该方法而建立。

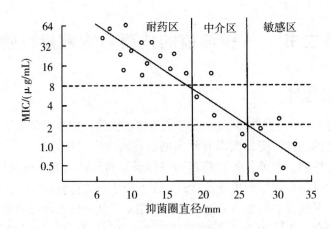

图 11-1　K-B 法折点建立的举例

2. 培养基　对于常规非苛养菌的 AST，水解酪蛋白（MH）琼脂为标准培养基，要求室温下 pH 7.2～7.4，厚度为 4 mm；若添加一些补充基质则可满足营养要求更高的细菌（如流感嗜血杆菌、脑膜炎奈瑟菌）的 AST。由于抗菌药物从琼脂的表面向琼脂的各个方向扩散，所以琼脂的厚度对于药物浓度梯度直接造成影响。如果琼脂太厚，抑菌圈会偏小；如果琼脂太薄，抑菌圈会偏大。对于许多进行纸片法操作的实验室，商品化、统一质量标准的 MH 琼脂平板较为可靠。配制好的 MH 平板应置于密封袋 4 ℃保存，使用前应置于 35 ℃孵育 30 分钟，以确保平板表面干燥。接种时，器皿的表面应是潮湿的，但培养基的表面和平板盖上不能出现液滴。MH 琼脂如含有过量的胸苷或胸腺嘧啶会使得抑菌圈偏小、模糊，导致错误的耐药报告，可用粪肠球菌 ATCC29212 或 ATCC33186 和复方新诺明药敏纸片检测 MH 琼脂的胸苷或胸腺嘧啶含量是否合格。合格的 MH 琼脂上可见清晰的抑菌圈直径≥20 mm，如不能产生抑菌圈，或在抑菌圈内有菌落生长，或抑菌圈直径＜20 mm 者为不合格。此外，培养基中的二价阳离子，主要是镁和钙，能够影响氨基糖苷类和四环素对铜绿假单胞菌菌株的测试结果。钙离子的含量也会影响达托霉素的测试结果，因此，采用纸片扩散法检测细菌对达托霉素的耐药性不可靠。

3. 药敏纸片　每种纸片上的药物浓度由美国食品药品管理局制定标准。各大生物制剂公司皆有药敏纸片供应，冷冻干燥后密封在干燥的容器内，保存在 8 ℃或者更低温度如-20 ℃，解冻后未使用的药敏纸片可放在 4～8 ℃，不应超过 1 周。除了因工作需要而放置少量在 4 ℃外（最多放置 1 周），β 内酰胺类药物密封保存的纸片都应当在-20 ℃储藏。不稳定的药敏纸片，如亚胺培南、克拉维酸复合剂，使用前置于-20 ℃可以更好地保持稳定性。不当的保存条件可导致药物分解，最终影响抑菌圈大小。使用前 1～2 小时应从冰箱中取出药敏纸片，使纸片在开封前平衡至室温，这样可以最大限度地减少热空气接触冷纸片时产生冷凝水。

4. 细菌接种和培养　菌液的准备可用直接菌落悬浮法或肉汤培养生长法。用浊度仪或麦氏比浊管调整受试菌的菌液浊度为 0.5 麦氏单位，即 1.5×10^{8} CFU/mL。用无菌拭子充分蘸取菌液，离开液面，在试管内壁旋转挤去多余的菌液，在平板表面均匀地涂布 3 次，每次按照间隔 60°的方向涂布，最后沿平板内缘涂抹一圈以确保平板表面受试菌均匀分布。然后于室温条件干燥平板 3～5 分钟后，用无菌镊子或者纸片分配器将纸片紧贴在平板表面，纸片中心距离平板内缘应大于 15 mm，各纸片中心距离应大于 24 mm。一般来说，一个直径 150 mm 的平板放置纸片不应超过 12 个，100 mm 的平板不应超过 5 个。整个操作过程应在 15 分钟内完成。

大多数细菌的培养条件是 35 ℃空气环境培养 16～18 小时，但对于某些苛养菌，如链球菌、流感嗜血杆菌和淋病奈瑟菌则需要含有 CO_2 的环境；为了提高某些耐药菌（如耐甲氧西林的葡萄球菌和耐万古霉素的肠球菌）的检出率和确保某些苛养菌（如淋病奈瑟菌）的检测准确性，培养时间可延长至 24 小时。

5. 结果判读和解释　在判断结果前，先检查平板上的菌苔是否均匀生长，是否纯培养。如果操作正确，平板上细菌呈连续均匀的生长，抑菌圈为透明均匀的圆形。在黑色不反光的背景下测量抑菌圈的直径。

变形杆菌有迁徙生长现象，这种情况下迁徙生长的模糊区域应被忽略，在细菌生长明显受到抑制的区域进行测量。当进行磺胺类药物和甲氧苄啶的纸片法药敏试验时，细菌生长也会出现模糊区域，此时模糊区域应当被忽略。当不存在细菌的迁徙生长和没有使用磺胺类药物和甲氧苄啶的纸片法药敏试验时，如出现细菌生长的模糊区域则是由于某些肠杆菌科细菌对头孢菌素耐药、葡萄球菌对甲氧西林耐药或者肠球菌对万古霉素耐药。有时在明显的抑菌圈中出现单个菌落，提示细菌未分纯。如果确定是纯培养，则该单个的菌落为变异株或者耐药株，AST 结果应报告为耐药。头孢西丁和苯唑西林均可用于 mecA 介导的葡萄球菌耐药性检测，但是头孢西丁效果更好。甲氧西林耐药的路邓葡萄球菌检测的纸片扩散试验只能用头孢西丁纸片。厌氧菌不能用纸片扩散法检测。

6. 质量控制　为确保 AST 结果的可靠性，质量控制监测目标包括以下几点：①AST 程序的精密度（重复性）和准确度。②试验所用试剂的性能。③进行试验和结果判读的实验人员的能力。参照 CLSI，采用标准质控菌株是 AST 质量控制的主要措施，对每批 MH 琼脂平板和每次 AST 试验都应用质控菌株进行检测，以确保试验准确有效，如结果超出 CLSI 允许范围，则应及时纠正。常用的质控菌株有金黄色葡萄球菌 ATCC25923、大肠埃希菌 ATCC25922 和铜绿假单胞菌 ATCC27853 等。质控菌株应每周传代一次，不能连续超过 3 周。至少每个月要用冷藏、冻干或购买的质控菌株来替代原有质控菌株。临床微生物实验室除了应常规进行室内质控，还应参加不同地区范围内的室间质控。

7. 优缺点　纸片扩散法的优点是方便和操作简单。对同一株细菌每次最多可测试 12 种抗菌药物。由于结果的准确性和适用于大多数常见细菌，纸片扩散法是 AST 中最为普及的方法。缺点是对于不常见的细菌缺乏结果判读标准，其结果的精确性也不及稀释法。

三、稀释法

稀释法是用培养基将抗菌药物作不同浓度稀释，再接种待检细菌，定量测定抗菌药物抑制或杀死细菌的最低药物浓度的体外方法，分为肉汤稀释法和琼脂稀释法。稀释法所测得的某抗菌药物能抑制待测菌肉眼可见生长的最低药物浓度成为最低抑菌浓度（MIC）。CLSI 的 M07 文件系列对于 MIC 法给出了详细的标准。

（一）肉汤稀释法

肉汤稀释法包括常量稀释法和微量稀释法。两者原理相同，只是反应液的体积不同。前者采用试管，每管中菌药混合物体积为 2 mL；后者采用微孔板，每孔菌药混合物的体积为 0.1 mL。

1. 原理　用 MH 肉汤将抗菌药物对倍稀释，接种一定量的待测菌，以肉眼看不见细菌生长的最低药物浓度为 MIC；此方法定量测定抗菌药物杀灭受试菌的最低浓度为最低杀菌浓度（MBC）。

2. 培养基　MH 肉汤为基础培养基，用于常规需氧菌和兼性厌氧菌检测。而相对苛养的细菌，如肺炎链球菌和流感嗜血杆菌检测则需要添加营养成分。虽然葡萄球菌不是苛养菌，但也需要添加 2%（质量浓度）的 NaCl 以提高耐甲氧西林葡萄球菌的检出率。

3. 药物稀释

（1）抗菌药物储存液的配制：抗菌药物干粉不能直接用于 AST，一般保存在-20 ℃以下的干燥容器中。使用前先配制抗菌药物储存液，其浓度至少为 1 000 μg/mL（如 1 280 μg/mL）或最高试验浓度的 10 倍。取少量体积的抗菌药物储存液于无菌玻璃、聚丙烯、聚苯乙烯或聚乙烯小瓶中，密封置于-60 ℃或更低温度，需要时解冻并且当天使用，用过的储存液应在 24 小时后丢弃。大多数的抗菌药物储存液可在-60 ℃或更低温度保存 6 个月或以上，其活性无显著变化。

（2）抗菌药物稀释液的配制：药物稀释液建议选择的范围至少包括一种质控菌的折点。对药物储存液进行对倍稀释，其终浓度可为 256、128、64、32、16、8、4、2、1、0.5、0.25、0.125（以上数值单位：μg/mL）。商业化的微孔板则已经在每孔中配制了不同抗菌药物浓度的肉汤，密封包装并置于-20 ℃（最好-60 ℃）以下温度保存。一经解冻后不能再重新冷冻，反复冻融会加速某些抗菌药物，特别是 β 内酰胺类药物的降解。

4. 细菌接种和培养　采用直接菌落悬浮法或者肉汤培养生长法进行受试菌菌液的制备，然后用无菌生理盐水或肉汤调整受试菌的菌液浊度为 0.5 麦氏单位（1.5×10^8 CFU/mL）。在 15 分钟内将校正好的菌悬液加入肉汤中，使每管或每孔的最终菌含量约为 5×10^5 CFU/mL。对于常量肉汤稀释法可以先将 0.5 麦氏单位的菌悬液进行 1：150 稀释，使每管含量约为 1×10^6 CFU/mL，然后向每一含有 1 mL 抗菌药物系列稀释管（阳性对照管仅加入肉汤）加入 1 mL 并混匀，此时抗菌药液和菌液均为对倍稀释。每一批次实验均需要设立对照。对于大多数细菌的培养条件为 35 ℃孵育 16～20 小时，某些细菌需要培养更长时间，如耐甲氧西林的葡萄球菌和脑膜炎奈瑟菌需要培养 24 小时，而某些苛养菌则需要 5% 的 CO_2 气体环境。

5. 结果判断和解释　肉眼所见试管内或微孔内能完全抑制细菌生长的最低药物浓度即为该抗菌药物对受试菌的 MIC。可根据细菌的 MIC 值判读 AST 的结果是敏感、中介或耐药，其依据来自于 MIC 与对应药物在血清中所能达到的浓度、特定的耐药机制以及药理疗效的研究。微量稀释法时，可采用比浊仪判断微孔板的孔内是否有细菌生长。多种商业化的微孔板可与自动化仪器配套使用，自动判断结果。

6. 质量控制　质量控制的要求类似于纸片扩散法，每次试验应使用规定的质控菌株。

7. 优缺点　肉汤稀释法既可定性又可定量，不仅可判断细菌对药物敏感、中介还是耐药，还可以给出具体 MIC 数值。但操作较纸片扩散法烦琐。大多数情况下，检测细菌对药物敏感、中介还是耐药已经能够满足临床需要，因此，临床微生物实验室大多采用纸片扩散法进行 AST。

（二）琼脂稀释法

琼脂稀释法是将抗菌药物均匀稀释于 MH 琼脂培养基中，配制出 1：2、1：4、1：8 等连续稀释或倍比稀释的平板，每一平板为一个药物稀释度，可采用多点接种仪接种细菌，孵育后观察细菌的生长情况，以点种处肉眼所见无细菌生长的最低平板药物浓度为 MIC。

1. 抗菌药物琼脂的制备　稀释药液加入 45～50 ℃水浴平衡的 MH 琼脂中（药液和琼脂的体积比为 1：9），混合均匀后在水平台面倾注平板，使琼脂厚度为 4 mm，避免产生气泡，室温下凝固。一种药物需要制备 6 个稀释度的平板，以及一个无药物的生长对照平板。倾注的平板可立即使用，或用密封袋储存于 2～8 ℃。用于参考试验时保存时间不应超过 5 天，用于常规试验可保存更长时间。冰箱取出平板后应先平衡至室温，使用前需确保平板表面无水分。较为苛养的细菌需要在 MH 琼脂内添加补充物质。

2. 细菌接种和培养　将受试菌调整为 0.5 麦氏单位的菌悬液，现有的大多数多点接种仪可一次性在平板上接种 32～36 个标本，要求 5～8 mm 直径的接种点接种量为每点 1×10^4 CFU。如接种针的直径为 3 mm，每针接种的菌液体积则为 2 μL（1～3 μL），需将 0.5 麦氏单位的菌悬液稀释 10 倍；若直径为 1 mm，接种体积只有 0.1～0.2 μL，则不需要稀释菌悬液。菌悬液制备完成后应该在 15 分钟内接种完毕。接种时注意接种点的方向，首先接种不含抗菌药物的生长对照平板，其次按照从低到高的药物浓度接种平板，最后接种第二个生长对照平板以验证在接种过程中无污染、针头没有携带抗菌药物。待接种点完全干燥后（不要超过 30 分钟），置于 35 ℃空气环境培养 16～20 小时。检测耐甲氧西林的葡萄球菌需培养 24 小时，较为苛养的细菌（淋病奈瑟菌、链球菌属、脑膜炎奈瑟菌等）需要 5% 的 CO_2 气体环境培养 24 小时。

3. 结果判断和质量控制　MIC 的折点和解释同肉汤稀释法，结果可只报告 MIC，也可只报告敏感、中介或耐药，或者两者皆有。每一批药物琼脂平板都应用质控菌株检测其是否合格，质量控制方面详见 CLSI 的 M07 文件。

4. 优缺点　琼脂稀释法可以同时进行多株细菌的 MIC 测定，结果重复性优于肉汤稀释法，且易于发现耐药突变株以及污染，是检验新药体外抗菌活性应参照的标准方法。由于操作烦琐，大多数实验室不采用此方法。然而，对于在肉汤中生长不良的淋病奈瑟球菌，AST 采用琼脂稀释法则优于肉汤稀释法。

四、E 试验

E 试验是一种结合了稀释法和扩散法的原理与特点，测定细菌对抗菌药物敏感度的定量技术。E 试验试纸条是 5 mm×50 mm 的商品化塑料条，一面是干化学成分呈连续浓度梯度分布的抗菌药物，另一面刻有对应的药物浓度（μg/mL）。培养基、受试菌菌液的制备、接种、培养及质量控制同纸片扩散法。受试菌菌液涂布平板后，轮辐状放置 E 试验试纸条，35 ℃培养 16~20 小时后，围绕试纸条可形成椭圆形的抑菌圈，抑菌圈与试纸条边缘相交处所对应的浓度刻度即为 MIC 值。CLSI 对于稀释法的 MIC 折点解释也运用于 E 试验。E 试验不仅可用于一般细菌的 MIC 测定，也适用于一些生长缓慢的细菌、厌氧菌和真菌。该方法使用方便、操作简单，缺点是成本较高。

五、联合药敏试验

在以下情况临床上需联合使用抗菌药物：①用于病原菌尚未确定的急、重症感染的经验治疗，以扩大治疗的覆盖面。②治疗多种细菌所引起的混合感染。③针对某些耐药菌可起到协同抗菌作用。④减少或推迟治疗过程中细菌耐药性的产生。⑤减少治疗指数低的抗菌药物的用量，从而减轻其不良反应。

联合药敏试验是测定两种抗菌药物联合应用时的抗菌效果，可以出现 4 种结果：无关（活性等于两药中较高者）、协同（1 + 1 > 2）、累加（1 + 1 = 2）和拮抗（1 + 1 < 2）。联合药敏试验时能够有协同效应最为理想。协同效应常发生于：①两种药物在细菌的不同部位抑制细胞壁合成或阻断细菌的新陈代谢。②β 内酰胺类药物增加了氨基糖苷类药物进入细菌细胞的数量。③β 内酰胺类药物与 β 内酰胺酶抑制剂联用。联合药敏试验常用两种方法：纸片法（定性）和棋盘稀释法（定量）。

（一）纸片法联合药敏试验

纸片法联合药敏试验所用的培养基、药敏纸片、菌液和培养条件等均和 AST 纸片法相同。将两种药敏纸片邻近贴在涂菌的琼脂平板上，使两纸片的中心距离恰好等于两药敏纸片单独试验时抑菌圈的半径之和，按规定条件孵育之后观察抑菌圈的形状改变，并据此判断两药联合药敏试验的结果。

（二）棋盘稀释法联合药敏试验

棋盘稀释法是目前常用的定量联合药敏方法，其步骤是首先采用肉汤稀释法分别测定两药对受试菌的 MIC，然后根据所得 MIC 确定含有药物肉汤的稀释浓度（一般为 6~8 个浓度，药物最高浓度为 MIC 的 2 倍，依次对倍稀释），将各个浓度的两种药物肉汤分别在方阵的纵列和横列等量混合，组成棋盘模式、不同浓度组合的两种药物肉汤混合液。混合液中加入受试菌液，使其终浓度为 5×10^5 CFU/mL，35 ℃培养 16~20 小时后观察结果，以肉眼所见无细菌生长的最低药物浓度为两种药物联用时的 MIC 值。部分抑菌浓度（FIC）指数可据此计算：

FIC 指数 = 联用时 A 药 MIC/单测时 A 药 MIC + 联用时 B 药 MIC/单测时 B 药 MIC

当 FIC 指数≤0.5 时为协同作用，0.5 < FIC 指数≤1 时为累加作用，1 < FIC 指数≤2 时为无关作用，FIC 指数 >2 时为拮抗作用。

第三节　分枝杆菌的药物敏感试验

一、抗分枝杆菌药物

分枝杆菌属包括结核分枝杆菌复合群、非结核分枝杆菌以及麻风分枝杆菌。抗结核分枝杆菌药物对后两者均具有不同程度的抗菌作用，故在此介绍抗结核分枝杆菌药物。常用于抗结核分枝杆菌的 5 种一线药物为链霉素、异烟肼、利福平、乙胺丁醇和吡嗪酰胺；7 种二线药物为乙硫异烟肼、卷曲霉素、环丙沙星、氧氟沙星、卡那霉素、环丝氨酸和利福布汀。

二、结核分枝杆菌体外药敏试验

近年来，结核分枝杆菌对临床常用的抗结核一线药物均有耐药现象出现，甚至出现了耐多药以及泛耐药的结核分枝杆菌。因此，对所有临床初次分离的结核分枝杆菌都应当作 AST。如果经过 3 个月正规的临床治疗后患者结核分枝杆菌培养仍然阳性或者疗效不佳，则应该重复 AST。此外，对于分枝杆菌感染的严重疾病以及来自高耐药结核分枝杆菌流行区的患者，都应进行 AST。

初次分离的结核分枝杆菌常规检测 5 种一线药物的 AST，一旦其中任何一种药物出现耐药，则应当检测 7 种二线药物的 AST。L 型变异是结核分枝杆菌慢性感染持续存在的重要原因之一，对高浓度的链霉素、异烟肼和乙胺丁醇常不敏感，因此，对检出的结核分枝杆菌 L 型应做 AST，以帮助临床制定合理的治疗方案。

如采用常规的 AST 纸片法，由于分枝杆菌生长缓慢，在其生长之前药物已经扩散至培养基中，不能体现药物的抑菌作用，故常规的 AST 纸片法不适用于结核分枝杆菌。结核分枝杆菌体外药敏试验的常见方法有以下 5 种：仪器法、比例法、绝对浓度法、耐药率法和 E 试验。此外近年来还出现噬菌体生物扩增法和刃天青显色法。这些方法都可分为直接法和间接法：①若标本涂片每 100 个油镜视野超过 50 个抗酸杆菌，可直接用标本进行药敏试验，称为直接法，优点是能较为快速获得药敏结果，缺点是不够标准化和易污染。②采用分纯后的次代培养菌进行药敏试验为间接法。以下对结核分枝杆菌 5 种 AST 方法进行简单介绍。

1. 仪器法　仪器检测系统有 BACTEC 460TB、BACTEC MGIT 960、MB/BacT Alert3D、ESP 结核分枝杆菌检测系统，采用液体培养基，原理同比例法，能检测结核分枝杆菌对所有一线和二线药物的敏感性。细菌生长代谢产生 CO_2，因此，可通过检测 CO_2 的量来判断细菌的生长情况。将细菌同时接种于含药管和无药管，然后比较两管中 CO_2 的比例和数量。BACTEC 460TB 采用放射性同位素法检测 CO_2，BACTEC MGIT 960 采用检测荧光、MB/BacT Alert 3D 和 ESP 采用测量气体的方法来检测 CO_2。该方法操作简单，出结果较为快速，但是也存在设备昂贵、放射性污染等缺点。

2. 比例法　比例法和 BACTEC 放射性同位素法是美国最常用的结核分枝杆菌 AST 方法，比例法也受到 WHO 全球结核耐药检测方案推荐。对于每一种受试药物，将不同稀释度的菌液加入含药 7H10 琼脂格和一个无药对照 7H10 琼脂格，比较在含药和无药琼脂上细菌的生长比例。每周观察一次，3 周后报告结果。当含药琼脂格内无受试菌生长，或菌落数不大于对照格菌落数的 1% 则判为敏感；当含药琼脂格菌落数大于对照格菌落数的 1% 则判为耐药。同批次应采用质控菌株进行质量控制。

3. 绝对浓度法　将定量的细菌接种于一个无药对照培养基和几个梯度药物浓度的培养基，能够抑制所有或几乎所有细菌生长的最低药物浓度，即为此药物的 MIC。

4. 耐药率法　将受试菌和标准实验室菌株进行耐药率的比较。2 株细菌平行试验，在含有连续对倍稀释药物浓度的培养基上接种定量的细菌，耐药率以受试菌的 MIC 与标准菌的 MIC 比率表示。

5. E 试验　这是一种定量检测的方法，操作简便，结果准确、快速，且可用于联合药敏试验，易于标准化操作和质量控制，缺点是成本较昂贵。

CLSI 推荐 10 种耐药表型不同的结核分枝杆菌作为质控菌株进行 AST 的质量控制：H37Rv ATCC27294 为一线、二线药物的敏感质控菌株；H37Rv ATCC35820 为链霉素耐药质控菌株；H37Rv ATCC35821 为氨基水杨酸耐药质控菌株；H37Rv ATCC35822 为异烟肼耐药质控菌株；H37Rv ATCC35826 为环丝氨酸耐药质控菌株；H37Rv ATCC35827 为卡那霉素耐药质控菌株；H37Rv ATCC35828 为吡嗪酰胺耐药质控菌株；H37Rv ATCC35830 为乙硫异烟胺耐药质控菌株；H37Rv ATCC35837 为乙胺丁醇耐药质控菌株；H37Rv ATCC35839 为利福平耐药质控菌株。

三、快速生长的分枝杆菌体外药敏试验

非结核分枝杆菌相对于结核分枝杆菌来说更需要个性化治疗，治疗方案基于分枝杆菌的种类、感染的部位和严重程度、AST 结果、基础疾病及患者的一般情况。对于所有临床上重要的快速生长的分枝杆菌，如偶发分枝杆菌、龟分枝杆菌和脓肿分枝杆菌都应该做体外药敏试验，方法有肉汤稀释法和琼脂纸片洗脱法。肉汤稀释法与需氧菌和兼性厌氧菌的肉汤稀释法类似，为 CLSI 推荐的方法。如果经过 6 个月正规的临床治疗后患者分枝杆菌培养仍然阳性或者疗效不佳，则应该重复 AST。

第四节　厌氧菌的药物敏感试验

厌氧菌分布广泛，引起的感染遍及临床各科，多为混合感染。厌氧菌采用常规细菌培养方法不能检出，且采用经验性治疗往往有较好的疗效，使得临床实验室一般不进行厌氧菌 AST。2012 版 CLSI M11-A7 文件指出进行厌氧菌 AST 的目的在于：①协助重症厌氧菌感染患者的治疗。②定期监测特定区域的厌氧菌耐药谱变化，以指导经验性选择抗菌药物。③确定新药的厌氧菌敏感谱。针对临床厌氧菌株进行 AST 的主要指征是帮助选择有效药物，在以下情况时尤为重要：①已知感染的厌氧菌种属对于常用药物耐药。②已确诊的厌氧菌感染，经验用药后疗效不佳。③分离出的厌氧菌毒力较强，或对于感染的厌氧菌缺乏经验性治疗方案。④严重的厌氧菌感染，如脑脓肿、心内膜炎、假肢感染、败血症等，或为需要长期治疗的患者制定合理治疗方案。⑤在正常无菌部位分离到厌氧菌，并且能够排除正常厌氧菌群污染。此外，当同时分离出几种病原厌氧菌，至少要对脆弱拟杆菌群（通常耐药率最高）进行 AST。

一、厌氧培养基

琼脂稀释法采用强化布氏琼脂培养基，其中添加了 5 μg/mL 的氯化血红素、1 μg/mL 的维生素 K_1 以及 5%（体积分数）的脱纤维羊血。若用于常规试验，密封于 2~8 ℃保存，不超过 7 天；若用于科研和评估，则不能超过 72 小时；若含有亚胺培南、克拉维酸的 β 内酰胺/β 内酰胺酶抑制剂复合药物，或其他已知的任何不稳定药物的平板，均应试验当日配制。微量肉汤稀释法采用强化布氏肉汤培养基，即布氏肉汤中添加 5 μg/mL 的氯化血红素、1 μg/mL 的维生素 K_1 以及 5% 溶解的马血。

二、厌氧菌药物敏感试验常用方法

厌氧菌 AST 的常用方法有琼脂稀释法、肉汤稀释法、E 试验和 β 内酰胺酶检测试验，其基本原理、方法与需氧菌相同，但是在培养基、操作环境和培养条件方面有所区别。2012 版 CLSI 推荐的方法有琼脂稀释法和微量肉汤稀释法。琼脂稀释法是适用于所有厌氧菌的参考方法，接种菌量为每点 1×10^5 CFU；目前微量稀释法仅适用于脆弱拟杆菌群的某些药物 AST，接种菌量为 1×10^6 CFU/mL。厌氧菌的培养设备为厌氧箱或厌氧罐，提供厌氧的气体环境 80% N_2、10% H_2 和 10% CO_2，在 35~37 ℃培养 48 小时。

利用产色头孢菌素法进行 β 内酰胺酶检测可以预测细菌对青霉素的敏感性，但是不能预测对头孢菌素的敏感性。如果临床医生考虑用青霉素或氨苄西林治疗，则应进行 β 内酰胺酶检测。绝大多数脆弱拟杆菌群产 β 内酰胺酶，故认为它们对青霉素、氨苄西林、阿莫西林耐药，不必做 AST。而某些不产 β 内酰胺酶的厌氧菌可因为其他机制对 β 内酰胺类药物耐药，因此，即使 β 内酰胺酶检测阴性也不能推断该菌对此类药物敏感。

许多厌氧菌感染为混合感染，耐药率最高的细菌应首先进行试验和报告（通常是脆弱拟杆菌群）。

三、质控菌株

CLSI 推荐的质控菌株有脆弱拟杆菌 ATCC25285、多形类杆菌 ATCC29741、迟缓优杆菌 ATCC43055 和难辨梭菌 ATCC700057。

第五节　抗真菌药物敏感试验

一、临床常用抗真菌药物

临床上常用的抗真菌药物主要有两性霉素 B、制霉菌素、酮康唑、氟康唑、5-氟胞嘧啶等。抗真菌药物主要通过破坏真菌细胞膜、干扰细胞膜的合成、阻断真菌核酸合成及抑制真菌细胞壁合成等方式发挥抗真菌作用。

二、真菌的药物敏感试验方法

真菌药物敏感试验方法有常量（试管）肉汤稀释法、微量肉汤稀释法、琼脂稀释法、琼脂扩散法及 E 试验法（E-test）等。CLSI 采用的液体稀释法，尤其微量液体稀释法，简便易行，结果敏感，应用较广。

（一）常量（试管）肉汤稀释法

1. 药物稀释　药物贮存液浓度按试验中所需最高浓度的 10 倍（水溶性药物）或 100 倍（脂溶性药物）用无菌水或相应溶剂配制。将药物贮存液用 RPMI 1640 培养基进行一系列倍比稀释，稀释后的浓度为待测浓度的 10 倍。

2. 待测菌液的制备　待测菌接种于沙保弱琼脂培养基，假丝酵母菌和球拟酵母菌属孵育 24 小时，新型隐球菌孵育 48 小时，挑取 5 个直径≥1 mm 的菌落混悬于 5 mL 生理盐水中，调整浓度为 0.5 麦氏浊度，接种前用生理盐水进行 1 : 100 稀释，最后用 1640 培养基稀释 10 倍，使最终菌量为 $(1.0 \sim 5.0) \times 10^3$ CFU/mL。

3. 实验步骤

（1）在试管中依次加入 0.1 mL 倍比稀释的不同浓度药物稀释液。

（2）在试管中依次加入 0.9 mL 菌工作液，混匀。注意整个过程需在 15 分钟内完成。

（3）设置阴性对照和生长对照。同时进行质控菌株平行试验，进行质量控制。

（4）将试管置于 35 ℃培养 48 小时观察结果（新生隐球菌为 72 小时）。

4. 结果判读　两性霉素 B 的 MIC 为无肉眼可见生长的最低药物浓度；5-氟胞嘧啶及吡咯类采用 80% MIC 判断标准，即取生长对照管中菌悬液 0.2 mL，加入培养基 0.8 mL 混匀作为判断终点的浊度（即 80% 菌的生长受到抑制时的浊度），与此浊度相近的试管即可判定为终点，其药物浓度为该药的 MIC 值。对于棘白菌素类药物采用 50% MIC 判断标准。判定标准见表 11-1。

表 11-1　念珠菌体外药物敏感试验的结果判定标准

抗菌药物	MIC（mg/L）			
	敏感（S）	剂量依赖敏感（S-DD）	中度敏感（I）	耐药（R）
氟康唑	≤8	16 ~ 32	—	≥64
伊曲康唑	≤0.125	0.25 ~ 0.5	—	≥1
伏立康唑	≤1	2	—	≥4
5-氟胞嘧啶	≤4	—	8 ~ 16	≥32
棘白菌素类	≤2	—	—	—

注：如果测定的 MIC 值位于上述分类之间，则将该菌划分入高一级类别中。

注意事项：氟康唑的判定标准不适用于克柔念珠菌。采用不适当的溶媒溶解伊曲康唑可导致结果偏差。对于两性霉素 B，虽然 CLSI 没有解释标准，但有文献介绍，当两性霉素 B 的 MIC >1 mg/L 时，就可作为判断两性霉素 B 耐药菌株的指标。

5. 质量控制 将质控菌株与测试菌株相同条件下进行药物敏感试验，质控菌株的 MIC 应落在相应预期值范围内。常用质控菌株为克柔念珠菌（ATCC6258）、近平滑念珠菌（ATCC22019），其质控范围见表 11-2。

表 11-2 常用质控菌株的质控范围

抗菌药物	MIC（mg/L）	
	克柔念珠菌（ATCC6258）	近平滑念珠菌（ATCC22019）
5-氟胞嘧啶	1.0 ~ 4.0	0.12 ~ 0.5
氟康唑	16.0 ~ 64.0	0.5 ~ 2.0
伊曲康唑	0.03 ~ 0.12	0.03 ~ 0.12
两性霉素 B	0.12 ~ 1.0	0.12 ~ 1.0
伏立康唑	0.03 ~ 0.25	0.015 ~ 0.06
泊沙康唑	0.015 ~ 0.06	0.015 ~ 0.06

（二）微量肉汤稀释法

培养基、药物的稀释、接种菌的准备以及结果的判断均同常量肉汤稀释法。

试验步骤：

1. 采用 96 孔 U 型板，每排 1 ~ 10 孔依次加入不同浓度待测药物工作液 100 μL，第 1 孔为最高浓度，第 10 孔为最低浓度。制备好的药敏板可用塑料薄膜包裹后置-70 ℃保存 6 个月以上。

2. 取制备好的药敏板，在 1 ~ 10 孔加入 100 μL 菌工作液，第 11 孔中加入 100 μL 无菌蒸馏水和 100 μL 菌工作液，作为生长对照；第 12 孔仅加无菌不含药物的培养基作为阴性对照。

3. 将培养板置于 35 ℃孵育 48 小时（新生隐球菌为 72 小时）后读取结果。

4. 观察前，可轻轻震摇药敏板，使终点判读更容易。如果出现菌膜及沉淀，须进行吹打、涡旋或其他方法混匀后，再进行结果判读（同常量肉汤稀释法）。

参考文献

［1］郑铁生，倪培华．临床检验医学［M］．北京：人民卫生出版社，2017.

［2］彭明婷．临床血液与体液检验［M］．北京：人民卫生出版社，2017.

［3］王前，王建中．临床检验医学［M］．北京：人民卫生出版社，2015.

［4］刘运德，楼永良．临床微生物学检验技术［M］．北京：人民卫生出版社，2015.

［5］夏薇，陈婷梅．临床血液学检验技术［M］．北京：人民卫生出版社，2015.

［6］赵建宏，贾天军．临床检验基础［M］.2 版．北京：人民卫生出版社，2015.

［7］尹一兵，倪培华．临床生物化学检验技术［M］．北京：人民卫生出版社，2015.

［8］尚红，王毓三，申子瑜．全国临床检验操作规程［M］.4 版．北京：人民卫生出版社，2015.

［9］王谦．检验医学手册［M］．济南：山东科学技术出版社，2016.

［10］王永伦，闵迅．临床细胞形态学教学图谱［M］．北京：科学出版社，2017.

［11］丛玉隆，尹一兵，陈瑜．检验医学高级教程［M］．北京：中华医学电子音像出版社，2016.

［12］许文荣，林东红．临床基础检验学技术［M］．北京：人民卫生出版社，2015.

［13］顾兵，郑立恒，孙懿．临床体液检验图谱与案例［M］．北京：人民卫生出版社，2016.

［14］李金明，刘辉．临床免疫学检验技术［M］．北京：人民卫生出版社，2015.

［15］顾兵，马萍．临床微生物检验图谱与案例［M］．北京：人民卫生出版社，2016.

［16］周庭银，倪语星，胡继红，等．临床微生物检验标准化操作［M］．上海：上海科学技术出版社，2015.

［17］郑铁生，李艳．临床检验医学案例分析［M］．北京：人民卫生出版社，2017.

［18］段巧玲，张荔茗，宋艳荣．微生物学检验（新版）［M］．武汉：华中科技大学出版社，2017.

［19］崔天盆．细胞因子及免疫学检验［M］．北京：人民卫生出版社，2018.

［20］李玉中．检验科管理规范与操作常规［M］．北京：中国协和医科大学出版社，2018.